Soziales Kompetenztraining

Heike Alsleben · Iver Hand
Herausgeber

Soziales Kompetenztraining

Leitfaden für die Einzel- und Gruppentherapie bei Sozialer Phobie

2. Auflage

Springer

Herausgeber
Heike Alsleben
Klinik f. Psychiatrie und Psychotherapie, Universitätsklinikum Hamburg-Eppendorf
Hamburg, Deutschland

Prof. Dr. med. Iver Hand
Hamburg, Deutschland

Ergänzendes Material zu diesem Buch finden Sie auf http://extras.springer.com

ISBN 978-3-7091-1079-9 ISBN 978-3-7091-1080-5 (eBook)
DOI 10.1007/978-3-7091-1080-5
2. Auflage 2013 Springer Wien Heidelberg Dordrecht London New York

Die Deutsche Nationalbibliothek verzeichnet diese Publikation in der Deutschen Nationalbibliografie; detaillierte bibliografische Daten sind im Internet über http://dnb.d-nb.de abrufbar.

Springer Medizin
Erste Auflage erschienen bei Elsevier/Urban&Fischer © 2006

Gedruckt auf säurefreiem und chlorfrei gebleichtem Papier.

Springer Medizin ist Teil der Fachverlagsgruppe Springer Science+Business Media
www.springer.com

In memoriam Brigitte Friedrich

Vorwort zur 2. Auflage

Unter dem Begriff „soziale Phobie" wird in den beiden Klassifikationssystemen ICD-10 und DSM V leider nur der Angstaspekt dieser Störung dargestellt. Die im Rahmen psychischer Störungen vermutlich viel relevanteren sozialen Defizite werden nicht gesondert erfasst. Das ist im Hinblick auf die Therapie-Indikationsstellung ein erhebliches Defizit in den Klassifikationssystemen. Eine „reine" soziale Phobie lässt sich nämlich – unter Berücksichtigung ihrer Entstehungsbedingungen und ihrer Stellung im Gesamtstörungsmuster des Individuums – meist relativ einfach und rasch (wie andere Phobien auch) verhaltenstherapeutisch behandeln. Bei hinreichender Dauer kann sie aber auch zu sekundären sozialen Kompetenzdefiziten führen. Soziale Defizite sind dagegen überwiegend früh angelegte Entwicklungsdefizite. Sie können einerseits zu sekundären sozialen Ängsten führen, werden aber andererseits oft „pseudokompensiert" – z. B. durch Rigidität bis hin zur Zwangsstörung, Aggressivität, psychosomatische oder psychotische Störungen, Alkohol-/Drogenmissbrauch. Sie sind dann hinter dieser „Verkleidung" oft schwer erkennbar (Hand 1991). Es sind auch „Symptomverschachtelungen" möglich: Über Angst vor Kritik können sich sowohl Depression wie Zwangsverhalten entwickeln, die sich dann gegenseitig verstärken und z. B. vordergründig als Agoraphobie ohne Panikstörung imponieren. Solche Verschachtelungen sollten dann möglichst in ein hierarchisiertes Hypothesenmodell zur adäquaten Indikationsstellung für den Einstieg in eine multimodale Verhaltenstherapie überführt werden (Hand 2008).

Die Bedeutung sozialer Defizite und Ängste auch bei anderen psychischen Störungen wurde erstmalig in überzeugender Weise in den einige Jahrzehnte zurückliegenden Katamnesestudien Ciompis mit schizophrenen Patienten bezüglich der Identifizierung von Risikofaktoren für einen chronischen Krankheitsverlauf dargestellt. Einer von drei Risikofaktoren waren frühe soziale Defizite und Ängste. Bei chronisch verlaufenden Zwangsstörungen haben frühe soziale Defizite und Ängste – und die oftmals ableitbare Pseudokompensation durch Zwangsverhalten – bei mindestens der Hälfte dieser Patienten wesentlich zur Chronifizierung der Zwangsstörung beigetragen. Dementsprechend muss ein erfolgversprechender multimodaler Behandlungsplan nicht nur den Abbau sozialer Ängste, sondern vor allem den Aufbau sozialer Kompetenzen zum Inhalt haben.

Ähnliches gilt in der Psychosomatik, wo z. B. chronifizierende Kopfschmerzen zunehmend der Vermeidung der Konfrontation mit den sozialen Defiziten und Ängsten in sozialen Kontakten „dienen" können.

Die Abgrenzung sozialer Ängste von sozialen Defiziten musste bis vor Kurzem über „klinische Interviews" erfolgen. Valide und reliable (Selbstrating-)Messinstrumente standen nicht zur Verfügung. Das dürfte sich jetzt durch die Publikation des (SASKO, Kolbeck u. Maß 2009) geändert haben. Dieses Selbstrating kann von den Patienten in 5–10 Minuten ausgefüllt und leicht berechnet werden, woraus dann – auch einzelfallbezogen – die anteilige Bedeutung von sozialer Angst einerseits und Defiziten andererseits dargestellt werden kann (▶ Kap. 11).

Die frühen verhaltenstherapeutischen Verfahren zur Behandlung sozialer Ängste und Defizite waren primär auf der Verhaltensebene auf das Training von sozialen Kompetenzen ausgerichtet. Das im deutschsprachigen Raum mit Abstand bekannteste Vorgehen wurde von Rita Ullrich de Muynck und Rüdiger Ullrich bereits in den späten 1960er/frühen 1970er Jahren entwickelt (1976). Es enthält zahlreiche spezifische In-vivo-Übungssituationen. Für sehr schwer gestörte sozial defizitäre und häufig auch psychotische Patienten entwickelte die Arbeitsgruppe um Liberman früh das Personal Effectiveness Training (PET; Liberman et al. 1975). Bei dieser Zielgruppe war ein Training sozialer Basisfertigkeiten in sehr kleinen Schritten erforderlich, mit intensivem Coaching (bis hin zum Einflüstern von Antwortsätzen) durch die Therapeuten während der anfänglich in vitro durchgeführten Übungssitzungen. Erst sehr viel später wurden Interventionen bei sozialer Phobie schwerpunktmäßig kognitiv orientiert (Clark u. Wels 1995; Stangier et al. 2003). Bezüglich der kognitiven Variante der Verhaltenstherapie von Angststörungen ist bis heute umstritten, welchen zusätzlichen Effekt zu den verhaltensorientierten Übungen die kognitiven Interventionen haben.

Wir haben seit 1976 in der Verhaltenstherapie-Ambulanz der Klinik für Psychiatrie und Psychotherapie des Universitätsklinikums Hamburg-Eppendorf Einzel- und Gruppentherapien für Patienten mit sozialen Ängsten und Defiziten durchgeführt. Anfangs waren diese stark an den Modellen von Ullrich und Ullrich de Muynck sowie Libermann et al. orientiert, wobei im Laufe der einzelnen Entwicklungsschritte dann zunehmend bei der Exposition statt der klassischen Exposition mit Reaktionsverhinderung (ERP) die Exposition mit Reaktionsmanagement (ERM; Hand 1993, 2011, 2013) eingesetzt wurde. Eine erste Zusammenfassung dieses Entwicklungsprozesses in unserer Ambulanz, an dem Dutzende von Therapeuten beteiligt waren und sind, wurde von Wlazlo (1995) publiziert. In die weiteren Entwicklungsschritte wurden auch jeweils die Erfahrungen aus der Anwendung der Exposition mit Reaktionsmanagement bei anderen Phobien und bei der Zwangsstörung mit einbezogen. Der aktuelle Entwicklungsstand der schwerpunktmäßigen Expositionstherapie mit den Anteilen der Phobiebewältigung einerseits und des Aufbaus von sozialer Kompetenz andererseits wird jetzt in diesem Manual vorgelegt. Es kann, wie bereits das Manual zu den übrigen Angststörungen (Alsleben et al. 2003), nicht nur von Verhaltenstherapeuten, sondern auch von Psychotherapeuten anderer Therapieschulen begleitend eingesetzt werden, ebenso wie von verhaltenstherapeutischen Kotherapeuten. Das therapeutische Vorgehen basiert auf der „handlungsorientierten Verhaltenstherapie“, beinhaltet aber selbstverständlich auch kognitive Interventionen. In Übereinstimmung mit der experimentellen Psychologie der 1920er Jahre liegt die Hypothese zu Grunde, dass Denken und Fühlen am schnellsten durch Veränderungen des Verhaltens veränderbar sind („learning by doing“; „korrektive emotionale Erfahrung“). Bei den meisten Patienten führen primär induzierte Veränderungen des Denkens zu eher zögerlichen Veränderungen des Verhaltens und der Emotionen. Die Indikation dafür, ob der Einstieg in eine multimodale Verhaltenstherapie (um die es letztlich fast immer geht) primär über „Verhaltensexperimente“, über kognitive Interventionen oder auch über ein (Biofeedback-)Training physiologischer Überreaktionen erfolgen sollte, ist aber immer im Einzelfall zu entscheiden.

Soziale Phobie und Kompetenzdefizite sind – wie jedes „Krankheitsverhalten“ – auch hinsichtlich ihrer intrapsychischen und/oder interaktionellen Funktionalitäten abzuklären (Hand 2008). Werden diese nicht erkannt, kann der Therapieplan nicht optimal auf die verbalisierte bzw. nicht verbalisierte (Nicht-)Veränderungsmotivation des Patienten abgestimmt werden.

Schließlich ist, gerade bei sozial-ängstlich-defizitären Menschen mit ihren oftmals frühen interaktionellen Verletzungen, der Aufbau einer vertrauensvollen Patient-Therapeut-Beziehung für die Motivation zu Veränderungsschritten von entscheidender Bedeutung – der (zu) früh Übungscompliance fordernde, vordergründig leistungs- und erfolgsorientierte Therapeut wird den Patienten eher abschrecken als motivieren.

Last but not least ein nachdrückliches Caveat: Soziales Kompetenztraining beinhaltet – wie jede effektive psychotherapeutische oder medikamentöse Intervention – auch Risiken. Eines davon ist das Antrainieren von Dominanzverhalten über „Kommunikationstricks“, bei anhaltendem mangelndem Selbstwertgefühl und niedriger Selbstakzeptanz. Wird dieses Problem übersehen, dann hat die Therapie ein „Pseudo-Coping-Verhalten" aufgebaut, das den Umgang des Patienten mit seinem natürlichen sozialen Umfeld möglicherweise gravierend beeinträchtigt. Dieses Risiko besteht im Besonderen bei den mittlerweile zahlreichen sozialen Kompetenztrainings außerhalb der Richtlinien-Verhaltenstherapie!

Gerade in diesem Kontext sollte auch bedacht werden, dass wir seit Jahren einen gesellschaftlichen Wandel von einer recht sozial orientierten Gesellschaftsform (u.a. „soziale Marktwirtschaft") zu einer Konkurrenzgesellschaft durchlaufen. „Jeder gegen jeden" wird von der Schule über das Berufsleben bis in den aktuellen „Generationenkonflikt" immer häufiger verhaltenssteuernd. In diesem Kontext sind in vielen Arbeitsfeldern „Top-down-Entscheidungshierarchien" entstanden, die im Einzelfall krank machen und gesellschaftlich zu gefährlichen sozialen Verwerfungen führen können. Als Verhaltenstherapeuten sollten wir uns fragen, wie weit die Techniken des sozialen Kompetenztrainings von den „Siegern" in diesem sozialen Wandel auch missbraucht werden und wie wir unsere Patienten gegenüber dieser Entwicklung stärken können.

Wir danken allen ehemaligen und gegenwärtigen Mitarbeiterinnen und Mitarbeitern unseres multiprofessionellen Teams (mit Verhaltenstherapeuten auch aus der Krankenpflege) und den oft jahrelang bei uns versorgend und forschend mitarbeitenden psychologischen Praktikanten, Diplomanden und Doktoranden für die engagierten Beiträge, die mit zu dem vorgelegten Inhalt beigetragen haben. Nicht zuletzt danken wir auch allen ehemaligen Patienten, die an unseren Soziale-Kompetenz-Trainingsgruppen teilgenommen und an deren kontinuierlicher Weiterentwicklung durch ihr Feedback aktiv mitgearbeitet haben.

Wir freuen uns, dass das vorliegende Manual zum sozialen Kompetenztraining bereits in zweiter Auflage erscheint. Die Neuauflage gab uns und den Autoren die Chance, tiefgehende Überarbeitungen und Ergänzungen vorzunehmen. Wir würden uns sehr freuen, wenn dieses neue Buch wieder so gut aufgenommen wird wie sein Vorgänger.

Für Rückmeldungen zum Nutzen dieses Programms und für Verbesserungsvorschläge wären wir Kolleginnen und Kollegen sehr dankbar.

Hamburg im Dezember 2012

Iver Hand
Heike Alsleben

Inhalt

Die Herausgeber

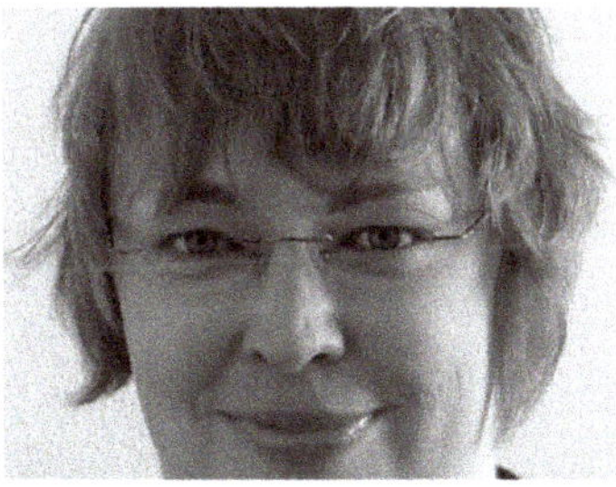

Heike Alsleben Diplom-Psychologin, Studium der Psychologie an der Universität Hamburg. Psychologische Psychotherapeutin (Verhaltenstherapie), zertifizierte Therapeutin für achtsamkeitsbasierte Interventionsverfahren (MBSR & MBCT). Wissenschaftliche Mitarbeiterin in den Spezialambulanzen der Klinik für Psychiatrie und Psychotherapie des Universitätsklinikums Hamburg-Eppendorf. Mitherausgeberin und (Mit-)Autorin von Behandlungsmanualen und Patientenratgebern. Dozentin in der universitären Lehre und der Psychotherapeutenausbildung.

Arbeitsschwerpunkte: Angstspektrumsstörungen und Depressionen, Psychoedukation und achtsamkeitsbasierte Interventionsverfahren.

Korrespondenzadresse: Universitätsklinikum Hamburg-Eppendorf, Klinik für Psychiatrie und Psychotherapie, Spezialambulanz für Angstspektrumsstörungen, Martinistraße 52, 20246 Hamburg,
E-Mail: h.alsleben@uke.de

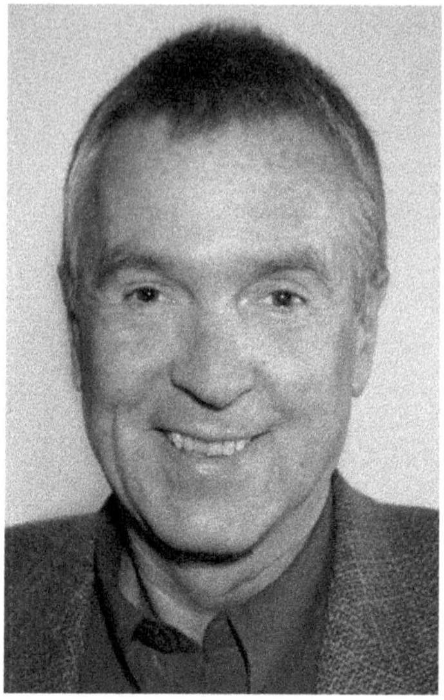

Prof. Dr. med. Iver Hand Facharzt für Psychiatrie/Psychotherapie und Psychotherapeutische Medizin, Studium der Medizin in Kiel, Wien, München und Hamburg. Verhaltenstherapie-Weiterbildung in London und Montreal (1971–1974). Gründung und Leitung des Bereichs Verhaltenstherapie (Ambulanz, Tageklinik und Station) am Universitätsklinikum Hamburg-Eppendorf (1976–2006). C3- und C4-Lehrstuhlvertretungen Klinische Psychologie/Verhaltenstherapie am Fachbereich Psychologie der Universität Hamburg.

Schwerpunkte der Forschung: Angst-, Zwangs- und Zwangsspektrumstörungen (u. a. pathologisches Glücksspielen, Trichotillomanie). Innovative Verfahrens-/Methodenentwicklung: „Strategisch-systemische Verhaltenstherapie" und „Exposition-Reaktions-Management (ERM)" bei Angst- und Zwangsstörungen.

Über 300 Publikationen. Vorträge und Workshops in fast allen Ländern Europas, den USA und China. Seit der Emeritierung 2006 in eigener Praxis („Verhaltenstherapie Falkenried", Hamburg) und dort Fortsetzung des Projekts „Pathologisches Glücksspielen" und der Vortrags- und Publikationsaktivitäten.

Weitere Autoren

Brigitte Friedrich † Arbeitete mehrere Jahrzehnte als Verhaltenstherapeutin in den Spezialambulanzen der Klinik für Psychiatrie und Psychotherapie der Universitätsklinikums Hamburg-Eppendorf und hat maßgeblich zu deren Entwicklung beigetragen. Sie hat das vorliegende Behandlungskonzept mitentwickelt und als Autorin an verhaltenstherapeutischen Behandlungsmanualen mitgewirkt.

Angela Weiss Diplom-Gesundheitswirtin und Verhaltenstherapeutin, seit 1985 Mitarbeiterin der Spezialambulanzen der Klinik für Psychiatrie und Psychotherapie der Universitätsklinikums Hamburg-Eppendorf. Autorin von verhaltenstherapeutischen Therapiemanualen und Selbsthilfe-Ratgebern. Arbeitsschwerpunkte: Angstspektrumsstörungen, Zwangserkrankungen und Depressionen, Psychoedukation, Krisenbewältigung und achtsamkeitsbasierte Interventionsverfahren.

Barbara Karwen Diplom-Psychologin, Studium der Psychologie an der Universität Hamburg, Psychologische Psychotherapeutin (Verhaltenstherapie), Psychologische Schmerztherapeutin (DGSS). Arbeitsschwerpunkte: Angst- und Zwangsstörungen, chronische Schmerzstörungen.

PD Dr. med. Micheal Rufer Facharzt für Psychiatrie und Psychotherapie sowie Psychotherapeutische Medizin, stellvertretender Klinikdirektor an der Klinik für Psychiatrie und Psychotherapie am Universitätsspital Zürich. Beschäftigt sich seit über einem Jahrzehnt klinisch und wissenschaftlich mit Angst- und Zwangserkrankungen. Mehrfach ausgezeichnet für seine Forschungsarbeiten (2008: Wissenschaftspreis der Deutschen Gesellschaft für Zwangserkrankungen, 2009: Psychotherapiepreis der DGPPN), Autor zahlreicher Artikel und Bücher.

Dr. phil. Sabine Kolbeck Studium der Sozialpädagogik an der Fachhochschule Hamburg, langjährige psychosoziale Beratungsarbeit, systemisch-integrative Paar- und Familientherapeutin (DGSF). Promotion in klinischer Psychologie an der Universität Hamburg; Forschungsprojekt zur Entwicklung und Evaluation eines Selbstrating-Instruments zur Erfassung von Symptomen der sozialen Phobie. Erstautorin des „SASKO – Fragebogen zu sozialer Angst und sozialen Kompetenzdefiziten". Dozentin für Methodenlehre und Allgemeine Psychologie an der Medical School Hamburg. Forschungsinteressen: Soziale Phobie/soziale Ängstlichkeit, weitere Evaluation des publizierten Testverfahrens.

Gastautorin: Dr. phil. Aba Delsignore Fachpsychologin für Psychotherapie und Supervision FSP. Oberassistentin an der Klinik für Psychiatrie und Psychotherapie des Universitätsspitals Zürich, psychologische Leitung der Spezialsprechstunden für Angst- und Zwangsstörungen. Dozentin und Supervisorin für kognitive Verhaltenstherapie.

Hinweise zum Gebrauch des Manuals

Heike Alsleben

H. Alsleben und I. Hand (Hrsg.), Soziales Kompetenztraining,
DOI 10.1007/978-3-7091-1080-5_1,

Das vorliegende Manual zur Durchführung eines sozialen Kompetenztrainings (SKT) im Rahmen einer Einzel- oder Gruppentherapie richtet sich an psychotherapeutisch tätige Berufsgruppen unterschiedlichen Erfahrungsgrades. Entwickelt wurde das Manual für Psychologen und Ärzte in der verhaltenstherapeutischen Weiterbildung, die mit der Durchführung eines sozialen Kompetenztrainings bisher wenig Erfahrung haben. Ebenso geeignet ist es für andere Berufsgruppen, wie Mitarbeiter aus der Gesundheitspflege oder Sozialarbeiter, die im Rahmen ihrer kotherapeutischen Tätigkeit in einem (teil-)stationären Behandlungssetting mit der Durchführung eines sozialen Kompetenztrainings betraut sind. Erfahrene Psychotherapeuten finden zudem Anregungen, wie sie das von ihnen durchgeführte Training sozialer Kompetenzen modifizieren können. Tiefenpsychologisch arbeitenden Kollegen wird mithilfe dieses Manuals ermöglicht, ihren Patienten Elemente eines sozialen Kompetenztrainings zu vermitteln.

Entwicklung des Konzepts

Das in ▶ Kap. 4 und 5 beschriebene übungsorientierte SKT-Konzept zur Bewältigung sozialphobischer Ängste und zur Erhöhung sozialer Kompetenzen wurde im Jahre 1992 von B. Friedrich und A. Weiss entwickelt. Eingeflossen sind einzelne Elemente des Interaktionellen Problemlösevorgehens von Grawe und Dziewas (1980) und des Personal Effectiveness Training (PET) nach Liberman et al. (1975) sowie eigene Erfahrungen in der Behandlung dieser Patientengruppe. Im Jahre 2003 wurde das Konzept von H. Alsleben bezüglich der kognitiven Behandlungselemente modifiziert. Das SKT entstand in der Verhaltenstherapie-Ambulanz der Klinik für Psychiatrie und Psychotherapie am Universitätsklinikum Hamburg-Eppendorf (UKE) unter Leitung von Prof. Dr. med. I. Hand, der über die ganzen Jahre die Programmentwicklung und die Entstehung dieses Manuals begleitet hat. Die Durchführung von multimodalen SKT-Gruppen hat in diesem Arbeitsbereich eine jahrzehntelange Tradition. Die Einzel- und Gruppenexposition in vivo wurde erstmals 1985 eingeführt, beforscht und 1995 von Wlazlo veröffentlicht. Seit seiner Entwicklung wurde das soziale Kompetenztraining von zahlreichen Therapeuten unterschiedlichen verhaltenstherapeutischen Ausbildungsgrades mit mehreren hundert Patienten durchgeführt und therapiebegleitend evaluiert (▶ Kap. 10). Das Behandlungskonzept zur Verminderung von sozialphobischen Ängsten und zur Erhöhung von sozialen Kompetenzen bietet sozial gehemmten und defizitären Patienten Raum zum Erlernen von Angstbewältigungsstrategien und zum Nachreifen ihrer sozialen Kompetenzen.

Integration in Einzel- und Gruppentherapiekonzepte

Im vorliegenden Manual wurde das Ursprungskonzept der Hamburger SKT-Gruppe in verschiedene Module unterteilt (▶ Kap. 5). Dem Leser wird so einerseits ermöglicht, einzelne Module entsprechend der eigenen Therapieplanung in eine Einzeltherapie einfließen zu lassen oder in ein bestehendes Gruppentherapiekonzept zu integrieren. Andererseits besteht die Möglichkeit, das Originalkonzept als Gruppentherapie durchzuführen. In ▶ Kap. 4 und 5 werden die Inhalte der einzelnen Module umfassend dargestellt und mit Hinweisen zu den Besonderheiten ihrer Anwendung in Einzel- und Gruppentherapie versehen. Einem Leitfaden über 15 Gruppentherapiesitzungen lässt sich entnehmen, in welcher Form das Ursprungskonzept durchgeführt wird.

Die didaktische Vermittlung der Behandlungsinhalte an die Teilnehmer wird durch eine Reihe von Arbeitsblättern und Folien unterstützt (▶ Anhang). In ▶ Kap. 2 werden diagnostische Kriterien und theoretische Entstehungsmodelle zur sozialen Phobie vermittelt. Welche Teilnehmer für ein stark übungsorientiertes Gruppenkonzept geeignet erscheinen, beschreibt ▶ Kap. 3. Weniger erfahrene Therapeuten finden in den Abschnitten „Häufige Fragen“ und „Umgang mit schwierigen Situationen“ Unterstützung in der Durchführung des sozialen Kompetenztrainings (▶ Kap. 6).

Abgerundet wird dieses Manual durch Informationen zu ergänzenden Behandlungsformen der sozialen Phobie. Diese beziehen sich auf den aktuellen Wissensstand der psychopharmakologischen Behandlung, auf die Anleitung der progressiven Muskelentspannung nach Jacobson und auf Angebote im Rahmen von Selbsthilfe (▶ Kap. 7–9). Dieses Manual schließt mit der Darstellung des wissenschaftlichen Hintergrunds verbunden mit einem testdiagnostischen Überblick zu Selbstrating-Instrumenten (▶ Kap. 10–11).

Die große Mehrzahl der dargestellten Übungen wurde von Mitarbeitern der Verhaltenstherapie Ambulanz des UKE selbst entwickelt und an Patienten mit einer sozialen Phobie und die Bedingungen einer Großstadt angepasst. Die Quellen einiger verwendeter Übungen und Beispielen sind uns leider nicht bekannt. Entsprechende Hinweise werden gerne entgegengenommen.

1.1 Übersicht über die SKT-Module

In das Behandlungskonzept wurden verschiedene verhaltenstherapeutische Interventionen integriert. Einzug fanden neben theoretischen Inputs, standardisierten und individuellen Rollenspielen und Übungen auch therapeutenbegleitete Expositionen in vivo. Den teilnehmenden Patienten vermittelt werden soziale Kompetenzen bezogen auf Wahrnehmung und Diskrimination, Kontaktaufnahme, Gesprächsführung, Kritik- und Konfliktfähigkeit, Forderungen stellen, Wünsche äußern, sich abgrenzen und Nein sagen sowie loben. Ein weiterer Bestandteil stellt die individuelle Bewältigung von Hintergrundproblemen dar. Dazu gehören die Bearbeitung spezifischer Problemsituationen im Rollenspiel, die Vertiefung der individuellen Störungsmodelle und der Aufbau von sozialen Aktivitäten. Eine wichtige Intervention zur Übertragung von Erfahrungen aus den Therapiesitzungen in den individuellen Alltag der Patienten stellen häusliche Übungen zwischen den einzelnen Therapiesitzungen dar. Zur Stabilisierung der Behandlungserfolge werden die Patienten angeregt, bereits begleitend zum SKT oder im Anschluss daran eine Selbsthilfegruppe zu bilden oder aufzusuchen. Darüber hinaus können von Seiten der Therapeuten Nachbehandlungstermine angeboten werden.

1.2 Anwendung des SKT in unterschiedlichen Therapiesettings

1.2.1 Einzel- versus Gruppentherapie

Wie bereits erwähnt, lassen sich die Module des vorliegenden verhaltenstherapeutischen sozialen Kompetenztrainings sowohl in einzeltherapeutische Psychotherapien als auch in Gruppentherapien integrieren. Eine Übertragung in andere Psychotherapieverfahren ist möglich. Die nachfolgende ◘ Tab. 1.1 zeigt Gründe auf, die eher für eine Durchführung im Rahmen einer Gruppen- bzw. Einzeltherapie sprechen. Ein grundliegender Vorteil einer Einzeltherapie ist die Möglichkeit eines gestuften, individuell auf den Patienten abgestimmten Vorgehens. Für eine Gruppentherapie sprechen das Vorhandensein eines direkten Übungsfelds zur Bewältigung von sozialphobischen Ängsten sowie der Einsatz des SKT im Rahmen eines (teil-)stationären Behandlungskonzepts.

Die Behandlung im Rahmen einer Einzelpsychotherapie sollte von erfahrenen, dafür ausgebildeten Psychotherapeuten durchgeführt werden, wie beispielsweise Psychologischen Psychotherapeuten oder Fachärzten für Psychotherapeutische Medizin.

1.2.2 SKT im Rahmen einer Gruppentherapie: Ambulante versus stationäre Behandlung

Ein soziales Kompetenztraining in Form einer Gruppentherapie kann sowohl im ambulanten als auch im stationären Behandlungsrahmen durchgeführt werden. In der Regel unterscheidet sich die Gruppen-

Tab. 1.1 Umsetzung des SKT in Gruppen- versus Einzeltherapiesettings

Gründe auf Seiten des Patienten, die für eine Gruppentherapie sprechen	Gründe auf Seiten des Patienten, die für eine Einzeltherapie sprechen
- In verschiedenen Kompetenzbereichen bestehen soziale Defizite. - Sozialphobische Mittelpunktängste nehmen einen großen Raum innerhalb der Symptomatik ein. - Ein Gruppensetting als Übungsform erscheint sinnvoll. - Die Hintergrundproblematik wurde bereits im Rahmen einer Einzelpsychotherapie erfolgreich bearbeitet.	- Es sind lediglich isolierte soziale Kompetenzdefizite vorhanden. **Gruppensetting stellt eine Überforderung dar:** - Die sozialen Ängste und Defizite sind in ein komplexes Störungsbild eingebettet. - Andere komorbide Problembereiche stehen im Vordergrund, z. B. eine ausgeprägte Depression oder eine Suchterkrankung. - Es besteht ein massives Vermeidungsverhalten bei geringer Risikobereitschaft, sich den angstbesetzten Situationen auszusetzen. - Eine ausgeprägte passiv-vermeidende oder anankastische Persönlichkeitsakzentuierung spricht für ein kleinschrittiges therapeutisches Vorgehen.

Tab. 1.2 Umsetzung des SKT im ambulanten versus (teil-)stationären Setting

Ambulante SKT-Gruppe	(Teil-)stationäre SKT-Gruppe
- Die sozialen Ängste und Defizite stehen im Vordergrund der Behandlung. - Ein massiertes Vorgehen mit hohem Expositionsanteil ist möglich. - Die Erfahrungen aus der Therapie können direkt in den Alltag übertragen werden. - Die Patienten sind zumeist arbeitsfähig und berufstätig. - Sie weisen allenfalls eine latent und sekundär bestehende komorbide Depression auf.	- Die sozialen Ängste und Defizite sind Bestandteil eines komplexen Störungsmodells. - Ein kleinschrittigeres modifiziertes Vorgehen ist indiziert. - Das (teil-)stationäre Behandlungssetting bietet ein ganztägiges Übungsfeld. - Die Patienten befinden sich in einer Krisensituation, sind nicht arbeitsfähig. - Schutzraum der Klinik ist erforderlich. - Eine komorbide Depression ist mäßig bis stark ausgeprägt.

gestaltung innerhalb dieser beiden Settings. Dieses begründet sich daraus, dass Patienten in einer (teil-)stationären Behandlung zumeist weniger belastbar sind als ambulante Gruppenteilnehmer, was ein gestuftes therapeutisches Vorgehen erfordert. Eine (teil-)stationäre Psychotherapie beinhaltet zudem gegenüber einer ambulanten Einzeltherapie eine größere Dichte an therapeutischen Kontakten sowie tägliche soziale Kontakte zu Mitpatienten und Therapeuten. Die Unterschiede, die sich aus den verschiedenen Settingbedingungen ergeben, stellt Tab. 1.2 dar.

Theoretischer Hintergrund

Angela Weiss

H. Alsleben und I. Hand (Hrsg.), Soziales Kompetenztraining,
DOI 10.1007/978-3-7091-1080-5_2,

2.1 Definition

Klassifikation der sozialen Phobie

Die soziale Phobie wurde bereits 1966 von Marks und Gelders definiert und umfasste sowohl spezifische soziale Ängste wie Redeängste, Errötungsphobie, Zittern bei feinmotorischen Tätigkeiten (Unterschrift leisten, essen) als auch generalisierte Formen der sozialen Angst, z. B. in allgemeinen Kontaktsituationen. Im Jahre 1980 wurde die soziale Phobie in das amerikanische Diagnoseschema (DSM-III, seit 2003 in der Fassung DSM-IV-TR) und 1991 in den ICD-10 (seit 2005 in der Fassung ICD-10-GM) der WHO aufgenommen. Die nachfolgende ◘ Tab. 2.1 bietet eine Übersicht über die diagnostischen Kriterien der beiden Klassifikationssysteme in der derzeit am häufigsten angewandten Fassung.

Für die Diagnosestellung müssen die Kriterien „hoher Leidensdruck" und „erhebliche Beeinträchtigung der sozialen und/oder beruflichen Aktivitäten" erfüllt sein. Berücksichtigt werden müssen außerdem interkulturelle Besonderheiten; so ist es etwa in vielen Kulturen anders als bei uns nicht üblich, Blickkontakt zu anderen herzustellen.

Von sozialer Phobie betroffene Menschen erleben soziale Situationen mit hoher innerer Anspannung, die sich bis zu Panikattacken steigern kann. Da der sozialen Phobie eine Angst vor negativer Bewertung anderer Menschen zugrunde liegt, werden die angstspezifischen physiologischen Reaktionen mindestens ebenso gefürchtet wie die soziale Situation selbst. Denn die auftretenden Vegetativreaktionen (z. B. Schwitzen, trockener Mund, Zittern, Erröten) könnten auch von anderen bemerkt und ebenfalls negativ bewertet werden. Typisch sind hierbei folgende Befürchtungen negativer Bewertung: unangenehm aufzufallen, zu versagen oder sich lächerlich zu machen und als dumm eingeschätzt zu werden, verspottet oder abgelehnt zu werden, hilflos und verletzbar zu sein. Tatsächlich können so starke vegetative Stressreaktionen auftreten, dass rationales Handeln oder kreatives Denken blockiert sind, wie etwa bei einem **Blackout** in einer Prüfungssituation. Auf der Verhaltensebene zeigt sich häufig ausgeprägtes Meidungsverhalten gegenüber den angstbesetzten sozialen Situationen oder deren Ertragen nur unter großer Anspannung und häufig

Tab. 2.1 Diagnosekriterien der sozialen Phobie

... nach ICD-10	... nach DSM-IV
- Die psychischen, Verhaltens- oder vegetativen Symptome müssen eine primäre Manifestation der Angst sein und dürfen nicht auf anderen Symptomen wie Wahn und Zwangsgedanken beruhen. - Die Angst muss auf bestimmte soziale Situationen beschränkt sein oder darin überwiegen. - Soziale Phobien können auch unbestimmt sein und sich auf fast alle sozialen Situationen außerhalb des Familienkreises beziehen. - Wann immer möglich, kommt es zur Vermeidung der phobischen Situation; in extremen Fällen führt dies zu vollständiger sozialer Isolierung. - Soziale Phobien sind in der Regel mit einem niedrigen Selbstwertgefühl und der Furcht vor Kritik verbunden. - Körperliche Vegetativsymptome können auftreten und für den Patienten subjektiv das primäre Problem darstellen.	- Eine ausgeprägte Angst vor einer oder mehreren sozialen oder Leistungssituationen, in denen die Person mit unbekannten Personen konfrontiert ist oder von anderen Personen beurteilt werden könnte. - Die Konfrontation mit der gefürchteten sozialen Situation ruft fast immer eine unmittelbare Angstreaktion hervor. - Die Person erkennt, dass die Angst übertrieben oder unbegründet ist. - Die gefürchteten sozialen oder Leistungssituationen werden vermieden oder nur unter intensiver Angst oder Unwohlsein ertragen. - Angst und Meidung sind nicht das Resultat anderer psychischer oder körperlicher Erkrankungen und auch nicht auf den Konsum psychotroper Substanzen zurückzuführen. - Meidungsverhalten, Erwartungsängste sowie Angsterleben in den betroffenen sozialen Situationen beeinträchtigen die normale Lebensführung, berufliche oder soziale Funktion und/oder führen zu erheblichem Leiden. Außerdem: - Wenn die Angst in fast allen sozialen Situationen auftritt, also generalisiert ist, sollte die Zusatzdiagnose einer vermeidend-selbstunsicheren Persönlichkeitsstörung in Betracht gezogen werden.

eingesetzten Sicherheit spendenden Verhaltensweisen („safety behaviors").

Abhängig vom Diagnoseschema wird unterschieden zwischen einer **spezifischen sozialen Phobie**, die sich auf umschriebene Situationen bezieht (oft Leistungs- oder Mittelpunktssituationen) und einer **generalisierten Form der sozialen Phobie**, bei der Ängste in fast allen sozialen Situationen auftreten, insbesondere in sozialen Interaktionen. Da es gerade beim generalisierten Typ große Überlappungen zur ängstlich-vermeidenden (ICD-10) bzw. vermeidend-selbstunsicheren (DSM-IV) Persönlichkeitsstörung gibt und eine klare diagnostische Abgrenzung schwierig ist, wird im DSM-IV empfohlen, diese Persönlichkeitsstörung als Zusatzdiagnose zu vergeben. Definitionsgemäß gelten Persönlichkeitsstörungen als schwer behandelbar. Bei den genannten Persönlichkeitsstörungen werden soziale Defizite als Grundlage der sozialen Angst angenommen, bei der sozialen Phobie hingegen eine Gehemmtheit, weshalb sie als Subkategorie der Angsterkrankungen z. B. im ICD-10 aufgenommen ist. Diese Trennung entspricht jedoch nicht der klinischen Realität, denn oft sind bei Menschen mit den genannten Persönlichkeitsstörungen soziale Fertigkeiten durchaus entwickelt, und meistens liegen eng umschriebenen sozialen Ängsten (Redeangst, Schreibangst) eine

generelle soziale Unsicherheit, Defizite oder ein geringes Selbstwerterleben zugrunde. Wlazlo (1995) beschreibt auf phänomenologischer Ebene vier Konstellationen:
- niedrige soziale Angst und niedrige soziale Defizite,
- hohe soziale Angst und niedrige soziale Defizite,
- niedrige soziale Angst und hohe soziale Defizite,
- hohe soziale Angst und hohe soziale Defizite.

Spezifische und generalisierte Formen

Turner et al. (1992) gehen davon aus, dass sich die spezifische soziale Phobie und der generalisierte Typus (mit oder ohne Persönlichkeitsstörung) lediglich quantitativ durch den Schweregrad der Beschwerden und der Gestörtheit, d. h. die Ausprägung der Angst und der Defizite, voneinander unterscheiden. Demzufolge hängt die Behandelbarkeit der Störung nicht davon ab, ob im Zentrum der sozialen Angst Defizite oder eine Gehemmtheit stehen, sondern von ihrem Schweregrad.

Im vorliegenden Manual wird beiden Faktoren, sowohl der Angst und Gehemmtheit als auch den sozialen Defiziten, Rechnung getragen.

2.2 Epidemiologie, Verlauf und Komorbidität

Nach der amerikanischen NCS-Studie (Magee et al. 1996) stellt die soziale Phobie eine mit einer Lebenszeitprävalenz von 13,3 % (Männer 11,1 % und Frauen 15,5 %) und einer Jahresprävalenz von 7,9 % (6,5 % Männer und 9,1 % Frauen) eine der häufigsten psychischen Störungen dar. Den größten Anteil nimmt dabei der generalisierte Typ ein. Beim spezifischen Typ herrschen Redephobien vor. Zu beachten ist, dass im Rahmen einer primären Depression (mit ängstlicher Verunsicherung) oft eine „Pseudo-Sozialphobie" auftritt, die mit Abklingen der Depression wieder verschwindet. Eine soziale Phobie beginnt zwischen dem 15. und 25. Lebensjahr, wobei Ängste des generalisierten Typs früher (oft schon in der Kindheit) auftreten als bei der spezifischen sozialen Phobie. Unbehandelt ist der Verlauf chronisch und die Beeinträchtigung oft von besseren und schlechteren Phasen gekennzeichnet, abhängig von den sozialen Anforderungen. Der Beginn kann plötzlich sein, z. B. sofort nach einem belastenden oder peinlichen Erlebnis auftreten, oder sich schleichend entwickeln. Etwa 80 % der Betroffenen leiden an weiteren psychischen Erkrankungen, von denen sich drei Viertel im Verlauf der sozialen Phobie entwickeln. Am häufigsten treten dabei andere Angststörungen auf, außerdem depressive Störungen (z. B. wegen der starken sozialen Beeinträchtigung und eines sich daraus entwickelnden negativen Selbstbildes), die teilweise mit Suizidalität einhergehen. Auch Substanzmittelmissbrauch ist häufig, z. B. als Selbstmedikationsversuch zur Reduktion von Angstgefühlen. Soziale Phobien stellen somit einen hohen Risikofaktor für die Entstehung weiterer psychischer Erkrankungen dar. Damit stehen

Risikofaktor für weitere psychische Krankheiten

die klinische Relevanz und Behandlungsnotwendigkeit der sozialen Phobie außer Frage.

2.3 Erklärungsmodelle

Im groben Überblick werden Theorien verschiedener psychologischer Schulen wie die wichtigsten traditionellen Lerntheorien der Verhaltenstherapie, der kognitiven Verhaltenstheorie und der psychoanalytischen Richtung dargestellt. Außerdem wird der zunehmenden biologistischen Orientierung Rechnung getragen, indem die am meisten verbreiteten biologischen Aspekte der Angstentstehung herausgestellt werden. In Morschitzky (2002) findet sich ein guter Überblick über Erklärungsmodelle zur Angstentstehung mit einer Vielzahl weiterführender Literaturhinweise. Aufgrund der Komplexität psychischer Störungen im Allgemeinen wie auch bezogen auf die soziale Phobie wurden Erklärungsmodelle entwickelt, in die verschiedene theoretische Ansätze integriert wurden. Hier vorgestellt wird das Vulnerabilitäts-Stress-Modell, das auch für die Entstehung anderer psychischer Erkrankungen Anwendung findet.

2.3.1 Lerntheoretische Modelle

Spezifische soziale Phobie als Ergebnis klassischer Konditionierung

Die **klassische Konditionierungstheorie** (nach Pawlow) basiert darauf, dass der Organismus eine Verknüpfung zwischen zwei Reizen lernt. So werden etwa das Halten einer Rede (als neutraler bedingter Reiz) und das vielleicht zufällige Gelächter eines Zuhörers (unbedingter Reiz) mit einer Schreckreaktion (unbedingte Reaktion) des Redners beantwortet. Als Ergebnis löst der ehemals neutrale Reiz eine neue gelernte Reaktion (bedingte Reaktion) aus. Bedeutsam ist die Tendenz zur Generalisierung, durch die anschließend auf alle ähnlichen Reize die gleiche Reaktion gezeigt wird. In unserem Falle hieße das eine zunehmende Ausweitung der Schreck-/Angstreaktion auf andere Redesituationen. Das klassische Konditionierungsmodell ließe sich insbesondere beim Typ der spezifischen sozialen Phobie anwenden.

Bei der **operanten Konditionierung** (Lernen durch Konsequenzen) führen die Konsequenzen eines bestimmten Verhaltens zu einer veränderten Auftretenswahrscheinlichkeit des Verhaltens. Zu unterscheiden sind hierbei **positive Verstärkung** (Lob, Anerkennung etc.), **Bestrafung bzw. aversive Konsequenzen** (Schimpfen, Ablehnung, Verspottung etc.), **Löschung** (z. B. Nichtbeachtung des Verhaltens) und **negative Verstärkung** (z. B. Wegnahme bestrafender Konsequenzen, Meidung unangenehmer Situationen). Ginge das freiwillige Halten eines Referates mit harscher Kritik des Lehrers einher, würde sich der Schüler in Zukunft vielleicht nicht mehr freiwillig zum Referieren melden.

Verstärkung und Bestrafung

Kombination von klassischer und operanter Konditionierung

Eine Kombination aus klassischer und operanter Konditionierung stellt das **Zwei-Faktoren-Modell** (nach Mowrer 1960) dar. Vorstellbar wäre die Kombination der klassischen Konditionierung einer Redeangst mit Generalisierung (wie oben beschrieben) und einem zweiten Faktor aus dem operanten Lernmodell, z. B. einer negativen Verstärkung wie dem Aufbau von Meidungsverhalten. Das hieße in unserem Falle die zunehmende Meidung von erst schwierigeren, dann auch leichteren Redesituationen. Angstreaktionen können so zwar verhindert werden, aber nur um den Preis einer fortschreitenden Einschränkung im sozialen Leben.

Lernen durch Vorbilder

Modelllernen bezeichnet das Lernen durch Beobachtung und Einprägung, z. B. an Vorbildern. Wenn bereits Eltern oder ein Elternteil gehemmt und ängstlich im Umgang mit anderen sind, könnten auch die Kinder sozialängstliches Verhalten entwickeln. Oder wenn ein Kind in der Schule Zeuge wird, wie ein anderes bei einem Referat ausgelacht wird, könnte es in der Folge ebenfalls Redeängste entwickeln.

2.3.2 Kognitiv-verhaltenstheoretische Modelle

Die Art und Weise, wie Situationen beurteilt werden, kann beruhigend oder Angst auslösend wirken. Das konkrete Verhalten wird zwar nicht ausschließlich durch Kognitionen bestimmt, aber die Berücksichtigung kognitiver Aspekte hat zu einem umfassenderen Verständnis aller Angststörungen beigetragen. Denn oft werden Kognitionen durch unangemessenes Verhalten aufrechterhalten. So kann die schnellste kognitive Veränderung beispielsweise durch eine Verhaltensänderung erzeugt werden.

Negative Grundüberzeugungen

Nach **Beck** (Beck et al. 1985) werden Angststörungen durch inadäquate (dysfunktionale) kognitive Schemata ausgelöst und aufrechterhalten. Bei sozialen Phobien sind dies Negativbewertungen des Selbst, Überbewertung der Beurteilung durch andere sowie hohe Normen in Bezug auf gesellschaftliche Standards (wie Pflichterfüllung oder Leistungsbereitschaft). Negative Grundüberzeugungen werden oft schon in der Kindheit angelegt, z. B. durch Modelllernen, negative Erfahrungen oder Traumatisierungen. Laut Beck entstehen soziale Phobien aber bevorzugt in Lebensphasen, in denen ein Übergang in ein neues Entwicklungsstadium eingeleitet wird, wie in der Adoleszenz. Können soziale Erwartungen dann aufgrund noch unzureichend entwickelter Fertigkeiten nicht erfüllt werden, entwickeln sich negative Grundannahmen. Auch wenn sich in der Folge gute soziale Fertigkeiten aufbauen, können diese negativen Annahmen bestehen bleiben und im Verlauf des Lebens durch bestimmte Ereignisse oder Erfahrungen aktiviert werden. Sie bestimmen dann die kognitiven Verarbeitungsmuster in einer spezifischen Situation. Beck unterscheidet dabei die therapeutisch besonders schwer zugänglichen **absoluten Bewertungen** (unkonditionale Annahmen) und „**Wenn-dann-Annahmen**" (konditionale Annahmen) von **automatisch ablaufenden negativen Gedanken**, die dem Bewusstsein zugänglicher und therapeutisch leichter beeinflussbar sind. Diesen zugeordnet sind in der entsprechenden Situation Angst- oder Schamgefühle mit den dazugehörigen Vegetativreaktionen und möglichem Flucht- oder Meidungsverhalten.

Beispiel

Beispiel

Unkonditionale Annahme: *„Ich bin ein Versager."*

Konditionale Annahme: „Wenn ich Vorträge nicht fließend und perfekt halte, wird man glauben, ich sei zu dumm dafür."

Soziale Leistungssituation: Herr F soll eine kurze Ansprache anlässlich seines 25-jährigen Dienstjubiläums halten.

Automatisch ablaufende negative Gedanken: *„Ich werde bestimmt ins Stocken geraten, und die anderen werden mich für einen Dummkopf halten."* Hieraus entwickeln sich Angstgefühle und Meidungsverhalten, sodass Herr F die Feier absagt.

Negativ verzerrte Selbstwahrnehmung

Clark und Wells (1995) entwickelten das Modell von Beck weiter in ein eigenes Verständnismodell zur Entstehung der sozialen Phobie. Sie postulieren **eine negativ verzerrte kognitive Repräsentation des Selbst** der betroffenen Personen als zentrale Annahme. Das verzerrte Selbstbild ist dabei optisch oder akustisch präsent, z. B. hört sich der Betroffene in seiner Vorstellung laut stammeln oder visualisiert die soziale Situation in negativ überzogener Weise. Weitere wesentliche Merkmale bestehen in einer **erhöhten Selbstaufmerksamkeit** sowie im Auftreten **negativer automatischer Gedanken.** Menschen mit sozialer Phobie sind übermäßig mit der Beobachtung eigener möglicher Fehlverhaltensweisen beschäftigt. Treten dabei Angstsymptome auf, werden diese oft als Beweis für eigenes Fehlverhalten missattribuiert. Außerdem entwickeln Menschen mit sozialer Phobie ein ausgeprägtes **Sicherheitsverhalten** („safety behaviors"). Unter Sicherheitsverhalten sind Angst reduzierende kognitive und Verhaltensstrategien zu verstehen, die das Ziel haben, potenzielle negative Bewertungen anderer abzuwenden (z. B. negativen Bewertungen bei einer Ansprache durch den Hinweis auf die erkältungsbedingt krächzende Stimme vorzubeugen). Sicherheitsverhalten verhindert die Widerlegung unrealistischer Bewertungen ähnlich wie Meidungs- oder Fluchtverhalten. Durch die Interaktion von Fehlattribuierung körperlicher Reaktionen mit negativen automatischen Gedanken und der negativen Selbstrepräsentanz schaukeln sich in der befürchteten sozialen Situation kognitive Prozesse und physiologische Angstreaktionen gegenseitig hoch. Für den Betroffenen erschwerend ist, dass negative automatische Gedanken nicht nur während der angstbesetzten Situation auftreten, sondern bereits vorher („antizipatorische Verarbeitung"), wiederum mit optischer oder akustischer Präsenz. Im Vorfeld auftretend führt diese **antizipatorische Angst** zu überhöhtem Sicherheitsverhalten. Auch nach Ende einer angstbesetzten sozialen Situation halten spezifische kognitive Prozesse die soziale Phobie dadurch aufrecht, dass die Situation nochmals rekonstruiert und überprüft wird („Postmortem-Analyse"). Die Bewertung erfolgt in negativ verzerrter Weise entsprechend der subjektiven verzerrten Selbstwahrnehmung. Beide Faktoren, Selbstaufmerksamkeit und Sicherheitsverhalten, stellen wesentliche Bedingungen für die Aufrechterhaltung der sozialen Phobie dar.

Beispiel

Beispiel

Herr F soll eine kurze Ansprache anlässlich seines 25-jährigen Dienstjubiläums halten. In der Schulzeit hatte er bereits einmal eine negative Situation (Lachen der Mitschüler bei stockender Rede) erlebt, weswegen er nie mehr eine Rede gehalten hatte. Er entwickelt **antizipatorisch automatisch ablaufende negative Gedanken** (*„Ich werde stocken, jeder wird es merken und mich für einen Dummkopf halten"*). In der **kognitiven Repräsentanz seines Selbst** und bei **erhöhter Selbstwahrnehmung** sieht er sich in seiner Vorstellung bereits schwitzend und stammelnd am Rednerpult, vor ihm ein hämisch lachendes Publikum. Diese Vorstellung verstärkt seine automatischen negativen Gedanken, wodurch sich wiederum einerseits physiologische Angstreaktionen entwickeln und verstärken und er andererseits ein **ausgeprägtes Sicherheitsverhalten** aufbaut (perfektionistische Ausarbeitung der Rede, Einnahme eines Beruhigungsmittels). Vorübergehend beruhigt ihn dieses Verhalten, sodass er unter großer Anstrengung und Anspannung die Ansprache hält. Entspannung tritt aber erst nach Verlassen der Situation ein, sodass er eine Bestätigung seiner kognitiven Selbstrepräsentanz erfährt, denn andernfalls hätte er sich, wie er meint, nicht so akribisch vorbereiten oder gar auf Beruhigungsmittel zurückgreifen müssen. Bei seiner **nachträglichen Analyse** seiner Ansprache findet er etliche Kritikpunkte. Diese bestätigen ihn darin, dass er in Zukunft solche Situationen besser vermeiden sollte.

Tipp

Der „**Teufelskreis der Angst**" (▶ Abschn. 5.1.4), der bei der Psychoedukation für Patienten mit Angststörungen eine wichtige Interventionsebene bildet, lässt sich sehr gut in kognitiv-behaviorale Modelle integrieren.

2.3.3 Psychoanalytische Modelle

In einem Übersichtsartikel beschreibt Hoffmann (2002) verschiedene psychodynamische Verständnismodelle der sozialen Phobie, abgeleitet aus der Narzissmustheorie, der Bindungstheorie nach Bowlby (1969, 1976) und dem Abwehr-Sicherheits-Modell nach Gilbert (1989). Der klassischen Triebtheorie misst er zum Verständnis der sozialen Phobie wenig Bedeutung bei.

Narzisstische Psychodynamik

In einer ersten Perspektive wird die soziale Phobie als eine **defizitäre Konzeption des eigenen Selbst** betrachtet, oft entwickelt auf der Grundlage einer real abwertenden Umgebung. Um mit der ursprünglich nicht abwertenden Selbstwahrnehmung und der Umgebung eine Kongruenz herzustellen, wird schließlich das Selbst abgewertet und als defizitär betrachtet.

Selbstabwertung

Selbstüberhöhung

Anders die Perspektive der **kompensatorisch überhöhten Selbstsicht**: Bei dieser Dynamik handelt es sich um eine Abwehr der überhöhten Sicht des eigenen Selbst im Sinne eines Größenselbst, das der betroffenen Person zumeist bewusst nicht zugänglich ist. Überwiegend handelt es sich hierbei um eine kompensatorische Abwehr unerträglicher Gefühle von Minderwertigkeit.

Hohe Bedeutung wird in einer weiteren Perspektive dem **Affekt der Scham** beigemessen, da dieser einen sozialen Affekt im Sinne einer Beschämung vor dem Anderen, also einem Sozialpartner, darstellt. Nach Joraschky (1998) geht es in dieser Dynamik um „Sichzeigen und Gesehenwerden". Scham hat dabei eine wichtige regulierende Funktion der Grenzen von Ich und Selbst und eine protektive Funktion der Abgrenzung gegenüber grenzüberschreitenden Ereignissen innerhalb der eigenen Entwicklung. Finden solche Grenzüberschreitungen (insbesondere Traumatisierungen wie körperliche und sexuelle Gewalt) dennoch statt, kann sich ein gestörter Umgang mit Scham entwickeln und sich eine schwere soziale Phobie und Unsicherheit herausbilden, die mit starken Schamaffekten einhergeht.

Bindungstheorie nach Bowlby

Aus der Perspektive der Bindungstheorie stellt sich das Bindungsbedürfnis eines Menschen als angeboren dar. **Bindungssicherheit** erfolgt durch eine zugewandte und die Bedürfnisse des Kindes respektierende Haltung der Mutter. Verläuft die Entwicklung ungestört, lernt das Individuum seine Bindungsbedürfnisse selbst zu befriedigen. Wird hingegen die Entwicklung gestört, beispielsweise durch einen Verlust an Bindung oder durch negative Bindungserfahrungen wie ängstlich-protektives oder ablehnendes Erziehungsverhalten, entstehen besonders in sozialen Situationen oft Angst und/oder Unsicherheit.

Unbefriedigte Bindungsbedürfnisse

Abwehr-Sicherheits-Modell nach Gilbert

Grundlage dieser Perspektive zum Verständnis der sozialen Phobie ist Gilberts Annahme zweier vorhandener biologisch verankerter, jedoch sozial vermittelter Beziehungssysteme, des **Abwehr- und** des **Sicherheitssystems**. Bei seiner Aktivierung sucht das Abwehrsystem die Umwelt auf Signale einer möglichen Bedrohung ab. Hingegen sucht das Sicherheitssystem gleichsam besänftigend die Umwelt nach freundlichen, nichtbedrohlichen Signalen ab. Menschen mit einer sozialen Phobie aktivieren das Abwehrsystem häufiger als erforderlich, das Sicherheitssystem in einem zu geringen Maße, das heißt, die

Überaktivierung des Abwehrsystems

Umwelt wird als bedrohlich wahrgenommen. Das Bindungssystem im Sinne Bowlbys wird als eine Folge der Wirkung des Sicherheitssystems bewertet, also diesem als nachgeordnet betrachtet. Andere Autoren halten das Sicherheits- und das Bindungssystem für gleich bedeutsam.

2.3.4 Neurobiologische Erklärungsmodelle

In den letzten Jahren hat die Erforschung biologischer Faktoren zur Erklärung psychiatrischer Erkrankungen einen enormen Aufschwung erhalten. Mit der Entwicklung und Verbesserung der Medizintechnik stehen nunmehr auch Verfahren wie die **PET** (Positronenemissionstomografie) und die **fMRT** (funktionale Magnetresonanztomografie) zur Verfügung, die Aktivierungsvorgänge unterschiedlicher Hirnareale sichtbar werden lassen. Das Verständnis zentralnervöser Funktionen hat erheblich zugenommen. Aktuelle neurobiologische Theorien zur Entstehung von Angststörungen beziehen sich zum einen auf neuroanatomische Gehirnstrukturen und deren Funktionsweisen, zum anderen auf das Neurotransmittersystem.

Neuroanatomische Theorie

Alle Teile des Nervensystems sind miteinander vernetzt und arbeiten eng zusammen. Angstgefühle und damit verbundene Körperreaktionen entwickeln sich als Folge eines komplizierten, hier stark vereinfacht dargestellten Zusammenspiels: Über die Sinnesorgane werden Reize aus der Umwelt an das Gehirn weitergeleitet, wobei jeder neue Reiz das im Hirnstamm befindliche aufsteigende retikuläre Aktivierungssystem **(ARAS)** aktiviert und die Aufmerksamkeit erhöht. Im **Thalamus** laufen die Meldungen der Sinnesorgane zusammen und werden über die Großhirnrinde zum Frontallappen des Großhirns weitergeleitet. In der Großhirnrinde werden die Informationen zu bewussten Bildern und Begriffen zusammengesetzt und bewertet. Danach werden die Informationen zum **limbischen System** weitergeleitet. Ein kleiner Teil der Informationen wird aber ohne Umweg über das Großhirn direkt in die **Amygdala** geleitet. Bei Gefahr würde hier eine rasche Reaktion zur Lebenssicherung erfolgen; besteht keine Gefahr, wird die Reaktion unterdrückt. Im limbischen System, das mit vielen anderen Hirnregionen verbunden ist, findet die Auswahl und Bewertung der zur eingegangenen Information passenden Emotion statt. Diese Informationen werden zwecks Aktivierung körperlicher Reaktionen an den **Hypothalamus** weitergeleitet. Als oberste Steuerungsinstanz des vegetativen Nervensystems wird hier ein Prozess in Gang gesetzt, der die Ausschüttung von Adrenalin und Noradrenalin im Nebennierenmark sowie die Ausschüttung von Kortisol aus der Nebennierenrinde bewirkt. Beide Zweige des vegetativen Nervensystems (Sympathikus und Parasympathikus) werden dadurch aktiviert, die Beruhigung des Systems erfolgt durch Aktivierung des Parasympathikus.

Wie bereits erwähnt, spielt das limbische System bei der emotionalen Zuordnung und Bewertung von Informationen und Reizen eine herausragende Rolle. Für das Gefühl der Angst ist die Amygdala von besonderer Bedeutung, da ein Teil davon, der Nucleus centralis, die Angstreaktion auslöst. Die Amygdala und der eng mit ihr verbundene Hippocampus, in dem die realen Erfahrungen des Individuums als Fakten gespeichert werden, bilden eine gemeinsame Gedächtniseinheit. Menschen mit sozialer Phobie reagieren auf Bilder, die Menschen mit ärgerlichem Gesichtsausdruck zeigen, mit einer stärkeren Aktivierung der Amygdala als gesunde Kontrollpersonen. Mit erfolgreicher Behandlung verliert sich diese Überaktivität der Amygdala wieder. Nach Erkenntnissen von LeDoux (1998) können emotionale Reaktionen und Erinnerungen ohne kognitive Beteiligung entstehen, denn die Amygdala kann Erinnerungen aufbewahren und Reaktionsmuster auslösen, von denen wir bewusst nichts wissen, wie dies z. B. bei frühkindlichen emotionalen Erfahrungen der Fall ist, für die das Kind aufgrund der unzureichenden kognitiven Entwicklung keine geeigneten Wörter oder Bilder zur Verfügung hatte.

Überaktivität der Amygdala bei Sozialphobikern

Tipp

In der Psychoedukation bei Patienten mit Angststörungen spielt insbesondere die Funktionsweise des vegetativen Nervensystems mit seinen spürbaren physiologischen und oft Angst erzeugenden Konsequenzen (Körperreaktionen) nach dessen Aktivierung eine wichtige Rolle.

Biochemische Theorie: Das Neurotransmittersystem

Aufgrund der Komplexität und Kompliziertheit der biochemischen Vorgänge werden diese hier verständlicherweise nur stark vereinfacht dargestellt. Eine ausführliche und gut verständliche Beschreibung findet sich bei Köhler (2001).

Die Weiterleitung von Erregung (Informationen) in den Nervenzellen erfolgt mittels elektrischer und chemischer Übertragung. Die Erregung in einer Nervenzelle breitet sich elektrisch durch kurzzeitige Änderung ihres Membranpotenzials aus. Dies geschieht an den Synapsen, also den Stellen, an denen die Membranen verschiedener Neuronen (prä- und postsynaptische Neuronen oder Membranen) so engen Kontakt haben, dass eine Übertragung der Erregung möglich ist. Zwischen ihnen liegt der **synaptische Spalt**. Nach Art der Übertragung unterscheidet man elektrische und chemische Synapsen. Bei den elektrischen Synapsen ist der Spalt so schmal, dass die Erregung direkt von der prä- auf die postsynaptische Nervenzelle überspringen kann.

Erregungsübertragung über chemische Synapsen

Biopsychologisch relevanter ist die Erregungsübertragung der chemischen Synapsen, da diese als biologisches Korrelat für psychische Störungen diskutiert werden. Zwischen den chemischen Synapsen ist der Spalt deutlich breiter, sodass zur Weiterleitung der Erregung (und somit von Informationen) bestimmte Stoffe, nämlich **Neurotransmitter**, freigesetzt werden, die den Spalt überbrücken und sich an das postsynaptische Neuron anlagern können. Die Neurotransmitter werden in der präsynaptischen Nervenendigung gebildet und bis zu ihrer Ausschüttung in Bläschen (Vesikeln) gespeichert. Die Transmitter binden an der postsynaptischen Membran der nachgeschalteten Nervenzelle an passende Rezeptoren (bestehend aus Eiweißmolekülen). Durch die lockere Verbindung entsteht eine Änderung des Membranpotenzials, die wiederum eine elektrische Weiterleitung der Erregung ermöglicht. Vereinfacht gesagt wird also ein elektrischer Impuls (Aktionspotenzial) in einen chemischen Impuls umgewandelt. Die Neurotransmitter werden nach ihrer Ausschüttung in den synaptischen Spalt entweder durch chemischen Abbau (Monoaminoxidase) oder durch Wiederaufnahme (Reuptake) in die synaptische Nervenendigung aus dem Spalt entfernt und damit inaktiviert.

Mittlerweile sind mehr als 50 Neurotransmitter bekannt, die häufig mehrere Funktionen haben. Man unterteilt sie in verschiedene Transmittergruppen wie Monoamine, Aminosäuren, Acetylcholin und **Neuropeptide**. Zu den Monoaminen gehören **Adrenalin**, **Noradrenalin**, **Dopamin** und Serotonin, die bei der Entstehung von Depressionen und Angsterkrankungen am häufigsten diskutiert werden. Man nimmt an, dass durch ein Defizit an Noradrenalin oder Serotonin die Erregungsübertragung an den Neuronen bei Depressionen und Angsterkrankungen nur eingeschränkt funktioniert. Die Inaktivierung der Transmitter im synaptischen Spalt erfolgt mittels Transporterproteinen, die Transmittermoleküle an bestimmten Abschnitten binden und in die Nervenzelle zurückschleusen (Reuptake). Werden diese Bindungsstellen blockiert, etwa durch spezifische Psychopharmaka, verbleiben die Transmitter länger im synaptischen Spalt und können somit eine stärkere Wirkung auf die postsynaptische Zelle entfalten. Bestimmte Antidepressiva (Serotonin- und Noradrenalin-Wiederaufnahmehemmer) blockieren die Wiederaufnahme und sollen so die Transmitterwirkung erhöhen. Abhängig von der Anzahl der Moleküle eines Transmitters spricht man von hoch- oder niedermolekularen Transmittern. Dies ist insofern wichtig, als dass eine Nervenzelle – entgegen früherer Meinungen – unterschiedliche Transmitter enthalten kann, nicht jedoch gleichzeitig mehrere hoch- oder mehrere niedermolekulare, z. B. nicht gleichzeitig Dopamin und Serotonin. Daher wird auch von spezifischen transmitterbildenden Neuronen, also beispielsweise serotonergen Neuronen gesprochen. Diese sind im Zentralnervensystem in bestimmten Bahnensystemen gebündelt, wobei das serotonerge Bahnensystem das ausgedehnteste aller Transmittersysteme zu sein scheint. Es zieht sich von Teilen des Hirnstamms in verschiedene Bereiche des limbischen

Transmitterbeteiligung bei Depressionen und Angsterkrankungen

Systems und spielt somit eine wichtige Rolle in der Übertragung neuronaler Erregungsmuster der Amygdala. Die viel diskutierte Frage, ob sozialphobische Personen eine veränderte Ansprechbarkeit des serotonergen oder noradrenergen Systems aufweisen, ist nicht sicher zu beantworten. Auf inkonsistente Untersuchungsergebnisse weist Köhler (2005) hin. So scheint die soziale Phobie auch auf eine Dopamin-Minderaktivität zurückzuführen zu sein.

Aufgrund der uneindeutigen bzw. widersprüchlichen Forschungsergebnisse sind Hypothesen, die sich bei der biologischen Erklärung der sozialen Phobie auf eine Dysfunktion im Serotoninsystem richten, völlig ungesichert und bedürfen weiterer Forschung.

2.3.5 Vulnerabilitäts-Stress-Modell

Modell zur multifaktoriellen Darstellung der sozialen Phobie

Das hier dargestellte Vulnerabilitäts-Stress-Modell ist bezüglich wissenschaftsmethodischer Ansprüche schwer überprüfbar, es wird aber der Komplexität der äußeren Umwelt und inneren Realität des Individuums sowie ihrer gemeinsamen Interaktion am ehesten gerecht. Das Vulnerabilitäts-Stress-Modell integriert Beiträge der oben beschriebenen Modelle, ist anwendbar auf eine Vielzahl psychischer Erkrankungen, aber ebenso – wie hier – auf eine Erkrankung spezifizierbar. Mit seiner Hilfe lässt sich darstellen, dass die soziale Phobie multifaktoriell bedingt ist.

1. **Prädisposition und Vulnerabilität**, d. h. bereits vor Ausbruch der Erkrankung bestehen bestimmte Merkmale:
   - **biologische Faktoren** wie Vererbung, Amygdala-Dysfunktion, Neurotransmitterstörung;
   - **psychologische Faktoren**, z. B. Überzeugungen und Vorhersagen bezüglich sozialer Situationen, Bindungserfahrung, soziale Kompetenzdefizite;
   - **soziale Faktoren** wie negative Erfahrungen mit Gleichaltrigen, ungünstiger Erziehungsstil, kultureller Hintergrund.
   - Eine positive Sozialisation in der Peergroup kann Schädigungen in der intrafamiliären Sozialisation oftmals reduzieren – und umgekehrt. Negative Entwicklungen in beiden Bereichen potenzieren sich dagegen.
2. **Auslösende Faktoren** steuern das Erstauftreten der Erkrankung. Dies können akute Belastungen sein, einschneidende Lebensereignisse, neue Lebenssituationen oder veränderte Anforderungen sowie ein allgemein erhöhtes Stressniveau.
3. **Aufrechterhaltende Faktoren** unterhalten die soziale Phobie in der gegenwärtigen Situation. Dies sind Vermeidungs- und Fluchtverhalten, Sicherheitsverhalten, erhöhte Selbstaufmerksamkeit sowie dysfunktionale Kognitionen. Biologische Faktoren tragen wahrscheinlich auch zur Aufrechterhaltung bei, dies ist aber noch nicht hinreichend wissenschaftlich abgesichert.

Fazit

Unabhängig von den Erklärungsmodellen besteht Einigkeit im Hinblick auf die Heterogenität der Phänomenologie der sozialen Phobie. Erklärungsmodelle schließlich sind nur Versuche, Phänomene der Realität, möglichst auf wissenschaftlich hohem Niveau, verständlich zu machen. Wie oben erläutert, beziehen sich viele Erklärungsansätze nur auf einzelne Faktoren, z. B. auf die Auslösung, Aufrechterhaltung, Vulnerabilität oder Disposition der sozialen Phobie. Sie können einander ergänzen und sich bereichern, sofern die Betrachtungsweise frei von Dogmatismus ist. Das Vulnerabilitäts-Stress-Modell stellt aus unserer Sicht die umfassendste Grundlage zum Krankheitsverständnis der sozialen Phobie dar.

Indikation

Heike Alsleben

H. Alsleben und I. Hand (Hrsg.), Soziales Kompetenztraining,
DOI 10.1007/978-3-7091-1080-5_3,

Nachdem im vorangegangenen Kapitel Informationen zum Störungsbild der sozialen Phobie vermittelt wurden, informiert dieses Kapitel darauf aufbauend über Indikations- und Kontraindikationskriterien für die Anwendung des übungsorientierten Hamburger Sozialen Kompetenztrainings im Rahmen einer Einzelpsychotherapie und einer Gruppenpsychotherapie. Ferner finden sich Informationen zur verhaltenstherapeutischen Motivations-, Bedingungs- und Funktionsanalyse. Ein Gesprächsleitfaden zur Indikationsstellung kann als Orientierungshilfe bei der Durchführung eines Indikationsgesprächs eingesetzt werden. Hinweise dazu, welche medikamentöse Behandlung für bzw. gegen die Teilnahme an der SKT-Gruppe spricht, finden sich im ► Kap. 7.

3.1 Indikation und Kontraindikation zur Teilnahme am sozialen Kompetenztraining

3.1.1 Welche Patienten können an der SKT-Gruppentherapie nach dem Hamburger Modell teilnehmen?

Das in seiner Übungsintensität massierte verhaltenstherapeutische Vorgehen im Rahmen des Ursprungskonzepts ist nicht für alle Patienten gleichermaßen geeignet. Aufgrund der speziellen Ausrichtung dieser SKT-Gruppentherapie auf die Behandlung von Patienten mit einer sozialen Phobie stellen die Expositionssitzungen in vivo eine wichtige Intervention dar, um die phobische Symptomatik zu reduzieren. Die nachfolgende Übersicht zeigt, für welche Patienten nach unserer Erfahrung die Teilnahme an einem Gruppenkonzept wie dem Hamburger SKT indiziert erscheint.

Indikationskriterien für die SKT-Gruppe nach dem Hamburger Modell

Teilnehmen können Patienten mit:

- frühen sozialen Defiziten
- soziophobischen Ängsten
- einer Erythrophobie*
- einer Zitterphobie*
- psychosomatischen Störungen, z. B. Globusgefühl oder Kopfschmerzen*
- leicht ausgeprägter sekundärer Depression*
- hinreichender Risikobereitschaft sowie Veränderungsmotivation, sich angstbesetzten Situationen auszusetzen und regelmäßig häusliche Übungen durchzuführen.

* ***Anmerkungen:*** Patienten mit diesen Diagnosen sollten über die Einsicht verfügen, dass sie soziale Ängste und Defizite als Hintergrundproblematik aufweisen.

3.1.2 Kontraindikationen zur Teilnahme an der SKT-Gruppentherapie

Komorbidität und Rückfallgefahr bei Suchterkrankungen in der Vergangenheit

Die hier dargestellten Kontraindikationen beziehen sich vor allem auf ambulante SKT-Gruppentherapien. Gründe dafür, dass ein massiertes Übungsangebot mit Exposition in vivo kontraindiziert ist, sind vor allem andere im Vordergrund stehende, behandlungsbedürftige psychische Störungen, wie sie in der nachfolgenden Übersicht aufgeführt werden. Die Behandlung der komorbiden Störungen kann im Rahmen der ambulanten SKT-Gruppentherapie nicht hinreichend gewährleistet werden. Zudem kann bei Patienten mit einer nicht stabilen Suchtanamnese oder einer Psychose in der Vorgeschichte durch eine Überforderung in Folge der Reizüberflutung in der massierten Exposition in vivo ein Rückfall ausgelöst werden.

Kontraindikationen für die SKT-Gruppe

Nicht teilnehmen sollten Patienten mit:

- primärer stark ausgeprägter Depression
- ausgeprägter Panikstörung und/oder Agoraphobie
- Zwangsstörungen
- pathologischem Glücksspiel
- Essstörungen
- Alkohol- oder Drogenabhängigkeit ohne stabile Abstinenz
- psychotischen Erkrankungen in der Anamnese

- ausgeprägten Persönlichkeitsakzentuierungen: z. B. anankastisch, passiv-vermeidend oder emotional instabil
- geringer Veränderungsmotivation bzw. Risikobereitschaft
- extrem hohem Anspannungs- bzw. Angstniveau
- bestimmten organischen Erkrankungen, insbesondere des Herz-Kreislauf-Systems

Skill-Training

Liegt bei den Patienten eine emotional-instabile Persönlichkeitsstörung vor, so ist ein Skill-Training nach dem dialektisch-behavioralen Therapiekonzept von Linehan (1996) vorzuziehen, das sich für diese Patientengruppe besonders bewährt hat.

Auch bei einigen Unterformen der sozialen Phobie ist eine Behandlung im Rahmen einer individualisierten Einzeltherapie indiziert. Hierzu zählen Patienten mit ausgeprägter Fokussierung auf eine körperliche, vegetative Hauptsymptomatik. Oft handelt es sich um Patienten mit einer Zitterphobie oder Erythrophobie, die davon ausgehen, dass ihre Probleme nicht fortbestehen würden, wenn ihre körperlichen Symptome nicht mehr auftreten würden. Für diese Patienten hat sich eine kognitive Verhaltenstherapie als Einzelbehandlung bewährt, kombiniert mit einem Entspannungstraining wie der progressiven Muskelrelaxation nach Jacobson (▶ Kap. 8). Expositionsübungen sollten nach Möglichkeit eine paradoxe Symptomverschreibung beinhalten (▶ Kap. 4).

3.1.3 Anwendung der SKT-Module in der Einzeltherapie

Einzeltherapie

Für die Patientengruppen, die eine Kontraindikation für die Teilnahme an einer SKT-Gruppentherapie aufweisen, empfiehlt sich in der Regel ein gestuftes Vorgehen. Um diese Patienten hinsichtlich ihrer sozialen Ängste und Defizite zu behandeln, empfehlen wir ein kleinschrittiges, weniger forderndes soziales Kompetenztraining bzw. die Mitbehandlung der sozialen Ängste und Defizite im Rahmen einer individuell auf den Patienten ausgerichteten Einzeltherapie entsprechend dem jeweiligen Störungsmodell und der individuellen Therapieplanung. Die Module des vorliegenden SKT-Konzeptes können in eine solche Behandlungsplanung mit einbezogen werden.

3.2 Indikationsstellung zur Teilnahme an der SKT-Gruppentherapie

Indikationsgespräch

In unserer Ambulanz ist der Teilnahme an der SKT-Gruppentherapie ein ausführliches Indikationsgespräch vorgeschaltet. Dieses hat sich als sinnvoll erwiesen, um gemeinsam mit dem Patienten herauszuarbeiten, ob eine stark übungsorientierte Verhaltenstherapie das richtige Behandlungsangebot darstellt. Warum für diese massierte Form der Behandlung nicht jeder Patient mit einer sozialen Phobie geeignet ist, wurde im vorangegangenen Abschnitt näher erläutert. Die Indikationsstellung für die SKT-Gruppe einschließlich der biografischen Anamnese sollte durch einen erfahrenen Verhaltenstherapeuten erfolgen.

Diese Form der Indikationsstellung ist dann nicht zwingend erforderlich, wenn einzelne Therapiemodule dieses Manuals in Einzeltherapien oder stationären Gruppentherapieangeboten integriert werden sollen oder wenn sie in weniger massierter Form, d. h. kleinschrittiger, angewendet werden.

Begleitmedikation

Eine antidepressive Begleitmedikation ist möglich; andere Psychopharmaka sollten von den an einer massierten Gruppentherapie teilnehmenden Patienten nach Möglichkeit aber nicht eingenommen werden (▶ Kap. 7).

3.2.1 Zehn Basisfragen

Die in der nachfolgenden ▶ Übersicht wiedergegebenen zehn allgemeinen Basisfragen (Hand 2002) ermöglichen eine Indikationsstellung mit einer hierarchisierten Darstellung der Problem- und Störungsbereiche und einer differenzierten, individualisierten Therapieplanung. Daraus leitet sich die Möglichkeit einer Verlaufskontrolle im Rahmen der Therapie ab.

Zehn Basisfragen (nach Hand 2002) zur Klärung der Indikation für Interventionen

- Eigen- bzw. Fremdmotivation des Patienten zur Therapieaufnahme und zur Herbeiführung von Veränderungen
- Direkt erkennbare und indirekt ableitbare Problembereiche neben den primär vorgetragenen „Symptomen" oder Beschwerden
- Abgrenzung der auslösenden (also oft „historischen") von den aufrechterhaltenden Bedingungen und Funktionen vorgetragener Symptome oder Problembereiche
- Frühere und gegenwärtige Kausalzusammenhänge zwischen primär vorgetragenen Symptombeschwerden und anderen Problembereichen
- Abgrenzung der intraindividuellen gegenüber der interaktionellen Funktion (falls beides vorhanden) der vorgetragenen Beschwerden

- Vermutete Konsequenzen eines Abbaus von Symptom- und anderem Krankheitsverhalten aus Sicht des Patienten und des Therapeuten
- Mikroanalyse (Ablauf und Bedingungen) des Symptomverhaltens, deren abschließende Bewertung unter Einbeziehung der durchgeführten Testdiagnostik erfolgen sollte
- Symptombildungen oder andere besondere Reaktionsweisen auf frühere, biosoziale und intrapsychische Entwicklungsphasen (z. B. Pubertät, Schulabschluss, Verlassen des Elternhauses, erste feste Partnerbeziehung etc.)
- Soziale Kompetenzen und emotionale Ausdrucksfähigkeit (aktuelle Modellsituation: Patient-Therapeut-Beziehung)
- Ausmaß und Qualität von eigeninitiiertem „Aktivverhalten" in der bisherigen Lebensführung

Ableitung von Interventionen und Prognosen

Aus der Motivations-, Bedingungs- und Funktionsanalyse lassen sich Interventionen und deren Prognose ableiten. Sie können sich jeweils aus mehreren Individuum- und Umweltvariablen zusammensetzen, die keinesfalls zeitstabil sein müssen. Spezifische Symptombilder weisen nicht zwangsläufig gleiche Funktionalitäten auf, sodass sie auch nicht grundsätzlich mit den gleichen verhaltenstherapeutischen Interventionen zu behandeln sind. Weitere Erläuterungen zur Entwicklung eines Störungsmodells mit Bedingungs-, Motivations- und Funktionsanalyse finden Sie im nachfolgenden Exkurs. Vertiefende Informationen liefern Ihnen Hand (2002) und Wlazlo (1995).

Exkurs

Motivations-, Bedingungs- und Funktionsanalyse im Kontext der sozialen Phobie nach Hand (2002)

- **Motivationsanalyse**: Die Motivationsanalyse versucht zu klären, „wer was wollen kann", d. h. inwieweit die verbalisierte Motivation in Bezug auf die angestrebten Veränderungsziele und die Psychotherapie auch der internalisierten Motivation oder einer Fremdmotivation (beispielsweise durch den Partner, die Eltern oder den Hausarzt) entspricht. Davon hängt die Bereitschaft des Patienten zur aktiven Mitarbeit an der Bewältigung seiner sozialen Ängste und Defizite ab.
- **Bedingungsanalyse**: Bedingungen sind Auslöser, Voraussetzungen oder Ursachen von Krankheitsverhalten, die ihrerseits durch das Krankheitsverhalten nicht wesentlich beeinflusst werden können. Die Bedingungsanalyse umfasst sehr genaue Informationen über die Art der sozialen Ängste und Defizite, über schwierige Situationen, in denen sie auftreten, und über damit im Zusammenhang stehende körperliche Angstsymptome, Gedankenkonstrukte, Gefühle und Verhaltensweisen (einschließlich Flucht- und Vermeidungsverhalten) sowie andere Bedingungen, die die Ängste verstärken oder vermindern. Hieraus können wichtige Informationen für die Auswahl und Anleitung von Übungen zur Angstbewältigung abgeleitet werden. Auch die Entstehungsbedingungen innerhalb der Sozialisation gehören mit dazu, ebenso Auslöse- und aufrechterhaltende Bedingungen für die aktuelle Symptomatik.
- **Funktionsanalyse**: Funktionen sind die direkten und die mittelbaren (über die Umwelt) Rückwirkungen des Krankheitsverhaltens auf die betroffene Person

selbst im Sinne eines Regelkreises bzw. einer zirkulären Kausalität. Unterschieden wird zwischen intraindividueller und interaktioneller Funktionalität. Die **intraindividuelle Funktionalität** umfasst die „Schutzfunktion", die die Symptomatik dem Betroffenen bietet (z. B. bieten die Ängste eine Rechtfertigung dafür, sich nicht mit der Unzufriedenheit hinsichtlich der eigenen Lebenssituation auseinandersetzen zu müssen). Die **interaktionelle Funktionalität** beinhaltet die Instrumentalisierung oder Appellfunktion der Symptomatik im Rahmen zwischenmenschlicher Beziehungen (beispielsweise Schonung gegenüber Aktivitäten einzufordern, die beim Patienten aufgrund seiner sozialen Defizite Überforderungsgefühle auslösen). Oft sind die interaktionellen Schwierigkeiten, ausgelöst durch soziale Defizite oder erhebliche Selbstwertprobleme, auch ein Grund für die Entstehung einer sozialen Phobie. In diesem Fall stellen Interaktionsprobleme keine Funktionalität dar.

3.2.2 Situationsfragebogen

Fragebogen für das Indikationsgespräch

Eine Grundlage für die Exploration der sozialen Defizite im Rahmen des Indikationsgesprächs kann der von Friedrich und Weiss (1992, unveröffentlicht) entwickelte Situationsfragebogen darstellen (◻ Abb. 3.1). Er wird von den Patienten vor dem Indikationsgespräch ausgefüllt und dient dazu, dem Therapeuten bereits vor Gesprächsbeginn einen Einblick in die sozialen Kompetenzen bzw. in die Defizite oder Ängste des Betroffenen zu vermitteln.

Soziale Kompetenzbereiche, die mithilfe des Situationsfragebogens erfasst werden

- Soziale Mittelpunktsituationen
- Kontaktaufnahme
- Kontakte fortsetzen
- Meinungsäußerungen
- Sich abgrenzen, Nein sagen
- Wünsche und Bedürfnisse durchsetzen
- Konfliktsituationen mit anderen
- Selber kritisiert werden
- Schwächen zeigen
- Fehler machen
- Gefühle zeigen
- Sich entscheiden müssen
- Eigene Situationen

Soziales Kompetenztraining

Testdiagnostik 1 **Situationsfragebogen** **Seite 1**

Bitte geben Sie zu jeder Beispielsituation in der Tabelle Ihre Schwierigkeiten und Probleme sowie Ihre Veränderungswünsche an. Unterscheiden Sie dabei zwischen folgenden Merkmalen: Treten die Schwierigkeiten eher bei fremden oder vertrauten Personen auf? Spielen Alter oder Geschlecht Ihres Gegenübers eine Rolle? Oder die Anzahl der Personen, die anwesend sind?

Situationsfragebogen: Soziale Situationen, in denen ich im Alltag unsicher bin

Beispiel	Eigene Situation	Veränderungswunsch
1. Wenn ich im Mittelpunkt stehe		
2. Wenn ich eine andere Person kennenlernen möchte		
3. Wenn ich einen Kontakt fortsetzen möchte		
4. Wenn ich meine Meinung äußern will		
5. Wenn ich mich abgrenzen oder Nein sagen möchte		

Abb. 3.1 Situationsfragebogen

Soziales Kompetenztraining

Testdiagnostik 1 **Situationsfragebogen** **Seite 2**

6. Wenn ich mich (mit meinen Wünschen/Bedürfnissen) durchsetzen möchte

7. Wenn es mit anderen zum Streit oder zu Konflikten kommen könnte oder kommt

8. Wenn ich kritisiert werde

9. Wenn eine Schwäche von mir für andere deutlich werden könnte oder wird

10. Wenn ich Fehler machen könnte oder mache

Abb. 3.1 (Fortsetzung)

Soziales Kompetenztraining

Testdiagnostik 1 **Situationsfragebogen** **Seite 3**

11. Wenn andere meine Gefühle (insbesondere Ärger/Traurigkeit/Enttäuschung) sehen könnten oder sehen

12. Wenn ich mich entscheiden muss

13. Weitere eigene Situationen

Zusätzliche Anmerkungen

Abb. 3.1 (Fortsetzung)

3.2.3 Gesprächsleitfaden zur Indikationsstellung für die SKT-Gruppe nach dem Hamburger Modell

Festlegung von Therapiezielen

Der nachfolgende Gesprächsleitfaden wurde als Grundlage für ein Indikationsgespräch entwickelt, welches in der Regel etwa 100 Minuten dauert. Ziel der Indikationsstellung ist es, herauszuarbeiten, welche sozialen Ängste und Defizite beim Patienten im Vordergrund stehen und wie sich deren Bedingungs- und Funktionsanalyse gestaltet. Ferner lässt sich eruieren, welche Therapieziele bestehen, wie der Patient seine Veränderungsmotivation und Risikobereitschaft einschätzt. Die Abklärung, ob komorbide Störungen vorliegen, stellt ein weiteres Ziel des Indikationsgesprächs dar. Außerdem unterstützt das Gespräch bereits vor Gruppenbeginn den Beziehungs- und Vertrauensaufbau zwischen Patient und Therapeut(en). Bei der Festlegung der Therapieziele sollte auf eine wirklichkeitsnahe, konkrete Formulierung geachtet werden. Dieses ist hilfreich, damit Ziele erreicht werden können und sich Therapieerfolge vom Patienten überprüfen lassen.

Leitfaden für ein SKT-Indikationsgespräch/Verhaltensanalyse

Motivationsklärung:

- Zu Beginn des Indikationsgesprächs wird dem Patienten das Gruppenkonzept in seinen allgemeinen Rahmenbedingungen, Inhalten und Abläufen vorgestellt.
- Daran schließt sich die Frage an den Patienten an: *„Von welchen Anteilen der Gruppe könnten Sie Ihrer Meinung nach (besonders) profitieren?"*
- Es folgt die Klärung von Veränderungswünschen mit Hilfe der Nachexploration des Situationsfragebogens sowie beispielhafter Problemsituationen aus dem Alltagsleben des Patienten.
- Daraus werden gemeinsam mit dem Patienten konkrete Veränderungsziele erarbeitet (Zielliste, ▶ Arbeitsblatt 1, ▶ Abschn. 5.1.1). Hierzu kann eine Frage nach der Zukunftsperspektive hilfreich sein: *„Woran würde die Veränderung im Alltag für Sie sichtbar werden?"*
- Zur weiteren Motivationsklärung wird erfragt, welche Reaktionen seines sozialen Umfelds auf mögliche Veränderungen im Rahmen der Therapie der Patient vermutet.
- Zudem wird der Patient gebeten, seine Risikobereitschaft, sich schwierigen Situationen auszusetzen, zwischen 0 und 100 % einzuschätzen, wobei zwischen „direkt in den Therapiesitzungen" und „während der häuslichen Übung im Alltagsleben" unterschieden wird. Die Risikobereitschaft sollte etwa 60–70 % betragen.

- **Abschließend zur Motivationsklärung wird der Patient gefragt:**
  - welche Unterstützung er sich von Seiten der Therapeuten wünscht, um seine Risikobereitschaft zu erhöhen (*„Welche Unterstützung wünschen Sie sich von uns, um sich Ihren Ängsten zu stellen?"*)
  - welches subjektive Erklärungsmodell der Patient für seine Symptomatik hat (*„Welches eigene Erklärungsmodell haben Sie bezogen auf Ihre sozialen Ängste?"*)
  - was in symptomreduzierten Phasen ggf. Änderungen im Krankheits- bzw. Selbstkonzept ausgelöst hat (*„Was hat Ihnen in der Vergangenheit geholfen, anders mit Ihren Ängsten umzugehen?"*)
  - warum er gerade jetzt eine Psychotherapie aufsucht und nicht zu einem früheren oder späteren Zeitpunkt in seinem Leben (*„Warum suchen Sie ausgerechnet jetzt nach einer Psychotherapie und nicht vor einem halben Jahr oder in drei Monaten?"*)
- **Diagnostik der sozialen Phobie:**
  - **Mikroanalyse der aktuellen Symptomatik:** körperliche Symptome, typische Gedanken und Gefühle, Verhalten während der Angstsituation – einschließlich Flucht- und Vermeidungsverhalten; direktes und indirektes Sicherheitsverhalten und ggf. Hilfsmittel
  - **Aktuelle Auslösebedingungen:** Frage danach, ob der Patient zwischen guten und schlechten Tagen unterscheiden kann
  - **Entstehung der Symptomatik und ihr zeitlicher Verlauf:** Frage, seit wann die Symptomatik besteht; ggf. konkrete Auslöser erfragen; nach Beispielen in der Lerngeschichte suchen: bezogen auf Elternhaus, Kindergarten, Schule, Beruf
  - **Nach Ausnahmen fragen:** Zeiten, in denen die sozialen Ängste gar nicht oder nur abgeschwächt auftraten
- **Aktuelle Lebenssituation:**
  - Frage nach der Wohnsituation
  - Frage nach der beruflichen Situation
  - Frage nach der Alltagsgestaltung, sozialen Aktivitäten, Freizeitverhalten und Kontakten
  - Frage nach dem aktuellen Verhältnis zur Herkunftsfamilie, zum Partner und zum sozialen Umfeld
  - Frage nach aktuellen Belastungsfaktoren
- **Vorbehandlungen:**
  - Frage nach psychotherapeutischen oder psychiatrischen Vorbehandlungen (ambulant/[teil-]stationär) und nach der

Einnahme von (psychopharmakologischen) Medikamenten

- **Abklärung der Differenzialdiagnose und der Komorbidität:**
  - Abklärung des Vorliegens anderer Problembereiche, psychischer oder somatischer Störungen, die begleitend zu den sozialen Ängsten vorhanden sein können: z. B. andere Angststörungen oder Depressionen, Suchterkrankungen, Psychose, Suizidalität, Essstörungen, Persönlichkeitsstörungen, essenzieller Tremor usw.
  - Anamnese bezogen auf eigene schwere Erkrankungen und Erkrankungen innerhalb der Herkunftsfamilie
- **Indikationsstellung:**
  - Kurze Unterbrechung des Gesprächs, in der die Therapeuten ihre Indikationsentscheidung treffen, ob der Patient an der Gruppentherapie teilnehmen kann
  - Frage danach, wie sich der Patient bezogen auf seine Teilnahme entschieden hat
  - Besprechung der getroffenen Entscheidung gemeinsam mit dem Patienten
  - Sollte entschieden werden, dass der Patient nicht an der SKT-Gruppentherapie teilnimmt, ist es ratsam, gemeinsam mit dem Patienten alternative Behandlungsmöglichkeiten zu erörtern
- **Im Falle der Teilnahme an der SKT-Gruppentherapie:**
  - Weitere Terminabsprache für das biografische Anamnesegespräch
  - Aushändigen weiterer Selbstrating-Fragebogen (▶ Kap. 11)

Falls mit dem Patienten die Teilnahme an der SKT-Gruppe vereinbart wird, so empfehlen wir ein zweites Anamnesegespräch. Dessen Schwerpunkt sollte auf der Sozialisation des Patienten und der biografischen Anamnese liegen sowie der Entwicklung seiner Symptomatik, einschließlich vertiefender Bedingungs- und Funktionsanalyse. Auch für dieses Vorgespräch sollten etwa 100 Minuten eingeplant werden. In die Erhebung der Sozialisation werden Fragen einbezogen, die sich aus den in der Verhaltensanalyse festgestellten Problembereichen ergeben. Hiermit sind z. B. Zusammenhänge zwischen der Lebensgeschichte und dem Auftreten depressiver Phasen gemeint.

Der gesamte Zeitaufwand der Indikationsklärung entspricht in etwa den probatorischen Sitzungen in der Richtlinie Verhaltenstherapie.

Biografische Anamnese

Wie ein biografisches Anamnesegespräch strukturiert werden kann, zeigt der nachfolgende Leitfaden.

„W-Fragen“. Damit sind Fragen gemeint, die mit wann, wie, wo, welche etc. beginnen. Selbst das unter Psychotherapeuten oft verpönte Warum? (bzw. Wie kommt es, dass …?) kann sehr gut zu einer Situationsklärung beitragen und den Patienten motivieren. Zudem verstärken Gesprächssequenzen mit offenen Fragestellungen im hohen Maße die Erhöhung der Selbstreflexion des Patienten.

Verstärkung

Wenn ein Patient berichtet, dass er das gewünschte Verhalten eingesetzt hat, in unserem Falle beispielsweise das Anwenden der Angstbewältigungsstrategien, so sollte das durch lobende, das Verhalten positiv verstärkende Kommentare bekräftigt werden. Um dieses konstruktive Alternativverhalten zu stabilisieren, werden lobende Kommentare im Gruppenverlauf anschließend nur noch intermittierend eingesetzt.

Löschen

Dysfunktionale Verhaltensweisen und Kognitionen (z. B. Vermeidungsverhalten und Katastrophengedanken) tragen entscheidend zur Aufrechterhaltung einer sozial-phobischen Angstsymptomatik bei. Nach hinreichender Vermittlung der Therapierationale und individueller Besonderheiten sollten diese Dysfunktionen im Falle ihres Auftretens zunehmend durch Nichtbeachtung gelöscht werden. Unerwünschtes Verhalten wird sich zwar nicht alleine dadurch und auch nicht sofort reduzieren, in Verbindung mit positiven Verstärkern ist ein solches Vorgehen aber sinnvoll und effektiv.

Humor

Humor = positive Copingstrategie

Bei allen verhaltenstherapeutischen Gesprächstechniken spielt unterstützender Humor eine wichtige Rolle. Er bietet dem Patienten, im Sinne einer positiven Copingstrategie, eine wohltuende Ventilfunktion für das Lösen seiner inneren Anspannung. Wertschätzende, humorvolle Äußerungen lenken die Aufmerksamkeit von dysfunktionalen Gedanken ab, die so ihre Kraft verlieren können. Durch den humorvollen Umgang mit der eigenen Unvollkommenheit können sich soziale Normen erweitern. Die Angst, von anderen ausgelacht zu werden, kann sich reduzieren. Manche Konflikte lassen sich durch Humor und Lachen schon im Entstehen entschärfen. Dabei ist es wichtig, den Patienten ernst zu nehmen und darauf zu achten, Humor im therapeutischen Rahmen nicht abwertend oder auf Kosten anderer einzusetzen.

Bei Wahrung einer respektvollen Haltung gegenüber dem Patienten hilft oft Humor über schwierige Situationen hinweg, etwa beim Hinterfragen von Motivationshürden. Außerdem gestaltet der gezielte Einsatz von Humor eine Sitzung lebendig. Das kann dazu beitragen, dass die Patienten rascher Hemmschwellen überwinden und eine größere Risikobereitschaft für Übungen entwickeln.

4.3 Dokumentation der Behandlungsverlaufs

Die Dokumentation von Behandlungsverläufen stellt einen wichtigen Beitrag zur Qualitätssicherung in der Psychotherapie dar. Die Auswahl der Dokumentationsgestaltung sollte entsprechend den einzelnen Therapiephasen und in Abhängigkeit von dem Behandlungssetting individuell erfolgen. Neben der Dokumentation des Indikationsgesprächs und der Epikrise können vorgefasste Sitzungsprotokolle den Protokollaufwand des Psychotherapeuten im Rahmen des sozialen Kompetenztrainings verringern.

Testdiagnostik

Der Einsatz von Testdiagnostik kann dazu beitragen, die Ausprägung der Symptomstärke zu Beginn und am Ende der Behandlung zu erfassen und festzuhalten. Hilfestellung bezogen auf die Auswahl von Testdiagnostik findet sich in ▶ Kap. 11.

Übungsprotokolle als Therapietagebuch

Damit der Patient für sich selbst den Verlauf seiner häuslichen Übungen über den Zeitraum der Gruppentherapie nachvollziehen kann, empfehlen wir, dass er regelmäßig **Übungsprotokolle** ausfüllt (▶ Arbeitsblatt 6). Zusammen mit den Arbeitsblättern aus dem sozialen Kompetenztraining kann so ein individuelles Therapietagebuch entstehen, auf das der Patient auch nach Ende der Behandlung jederzeit zurückgreifen kann. Auch im Rahmen von Expositionssitzungen empfehlen wir, Übungsprotokolle einzusetzen. Für Patient und Therapeut ergibt sich so die Möglichkeit zum Abgleich dessen, was der Therapeut intendiert und was der Patient aufgenommen und verarbeitet hat. Hierdurch wird der Transfer von in der Therapie Erlerntem in den häuslichen Alltag längerfristig unterstützt. Falls gewünscht, können die Übungsprotokolle als Kopie ebenfalls in die Dokumentation der Therapeuten eingehen.

4.4 Allgemeine Bestandteile des SKT

Die nachfolgende Übersicht informiert über die allgemeinen Bestandteile der einzelnen SKT-Module. Ausführliche Beschreibungen der Übungsinhalte finden sich in ▶ Kap. 5.

Allgemeine SKT-Bestandteile

- Vermittlung von theoretischen Inputs und deren Vertiefung in standardisierten Rollenspielen und Übungen
- Anleitung von Angstmanagementstrategien
- Durchführung von häuslichen Übungen
- Anleitung von Expositionen in vivo
- Anleitung von Rollenspielen
- Bearbeitung von individuellen Problemstellungen (▶ Abschn. 5.4.1)

- Erarbeitung von individuellen Störungsmodellen (▶ Abschn. 5.4.2)

4.4.1 Anleitung von Angstmanagementstrategien

Die Anleitung von Angst- und Panikmanagementstrategien (▶ Abschn. 5.4.1) gehört zur psychoedukativen Vorbereitung der ersten Expositionssitzung in vivo. Das Verständnis dieser Strategien und der zugrunde liegenden Modelle stellt eine wichtige Voraussetzung für das Gelingen der Übungstherapie dar. Es ermöglicht dem Patienten Einsicht in das therapeutische Vorgehen und kann sich positiv auf seine Veränderungsmotivation und Risikobereitschaft auswirken.

Vermittlung von Einsicht in das therapeutische Vorgehen

4.4.2 Häusliche Übungen

Wichtiger Bestandteil des sozialen Kompetenztrainings ist die Übertragung von Therapieerfahrungen in das individuelle Lebensumfeld des Patienten. Um diesen Transfer zu unterstützen, werden am Ende jeder Sitzung häusliche Übungen vereinbart und individuelle Absprachen getroffen. Schwerpunkt der Übungen ist das Wiederholen der in der Sitzung vermittelten Übungsinhalte und die Umsetzung des in der Therapie Erlernten im Rahmen des eigenen privaten und beruflichen Umfelds. Die häuslichen Übungen werden von den Patienten bis zur nächsten Sitzung selbstständig durchgeführt und in der folgenden Sitzung nachbesprochen. Unterstützend können Protokolle und Planungshilfen eingesetzt werden (▶ Arbeitsblätter 4–6). Durch das Üben soll der Patient darin unterstützt werden, mehr und mehr „sein eigener Therapeut“ zu werden.

Umsetzung des Gelernten im privaten Umfeld

Vereinbarung

Eine gute Vorbereitung der häuslichen Übungen bietet dem Patienten Orientierung und trägt zu deren Gelingen bei. Deshalb ist besonders zu Beginn des sozialen Kompetenztrainings darauf zu achten, dass die Übungen am Ende der Sitzung gemeinsam mit dem Patienten klar umschrieben und besprochen werden und keine Überforderung darstellen. Inhalt der Übung sowie Ort und Zeit ihrer Durchführung sollten zu diesem Zweck festgelegt werden. Für einige Patienten kann es zudem hilfreich sein, festzulegen, woran sie merken, dass sie eine Übung erfolgreich bewältigt haben. Im fortgeschrittenen Stadium des SKT können die differenzierten Absprachen immer mehr verkürzt werden. Dies ermöglicht es dem Patienten, zu lernen, selber Verantwortung für sein Üben zu übernehmen. Beispiele für mögliche Fragen können der nachfolgenden Auflistung entnommen werden.

Beispiel

Beispiele für Fragen zur Vorbesprechung häuslicher Übungen

- *Was konkret möchten Sie üben?*
- *Was genau ist das Ziel Ihrer Übung?*
- *Wann und wo wollen Sie die Übung durchführen?*
- *Wie lange wollen Sie sich Zeit zum Üben nehmen?*
- *Welche Befürchtungen haben Sie bezogen auf das Üben?*
- *Worauf wollen Sie beim Üben besonders achten?*
- *Woran merken Sie, dass die Übung abgeschlossen ist?*
- *Welche Regeln aus dem Angstbewältigungskonzept wollen Sie anwenden?*

Wir empfehlen unseren Patienten, täglich mindestens eine Stunde im Sinne der Therapie zu üben und Situationen aus ihrem Alltagsleben in die Übungen einzubeziehen. Beispiele hierfür sind: die Mittagspause im Kollegenkreis, das Einholen von Informationen am Bahnschalter, das Erledigen anstehender Behördengänge etc. Weitere Übungsvorschläge können dem ▶ Arbeitsblatt 10 entnommen werden. Informationen dazu, wie Patienten zum regelmäßigen Üben motiviert werden können, finden sich in ▶ Kap. 5.

Belohnung

Anerkennung eigener Erfolge

Im Rahmen des SKT sollte der Patient lernen, eigene Erfolge mehr und mehr wertzuschätzen, statt sie beispielsweise als selbstverständlich anzusehen und sich mit anderen zu vergleichen, die nicht unter sozialen Ängsten leiden. Sich selber für das Üben zu belohnen kann ein erster Schritt in diese Richtung sein. Belohnungen müssen nicht materieller Art sein, sie können etwas beinhalten, für das sich der Patient normalerweise kaum Zeit nimmt, z. B. Erholung in der warmen Badewanne, bei der Lieblingsmusik oder bei einem Spaziergang in der Natur. Belohnungen werden in der Regel nur in den ersten Sitzungen, im Rahmen der Vorbesprechung der häuslichen Übungen konkret vereinbart und anschließend dem Patienten in Eigenregie überlassen.

Nachbesprechung

In jeder SKT-Sitzung wird die Umsetzung der häuslichen Übungen in der vorangegangenen Woche nachbesprochen. Es hat sich bewährt, die Sitzung damit zu beginnen. Dabei ist es empfehlenswert, die Erfolge und Risikobereitschaft des Patienten intermittierend zu verstärken (▶ Abschn. 4.2.2, „Verstärkung"). Schwierigkeiten, die beim Üben auftreten können, sollten herausgearbeitet werden (z. B. Vermeidungsverhalten). Auch die Umsetzung von Plänen zum sozialen Aktivitätsaufbau sollte regelmäßig hinterfragt werden. Anregungen dazu, wie Fragen in der Nachbesprechung gestaltet werden können, zeigen die nachfolgenden Beispiele.

Beispiel

Beispiele für Fragen zur Nachbesprechung häuslicher Übungen

- *Was hatten Sie sich vorgenommen?*
- *Wie haben Sie die Übung(-en) bewältigt?*
- *Was hat gut geklappt?*
- *Was war schwierig?*
- *Wie verhielt sich die Angstkurve während des Übens?*
- *Welche (neuen) Erfahrungen haben Sie mit den Übungen aus der letzten Sitzung gemacht?*
- *Wie haben Sie sich für das Üben belohnt?*
- *Woran lag es, dass Sie nicht geübt haben?*
- *Wie sieht es bei Ihnen mit der Umsetzung sozialer Aktivitäten aus?*
- *Welche Auswirkungen auf andere Personen traten auf?*

4.4.3 Expositionsübungen in vivo

In diesem Abschnitt finden sich allgemeine Hinweise zur Anleitung von Expositionen in vivo. Besonderheiten bezogen auf die Durchführung von Expositionsübungen im Rahmen einer Gruppentherapie finden sich im ▶ Abschn. „Besonderheiten bei der Umsetzung in der Gruppentherapie“.

Unter der Expositionstherapie versteht man das direkte Aufsuchen Angst auslösender Situationen oder die **direkte Konfrontation** mit angstbesetzten Gegenständen und Tieren.

Gestufte vs. massierte Exposition

Man unterscheidet zwischen **gestufter** und **massierter** Expositionstherapie. Die massierte Form beinhaltet die Konfrontation mit Situationen oder Objekten, welche direkt Panikgefühle auslösen können. Da diese Behandlung für den Patienten sehr anstrengend oder belastend sein kann und etliche Fehlermöglichkeiten bei der Durchführung bestehen, ist eine direkte Begleitung durch einen erfahrenen Verhaltenstherapeuten nötig. So kann eine massierte Exposition beispielsweise eine Katharsis auslösen, in der bis dahin verdrängte Erlebnisse für den Patienten wieder zugänglich werden.

Zumeist findet die Exposition **in vivo** in der Angst auslösenden Situation statt, seltener auch **in sensu**, also in der gedanklichen Konfrontation mit den Stimuli.

Voraussetzung: Vorheriges Lernen von Angstbewältigungsregeln

Der Exposition vorgeschaltet sind die Vermittlung eines lerntheoretischen Erklärungsmodells und die Anleitung im Angstmanagement. Das Ziel der Expositionsbehandlung besteht darin, **neue Erfahrungen** und **Bewältigungsstrategien** im Umgang mit Angstgefühlen zu erlernen. Dazu ist es notwendig, einzelne Übungen mehrfach zu wiederholen, ggf. mit gestuftem Schwierigkeitsgrad (vgl. Hand 2005).

Der zeitliche Rahmen für eine Expositionssitzung sollte inklusive kurzen Pausen mindestens 3–4 Stunden umfassen.

Im vorliegenden Behandlungsmanual beziehen sich die Expositionsübungen ausschließlich auf das Aufsuchen sozialer (Mittelpunkt-)

Situationen. Die Übungsbeschreibungen wurden den einzelnen Therapiemodulen themenbezogen zugeordnet.

Expositionsübungen im offenen und geschlossenen Raum

Wir unterscheiden in der Anleitung von Expositionen zwischen Übungen im offenen und im geschlossenen Raum. Unter Übungen im offenen Raum verstehen wir alle Übungen, die draußen auf offener Straße durchgeführt werden. Demgegenüber finden Übungen im geschlossenen Raum drinnen statt, z. B. in Einkaufszentren, Kaufhäusern, Einzelhandelsgeschäften, Cafés oder Restaurants. Expositionsübungen im geschlossenen Raum bereiten soziophobischen Patienten häufig größere Schwierigkeiten und lösen stärkere Erwartungsängste aus als Übungen im offenen Raum. In den geschlossenen Situationen fühlen sich diese Patienten der Aufmerksamkeit anderer anwesender Personen noch stärker und länger ausgesetzt. Dieser Aspekt ist bei der Planung der Übungsabfolge deshalb unbedingt zu berücksichtigen.

Geschlossener Raum: Höhere Anforderungen an die Patienten

Ziele von Expositionsübungen

Ein Ziel von Expositionssitzungen ist die Verminderung sozialphobischer (Erwartungs-)Ängste durch die Vermittlung und Anwendung von Angstbewältigungsstrategien, den Abbau von „Angst vor der Angst" und die Verbesserung sozialer Kompetenzen. Dazu gehört auch die Erhöhung und Differenzierung der Diskriminationsfähigkeit hinsichtlich der Selbstwahrnehmung und der Wahrnehmung von Reaktionen anderer Personen im sozialen Alltagsleben. Durch neue korrigierende Erfahrungen im Umgang mit den angstbesetzten Situationen sollen sich das Vermeidungsverhalten des Patienten reduzieren und das Selbstwerterleben steigern bzw. stabilisieren. Enge soziale Normen können sich erweitern. Dies alles zielt darauf ab, Risikobereitschaft des Patienten zu erhöhen und ihn zu motivieren, sich schwierigen Situationen auszusetzen. Weitere Unterstützung bietet das Modelllernen, (z. B. durch den Therapeuten) und das Neubewerten dysfunktionaler automatischer Gedanken, denn verändertes Verhalten führt zu verändertem Denken und umgekehrt.

Vorbereitung

Bereits in der Sitzung vor Beginn einer Expositionstherapie ist es notwendig, mit dem Patienten einige Absprachen sowohl zur Durchführung der Übungen als auch zu den strukturellen Rahmenbedingungen zu treffen. Es ist wichtig, dem Patienten zu vermitteln, dass der Therapeut ihn nicht zur Durchführung einzelner Übungen zwingen wird, sondern dass er selbst entscheidet, welchen Risiken er sich beim Üben aussetzen möchte. In diesem Zusammenhang geht es darum, dass der Patient lernt, sich selbstverantwortlich auf Risikoschritte einzulassen, um mit der Bewältigung seiner sozial-phobischen Ängste vertraut zu werden. Dieses ermöglicht ihm, neue korrigierende Erfahrungen im

Betonung der Selbstverantwortlichkeit des Patienten

Umgang mit anderen Menschen zu sammeln. Es sollte gegenüber dem Patienten betont werden, dass es beim Üben nicht darauf ankommt, keine Angst mehr zu erleben, sondern den Umgang mit Angst- und Panikgefühlen sowie anderen negativen Erfahrungen zu erlernen.

Der Patient ist darauf hinzuweisen, dass er vor und während der Expositionen – mit Ausnahme von ärztlich verschriebenen Antidepressiva – keine Angst dämpfenden Medikamente und keinen Alkohol zu sich nehmen sollte. Auch andere Hilfsmittel wie z. B. Bach-Blütentropfen oder Bonbons sollten zu Hause gelassen werden. Verbunden mit dem Hinweis, dass Hunger durch Unterzuckerung ähnliche körperliche Vegetativsymptome auslösen kann wie Angst, sollten der Patient vor der Expositionssitzung angehalten werden, ausreichend zu essen und zu trinken. Darüber hinaus sollte an wetterentsprechende Kleidung sowie an Geld für die Fahrt mit öffentlichen Verkehrsmitteln und die Pausengestaltung gedacht werden.

Auch im Rahmen der Expositionssitzung sind einige organisatorische Absprachen mit dem Patienten zu treffen, welche nachfolgend erläutert werden.

Zeitrahmen und Treffpunkte

Sollten sich Patient und Psychotherapeut während einer Übung trennen, ist es wichtig, im Rahmen der Vorbesprechung Absprachen zur Zeitdauer, zum Treffpunkt und zur Erreichbarkeit während der Übung zu treffen. Für den seltenen Fall, dass der Patient einen Treffpunkt verpasst, ist es sinnvoll, ihm im Vorfeld der Exposition eine Telefonnummer zu nennen, über die er Kontakt zum Therapeuten aufnehmen kann. Zu diesem Zweck sollte der Therapeut ein Handy mit sich führen.

Übungsprotokoll

Während der Expositionssitzung sollte der Patient ein Übungsprotokoll führen (▶ Arbeitsblatt 6), in das er in regelmäßigen Abständen das Ausmaß seiner Erwartungsangst bzw. seiner tatsächlichen Angst in den Übungssituationen einträgt. Auch die Häufigkeit von Vermeidungstendenzen sollte protokolliert werden. Das Protokoll ermöglicht dem Patienten und dem Therapeuten, den Verlauf des Angsterlebens über mehrere Übungen zu bewerten. Eine Orientierungshilfe bietet eine Skala zur Einschätzung der Angstintensität.

Skala zur Einschätzung der Angstintensität

Mithilfe der Skala zur Einschätzung der Angstintensität (◻ Tab. 4.1) kann der Patient sein eigenes Angsterleben im Verlauf der Übungen besser einschätzen lernen. Er erhält einen Überblick über die Ausprägung seiner Angst im Verlauf der einzelnen Sitzungen und über seine Fortschritte innerhalb des Sozialen Kompetenztrainings. Unterschieden wird das Ausprägungsniveaus des Angsterlebens zwischen 0 = „gar keine Angst“ und 10 = „maximale Panik“.

Tab. 4.1 Skala zur Einschätzung der Angstintensität während der Übungssitzung („Angstkurve")

Angstwert	0–1	2–3	4–5	6–8	9–10
Bedeutung	keine Angst	geringe Angst	merkliche Angst	starke Angst	Panik

Pause

Im Rahmen mehrstündiger Expositionssitzungen in vivo sollte dem Patienten in einer kurzen Pause die Möglichkeit gegeben werden, eine Kleinigkeit zu essen und etwas zu trinken. Von einem Nikotin- und Kaffeekonsum sollte während der Pause abgeraten werden, da negativ empfundene körperliche Vegetativsymptome verstärkt werden können und auf vermeintliche Hilfsmittel nicht zurückgegriffen werden sollte. Natürlich gilt auch für die Pausen das generelle Alkoholverbot während der Therapiesitzung. Der Therapeut verbringt die Pause getrennt von dem Patienten, sollte aber besonders in der ersten Expositionssitzung für diesen erreichbar sein.

Dokumentation

Auch der Therapeut ist aufgefordert, den Verlauf der Expositionssitzungen im Rahmen seiner Dokumentation schriftlich festzuhalten. Da das Protokollieren in der Regel erst nach Abschluss der Sitzung stattfinden kann und nicht, wie sonst oft üblich, in deren Verlauf, bedarf es einiger Übung. In der nachfolgenden Übersicht finden sich Anregungen, welche Aspekte dokumentiert werden können.

Aspekte, die in einem Sitzungsprotokoll dokumentiert werden sollten

- Umsetzung des Angstbewältigungskonzepts
- Risikobereitschaft/aktive Beteiligung
- Angstanstieg bzw. -abfall während der Übungen
- Angst verstärkende Kognitionen und Gefühle
- Vermeidungsverhalten bzw. -tendenzen
- Therapeutische Interventionen
- Neugewonnene Erfahrungen und Erkenntnisse
- Einsicht in die Symptomatik bzw. in deren Funktionalitäten
- Erfolgsbewertung des Patienten
- Belohnung
- Häusliche Übungen und Absprachen bis zur nächsten Sitzung
- Anmerkungen zum Interaktionsverhalten des Patienten

Das Dokumentieren der einzelnen Übungen unterteilt sich in der Regel in die nachfolgenden Abschnitte:

- Inhalt und Ziel der Übung

- Rahmenbedingungen, in denen die Übung stattfindet
- Anmerkungen zur Anleitung und Durchführung
- Auswertung/Nachbesprechung

Anmerkungen zur Anleitung von Expositionen in vivo

Die ▶ Arbeitshilfe 1 (◻ Abb. 4.1) stellt einen Leitfaden mit den wichtigsten Prinzipien zur Anleitung von Expositionsübungen dar.

Der Therapeut sollte den Patienten ermutigen, seine Risikobereitschaft zu erhöhen, ihn aber nicht in eine Übung hineindrängen. Dabei ist darauf zu achten, dass sich Reaktivierungen lebensgeschichtlicher Erfahrungen, Anerkennung nur über Leistung zu erhalten, nicht wiederholen. Nur dann erhält der Patient die Möglichkeit, zu lernen, eigene Entscheidungen zu treffen und sein Abhängigkeitsbedürfnis zu verringern (nach Hand 2005). Um neu gewonnene Erfahrungen zu festigen, sollten Wiederholungen einzelner Übungen eingeplant werden. Im Verlauf der Expositionssitzungen soll der Patient lernen, zunehmend selbstständig zu üben.

Selbstständiges Üben als Lernziel

Richtlinien für die Vorbesprechung

Im Rahmen der Vorbesprechung von Expositionen sind die vertiefende Anleitung zur Angstbewältigung und die Neubewertung dysfunktionaler Kognitionen ebenso wichtig wie die Erhöhung der Risikobereitschaft, sich Angst machenden Situationen auszusetzen. Der Patient sollte zur Motivationserhöhung daran erinnert werden, dass das Ziel der Übungen darin liegt, neue Erfahrungen zu sammeln (siehe Hand 2005). Fragen, die sich für die Vorbesprechung von Expositionen als hilfreich erwiesen haben, können der folgenden Beispielsammlung entnommen werden. Übungsspezifische Ergänzungen werden in der Beschreibung der einzelnen Module separat ausgeführt.

Beispiele für Fragen zur Vorbesprechung von Expositionsübungen

Beispiel

- *Wollen Sie die Übung durchführen?*
- *Wie hoch ist Ihre Erwartungsangst?*
- *Welche Körpersymptome spüren Sie?*
- *Welche konkreten Befürchtungen haben Sie?*
- *Was könnte im schlimmsten Fall passieren?*
- *Wie realistisch sind diese Befürchtungen?*
- *Sind Sie bereit, diese Befürchtungen zu überprüfen?*
- *Was wäre für Sie jetzt im Sinne der Therapie wichtig und sinnvoll?*
- *Welche Regeln des Angstbewältigungskonzepts möchten Sie anwenden?*

Patienten, die besonders starke Erwartungsängste oder soziale Defizite haben, sollten anfangs durch einen erfahrenen Verhaltenstherapeuten direkt in der Übungssituation angeleitet werden.

Richtlinien für die Nachbesprechung

Analyse von negativen, Verstärkung von positiven Erfahrungen

In der Nachbesprechung wird der Verlauf der Expositionsübungen mit dem Patienten bilanziert. Dazu werden dessen Erfahrungen während der Übungen erfragt. Negative Erfahrungen werden unterstützend analysiert, positive intermittierend verstärkt. Dazu gehören auch Fortschritte bzw. Veränderungen in Bezug auf enge soziale Normen und Bewertungen. Anschließend wird der Patient gebeten, seine Zufriedenheit mit der gesamten Exposition prozentual zu bewerten. Da manche Patienten aufgrund ihrer Selbstwertproblematik dazu neigen, sich selbst eher zu kritisch einzuschätzen, ist es wichtig, darauf hinzuweisen, dass sich die Einschätzung nur auf die Zufriedenheit mit den aktuellen Inhalten bezieht, nicht auf die gesamten Therapieziele. Der individuelle Schwierigkeitsgrad der Übungen und die eigene Risikobereitschaft sollten ebenfalls in die Selbsteinschätzung einfließen. Gründe für Unzufriedenheit sollten von dem Therapeuten hinterfragt werden. Dies ist wichtig, um dem Patienten das Verhältnis zwischen seinen positiven und negativen Erfahrungen aufzuzeigen. Dazu gehört auch die Einsicht, dass negative Erfahrungen möglich sind, da nicht alle Menschen zu jeder Zeit positiv reagieren. Außerdem sollte der Patient in der Nachbesprechung an das Eintragen seiner aktuellen Angstwerte in das Übungsprotokoll erinnert werden. Beispiele für Fragen, die in der Übungsnachbesprechung genutzt werden können, finden sich in der nachfolgenden Übersicht. Weitere Fragen werden im Rahmen der einzelnen Module ergänzend dargestellt.

Beispiel

Beispiele für Fragen zur Nachbesprechung von Expositionsübungen

- *Wie ist die Übung verlaufen?*
- *Welche (neuen) Erfahrungen haben Sie gemacht?*
- *Wie hat sich die Angstkurve bei Ihnen im Verlauf der Übung entwickelt?*
- *Gab es einen Angstanstieg?*
- *Welche Körpersymptome haben Sie gespürt?*
- *Welche Gedanken und Befürchtungen haben Sie während der Übung wahrgenommen?*
- *Wie hat Ihr Umfeld/Gesprächspartner reagiert?*

In den nachfolgenden Abschnitten werden Besonderheiten näher erläutert, die die Anleitung von Expositionen in vivo und damit verbundene Interventionen betreffen.

Direkte Anleitung einzelner Übungen

Besonders zu Beginn der Expositionsbehandlung sollte der Patient während der Übung begleitet werden, um im Sinne einer fortlaufenden Verhaltensanalyse einen direkten Eindruck von seinem Verhalten vermittelt zu bekommen. Das Begleiten bietet die Möglichkeit, in der Rückmeldung an den Patienten konkrete Hinweise zu Verhaltensmodifikationen zu geben und ihn in seiner Wahrnehmungs- und Diskriminationsfähigkeit (▶ Abschn. 5.1.3) direkt zu unterstützen. Bei stark defizitären bzw. phobischen Patienten kann es sinnvoll sein, einzelne Übungen modellhaft vorzumachen. In diesem Fall sollten die Patienten aufgefordert werden, das Modellverhalten des Therapeuten und das Verhalten des Gesprächspartners zu beobachten.

Umgang mit starken Angstreaktionen

In der Regel sollte in den Expositionsübungen zur Bewältigung sozialer Ängste das Erleben eines mittleren Angstniveaus angestrebt werden. Trotzdem kann es dazu kommen, dass Patienten während der Übungen maximale Panikgefühle erleben. In diesem Fall sollte der Therapeut den Patienten motivieren, in der Situation zu verbleiben, ohne ihn zu dieser Entscheidung zu drängen oder ihm diese abzunehmen. Ferner sollten die Angstintensität sowie die körperlichen Symptome und Befürchtungen des Patienten erfragt werden. Daran schließen sich die Aufforderung zur Realitätsüberprüfung und die Anleitung der Anwendung des Angstbewältigungskonzepts an. Es ist sinnvoll, dass der Patient so lange in der Angstsituation verbleibt, bis er einen deutlichen Angstabfall verspürt. Falls dieses nicht möglich ist, sollte er nach Abklingen der Angst möglichst rasch diese oder eine ähnliche, abgestufte Situation noch einmal aufsuchen. Vermieden werden sollte, dass Patienten die Übungen mit einem Misserfolgserlebnis beenden. Dieses kann sich verstärkend auf Erwartungsängste sowie negativ auf das Selbstwirksamkeitserleben und damit letztendlich auf die künftige Bereitschaft zum Üben auswirken.

Abwarten des Angstabfalls

Umgang mit der Fokussierung auf die körperliche Vegetativsymptomatik

Ein Teil der Patienten mit einer sozialen Phobie neigt dazu, stark auf körperliche Vegetativsymptome zu fokussieren. Hierzu gehören vor allem das Erröten, das vermehrte Schwitzen und das Zittern der Hände oder des ganzen Körpers. Den Erfolg einer Exposition(-sübung) messen diese Patienten häufig daran, ob die von ihnen als sehr unangenehm und peinlich erlebten Körpersymptome aufgetreten sind oder nicht. Das Auftreten der Symptome stellt für sie in der Regel einen Misserfolg dar. Diese Tatsache kann sich negativ auf ihre Risikobereitschaft auswirken, sich schwierigen Übungssituationen zu stellen. Außerdem fällt es einigen der betroffenen Patienten schwer, das Therapierational zu verinnerlichen und zu akzeptieren. Sie benötigen viel Übung und Einsicht, um annehmen zu können, dass es nicht darauf ankommt, anderen gegenüber keine Angst mehr zu zeigen, sondern zu lernen, souveräner mit eigenen Fehlern und Schwächen umzugehen und so letztendlich mehr Selbstbewusstsein zu entwickeln (siehe auch ▶ Kap. 6).

Umgang mit indirektem Vermeidungsverhalten

Mitunter neigen Patienten dazu, innerhalb der Exposition in vivo ein indirektes Vermeidungsverhalten zu entwickeln. Damit ist gemeint, dass sie nach einer plausiblen Erklärung suchen, um die Übung vor sich selber zu rechtfertigen. Dieses Hilfsverhalten dient dazu, eigenen Angst machenden Befürchtungen auszuweichen. Dazu ein Beispiel: Ein Patient denkt während einer Mittelpunktübung: *„Die anderen können annehmen, dass ich nur deshalb hier stehe, um auf jemanden zu warten."* Mit dieser inneren Rechtfertigung vermeidet er es, sich direkt mit seiner Mittelpunktsangst (In diesem Beispiel: *„Ich verhalte mich unhöflich und störe die anderen, wenn ich hier stehe."*) auseinanderzusetzen. Dieses Verhalten kann mit einem „Entwischen durch die Hintertür" verglichen werden. Es sollte dem Patienten möglichst früh als eine nur vermeintlich hilfreiche Angstbewältigungsstrategie vor Augen geführt werden, welche längerfristig dazu beiträgt, dass soziale Ängste fortbestehen. Zu akzeptieren ist diese „Hintertür" nur im Einzelfall, z. B. für hoch phobische Patienten als Einstieg ins Üben.

Neubewertung dysfunktionaler Kognitionen

Die kognitive Verhaltenstherapie beinhaltet das Erkennen und Verändern von negativen (automatischen) Gedanken, verzerrten Interpretationen und logischen Denkfehlern. Die Angst, von anderen Menschen negativ bewertet zu werden, kann bei Betroffenen mit sozialer Phobie dadurch verstärkt werden, dass sie ihre Aufmerksamkeit stark nach innen fokussieren und negative Grübelgedanken entwickeln. Durch dieses Verhalten können die Patienten das direkte Geschehen in ihrer Umwelt nur eingeschränkt wahrnehmen, was wiederum sekundär ihre Ängste verstärken kann. Außerdem tragen enge soziale Normen und Werte ebenso zur Aufrechterhaltung der sozialen Phobie bei wie selbstabwertende Gedanken in Bezug auf die eigene Person. Interventionen zur Neubewertung dysfunktionaler Kognitionen bilden deshalb einen wichtigen Bestandteil von Expositionen in vivo. Durch die Konfrontation werden problematische Kognitionen unmittelbar zugänglich. Die nachfolgende Übersicht vermittelt, welche Ziele mit Hilfe kognitiver Interventionen erreicht werden sollen.

Konfrontation mit verzerrten Interpretationen

Ziele kognitiver Interventionen (nach Wlatzlo et al. 1992)

- Modifizierung subjektiver Interpretationen in objektive (wertfreie) Beschreibungen
- Hinterfragung der subjektiven Annahmen durch Überprüfung der Reaktionen anderer im Rahmen der Übungen
- Verändern der selbstabwertenden Bewertung des eigenen Verhaltens, durch Förderung interner Attribuierung eigener Erfolge und selbstverstärkender Aussagen
- Wiederholtes Erleben der Diskrepanz zwischen den vermeidungsverstärkenden Befürchtungen und den tatsächlichen Erfahrungen während des Übens

Tab. 4.2 Kognitive Neubewertung negativer Gedanken

Typische Angst verstärkende Gedanken	Hilfreiche, ermutigende Alternativgedanken
Ich werde kein Wort herausbringen.	Das ist ein Katastrophengedanke. Ich lasse meine Angst da sein und konzentriere mich auf die Situation. Ich muss nicht perfekt sein.

Auf der Grundlage des **ABC-Modells** der kognitiven Verhaltenstherapie haben wir ein Modell entwickelt, das sich wegen seiner einfachen Anwendung gut im Rahmen des SKT umsetzen lässt und von den Patienten als hilfreich bewertet wird. Als Bestandteil jedes einzelnen Therapiemoduls erarbeiten wir mit dem Patienten typische Angst verstärkende Gedanken und entwickeln im Anschluss für die einzelnen Gedanken einen oder mehrere hilfreiche, ermutigende Alternativgedanken (Tab. 4.2).

Modell zur kognitiven Neubewertung

Weitere Beispiele finden sich am Ende der einzelnen SKT-Module (▶ Kap. 5).

In der Arbeit mit Patienten, die hartnäckig befürchten, dass sie andere Personen verärgert oder gestört haben könnten, kann die folgende Intervention zur Anwendung kommen. Sie besteht darin, dass der Patient aufgefordert wird, sich drei alternative Gründe zu überlegen, warum das Gegenüber abweisend gewirkt haben könnte oder sich abweisend verhalten haben könnte. Die alternativen Überlegungen sollten sich nicht auf die Person des Patienten beziehen.

Gedankenstopp

Aktive Selbstkontrolle

Der Gedankenstopp ist eine Interventionstechnik, die in der kognitiven Verhaltenstherapie angewendet wird und dem Patienten mehr Selbstkontrolle ermöglicht. Dieser wird angehalten, einen dysfunktionalen, Angst verstärkenden Gedanken aktiv zu unterbrechen und sich stattdessen auf das zu konzentrieren, was er im gegenwärtigen Moment tatsächlich wahrnehmen kann. Um den Gedanken unterbrechen zu lernen, kann sich der Patient als Unterstützung ein großes rotes Stoppschild vorstellen oder das Stoppen anfangs mit einer Gebärde verbinden (z. B. einmal kräftig mit dem Fuß auf den Boden zu treten).

Paradoxe Intentionen: Symptomverschreibung

Bewusstes Herbeiführen vs. Unterdrückung von Symptomen

Die Anwendung von Interventionen zur paradoxen Symptomverschreibung (Frankl 1975), auch paradoxe Intention genannt, setzt fortgeschrittene verhaltenstherapeutische Erfahrungen voraus. Der Symptomverschreibung geht die Erkenntnis voraus, dass Verhaltensweisen, Gefühle und Gedanken dadurch vermindert werden können, dass man versucht, sie herbeizuführen bzw. zu verschlimmern und damit letztendlich zu akzeptieren. Demgegenüber trägt das Sichauflehnen bzw. das Unterdrücken von Symptomen zu ihrer ungewollten Verstärkung bei.

Bei der paradoxen Intention wird der Patient humorvoll ermutigt, seine am meisten gefürchteten Symptome herbeizuwünschen bzw. selbst in die Tat umzusetzen statt ihnen auszuweichen oder gegen sie anzukämpfen. Im Falle einer vom Patienten befürchteten erythrophobischen Reaktion in einer sozialen Mittelpunktsituation hieße das, dem Patienten „zu verordnen", in dieser Situation rot zu werden wie eine reife Tomate. In einem Satz gesagt, bedeutet die paradoxe Intention also: „*Mache das Gegenteil von dem, was du erreichen willst, und du erreichst das Gegenteil von dem, was du beabsichtigt hast.*" Diese Intervention erfordert viel Feingefühl, damit sich der Patient weiterhin ernst genommen fühlt.

Abschlussbesprechung

Während der Abschlussbesprechung der Expositionssitzung sollte eine Bilanzierung der neuerworbenen Erfahrungen stattfinden. Beispiele für mögliche Fragen finden sich in der nachfolgenden Aufzählung.

Beispiel

Beispiele für Fragen zur Bilanzierung von Expositionssitzungen

- *Was waren für Sie wichtige (Lern-)Erfahrungen während der heutigen Übungssitzung?*
- *Was war für Sie neu?*
- *Was nehmen Sie heute mit nach Hause?*
- *Wie hoch ist Ihre Zufriedenheit mit der heutigen Sitzung in Prozenten?*
- *Was hätten Sie sich anders gewünscht?*
- *Womit wollen Sie sich heute belohnen?*

Positive Verstärkung durch den Therapeuten

Der Therapeut sollte in der Bilanzierung im Sinne einer Selbstverstärkung darauf achten, positive Erfahrungen des Patienten hervorzuheben und ihn darin unterstützen, seine eigenen Erfolge anzunehmen und wertzuschätzen statt sie z. B. als alltäglich abzuwerten.

Tipp

Besonders nach der ersten Exposition ist es wichtig, den Patienten darauf hinzuweisen, dass zwischen den Therapiesitzungen Stimmungsschwankungen auftreten können, die natürlicherweise mit dem Veränderungsprozess einhergehen. Ausgelöst werden können diese beispielsweise durch die Erfahrung des Patienten, dass er in der Exposition innerhalb kurzer Zeit in der Lage war, schwierige Situationen zu bewältigen. Oder durch die Erinnerung, dass er in der Vergangenheit aufgrund seines Vermeidungsverhaltens vieles „verpasst" hat. Der Patient sollte auch darüber informiert werden, dass nächtliche Albträume nach Expositionssitzungen eine normale Reaktion des Gehirns darstellen können. Diese können besonders nach sehr erfolgreichen Übungstagen auftreten und z. B. beinhalten, dass alle Übungen schiefgehen.

Vereinbarung häuslicher Übungen

Praktische Hinweise

Am Ende der Expositionssitzungen sollte der Patient selber festlegen, welche Übungen der stattgefundenen Sitzung er wann und wo wiederholen möchten. Empfehlenswert ist die Durchführung von mindestens drei Übungen innerhalb der nachfolgenden Woche. Dabei ist es, wie bereits an anderer Stelle erwähnt, besonders am Anfang wichtig, konkrete Absprachen hinsichtlich Inhalt, Zeit und Ort der Übung zu treffen. Zuweilen muss auch der Perfektionsanspruch leistungsorientierter Patienten begrenzt werden, damit sie sich nicht überfordern, sondern ihr Erfolgserlebnis aufrechterhalten können.

Besonderheiten bei der Umsetzung in der Gruppentherapie

Nachfolgend werden einige Besonderheiten aufgeführt, die sich auf die Durchführung von Expositionen in vivo im Rahmen einer SKT-Gruppentherapie beziehen.

- Bei der Teilnahme an ganztägigen, ambulanten Gruppen-Expositionssitzungen kann die Möglichkeit der Ausstellung einer Arbeitsunfähigkeitsbescheinigung z. B. durch den Hausarzt geprüft werden.
- Die Vor- und Nachbesprechungen finden gemeinsam mit der ganzen Gruppe statt. Dazu sollte ein Platz ausgesucht werden, an dem sich alle im Kreis aufstellen können, ohne viel Aufsehen zu erregen oder Passanten zu stören. In diesen Besprechungsrunden sollten alle Teilnehmer zu Wort kommen. Sollte mit einzelnen Patienten eine intensivere Vor- oder Nachbereitung erforderlich sein, kann diese im Anschluss an die allgemeine Runde erfolgen. Sobald die ersten Patienten eine Übung beendet haben, kann bereits mit deren Nachbesprechung begonnen werden.
- Zum Ende der Vorbesprechung der einzelnen Übungen sollte den Teilnehmern eine Zeitvorgabe und der nächste Treffpunkt mitgeteilt werden. Einer der Therapeuten sollte bereits während der Übung am Treffpunkt anwesend sein, um Gruppenmitglieder zu unterstützen, die eine Übung vorzeitig abbrechen oder eine Hilfestellung benötigen.
- Während der Besprechungen innerhalb der Expositionssitzung kann punktuell zu einem Erfahrungsaustausch unter den Teilnehmern angeregt werden.
- Im Rahmen einer ganztägigen Expositionssitzung in vivo ist es sinnvoll, eine einstündige Mittagspause einzuplanen. Für die Zeit

der Pause sollten mit den Gruppenteilnehmern einige Regeln vereinbart werden. Für die Gruppenkohäsion ist es förderlich, dass die Teilnehmer die Pause gemeinsam verbringen. Zudem sollte jeder der Patienten aufgrund der Möglichkeit einer hypoglykämischen Reaktion zumindest eine Kleinigkeit essen und auch etwas trinken. In diesem Zusammenhang sollten mit Patienten, bei denen eine Zitterproblematik besteht, gesonderte Absprachen getroffen werden. Für diese Patientengruppe stellt auch diese Essenssituation im Rahmen der Pause eine Übungssituation dar. Denn sie befürchten in der Regel auch, dass sie vor den anderen Gruppenteilnehmern oder Restaurantbesuchern zu zittern anfangen könnten. Es sollte abgesprochen werden, welche Speisen sich diese Teilnehmer zutrauen zu essen und wie sie ihre Angst vor dem Zittern bewältigen können (▶ Abschn. 4.4.3, „Umgang mit der Fokussierung auf die körperliche Vegetativsymptomatik"). Die Therapeuten verbringen die Mittagspause getrennt von den Patienten, sollten aber besonders in den ersten Expositionssitzungen für sie erreichbar sein.
- Verabredungen zum gemeinsamen Durchführen der häuslichen Übungen mit anderen Gruppenteilnehmern sind möglich.

4.4.4 Anleitung von Rollenspielen

Viele Anwendungsmöglichkeiten

Rollenspiele stellen eine verhaltenstherapeutische Standardmethode zur Problembewältigung in sozialen Situationen dar. Dabei handelt es sich nicht um eine festgeschriebene Methode, sondern um eine Intervention mit vielfältigen Anwendungsmöglichkeiten in Einzel- und Gruppentherapien.

Nachspielen von Problemsituationen aus dem Alltagsleben des Patienten

Im Rahmen der im sozialen Kompetenztraining durchgeführten Rollenspiele werden entweder Standardsituationen zur sozialen Kompetenz innerhalb der einzelnen Module vorgegeben oder modellhaft Problemsituationen aus dem sozialen Alltagsleben des Patienten wirklichkeitsnah nachgestellt. Die letztere Form wird eingesetzt, wenn zwischen dem gezeigten und dem gewünschten Verhalten des Patienten eine starke Diskrepanz besteht. Ein Beispiel dafür kann sein, dass sich ein Patient nicht traut, seinem Kollegen gegenüber Kritik zu äußern, seinen Veränderungswunsch nur zaghaft anspricht und dementsprechend kein wirkliches Gehör findet. Bei der Anwendung dieser Interventionsmethode ist darauf zu achten, dass Problemsituationen nach einem gestuften Schwierigkeitsgrad ausgewählt werden. Es empfiehlt sich also, mit Alltagsbeispielen zu beginnen, die für die Patienten gut zu bewältigen erscheinen.

In der Vorbereitungsphase schildert der Patient seine Problemsituation. Rückfragen des Therapeuten können anschließend zu einem besseren Problemverständnis beitragen. In den nächsten Schritten werden Lösungsalternativen herausgearbeitet und im Rollenspiel eingeübt. Bei der Anleitung von Rollenspielen steht die Verhaltensebene im Vordergrund, nicht die äußere Situation. In einer „Als-ob-Haltung“ wird dem Protagonisten ermöglicht, neue Verhaltensweisen auszuprobieren, die von seinen bisherigen Gewohnheiten abweichen. Bei der Auswertung des Rollenspiels ist darauf zu achten, dass im Feedback an den Patienten positive Aspekte verstärkend im Vordergrund stehen. Auch problematische Aspekte sollten nicht außen vor gelassen werden und beispielsweise in Form von Veränderungsvorschlägen einfließen. Im Anschluss an das Rollenspiel sollte der Patient nach Möglichkeit dazu angehalten werden, das Erlernte im Alltag umzusetzen. Weitere Informationen zu diesem Themenbereich finden Sie beispielsweise bei Fliegel (1996).

Hinweise zur Umsetzung in der Einzeltherapie

Die Anleitung von Rollenspielen in der Einzeltherapie unterscheidet sich durch das stärkere Eingebundensein des Therapeuten in die Rollenspielfrequenz, da keine anderen Gruppenteilnehmer als Mitspieler zur Verfügung stehen.

Hinweise zur Umsetzung in der Gruppentherapie

Das Anleiten von Rollenspielen im Rahmen der SKT-Gruppentherapie bietet gegenüber einer Einzeltherapie den Vorteil, dass die anderen Gruppenmitglieder als Rollenspieler eingesetzt werden können.

In der ersten Phase schildert der Protagonist auch in dieser Variante des Rollenspiels seine Problemsituation. Anschließend tragen Rückfragen der anderen Gruppenmitglieder und der Therapeuten zu einem besseren Problemverständnis bei. Als nächster Schritt wird der spielbare Teil des Anliegens herausgearbeitet und festgelegt und die Problemsituation in ihrer Ursprungsform dargestellt. Im weiteren Verlauf werden Lösungsalternativen herausgearbeitet und im erneuten Rollenspiel eingeübt. Dabei können Lösungsvorschläge, die von den anderen Gruppenmitgliedern oder dem Therapeuten eingebracht werden, den Patienten im Sinne eines Lernens am Modell unterstützen. Am Ende eines Rollenspiels kann applaudiert werden. Denn das Klatschen trägt zur Auflockerung bei und verstärkt die Gruppenkohäsion.

Lösungsalternativen von Gruppenmitgliedern

4.4.5 Anleitung zum Umgang mit Rückschlägen

Vorbereitung auf Rückschläge

Der Patient sollte darauf vorbereitet werden, dass Rückfälle bezogen auf das Auftreten seiner sozialen Ängste zu erwarten sind, und zwar auch dann, wenn er sein Vermeidungsverhalten sehr gut reduzieren konnte und im Rahmen des sozialen Kompetenztrainings kaum noch unter Panikattacken litt. Verstärkt wiederauftretende Ängste können bei phobischen Patienten ein Signal darstellen, dass in der aktuellen Lebenssituation ein Ungleichgewicht besteht, dazu zählen beispielsweise eine erhöhte Stressbelastung oder eine Überforderungssituation. Rückfälle sind „Vorfälle“, die wie die Ampelschaltung auf Gelb

„Achtung" signalisieren. Der Patient sollte sich in diesem Sinne auf sein Störungsmodell zurückbesinnen (▶ Abschn. 5.4.2). Zur Unterstützung in der Bewältigung wiederauftretender Ängste sollten dem Patienten die Regeln von ▶ Arbeitsblatt 8, „Zehn Regeln zum Umgang mit Rückschlägen" (▶ Abschn. 5.1.4) vermittelt werden.

4.4.6 Bilanz am Ende des SKT

Am Ende des sozialen Kompetenztrainings empfiehlt es sich, gemeinsam mit dem Patienten Bilanz zu ziehen, bezogen auf die gemachten Erfahrungen und das Erreichen von Behandlungszielen.

Beispiel

Beispiele für Fragen zur Bilanz am Ende des SKT

- *Was war hilfreich für Sie?*
- *Was hat sich bei Ihnen durch die Teilnahme verändert (positiv/negativ)?*
- *Wie zufrieden sind Sie insgesamt mit den Veränderungen, die Sie im Rahmen der Therapie erreicht haben?*
- *Woran möchten Sie in Zukunft weiterarbeiten?*
- *Was sind Ihre weiteren Veränderungsziele?*
- *Was hätten Sie sich im Rahmen des SKT anders gewünscht?*
- *Würden Sie aus heutiger Sicht noch einmal am SKT teilnehmen?*

Empfehlenswert ist es, den Patienten darauf hinzuweisen, wie wichtig es für ihn ist, auch nach Ende der Gruppe täglich konsequent weiter zu üben. Dazu sollte er ermuntert werden, sich in seinem Alltagsleben weiterhin Situationen zur Angstbewältigung zu stellen und begonnene soziale Aktivitäten fortzusetzen. Dadurch kann er dazu beitragen, dass die erarbeiteten Veränderungen längerfristig stabil bleiben.

4.4.7 Hinweis auf Selbsthilfegruppen

Spätestens am Ende des Sozialen Kompetenztrainings sollten Patienten dazu angeregt werden, sich einer Selbsthilfegruppe anzuschließen oder selber eine solche zu gründen, um das in der Therapie Erlernte zu vertiefen und zu stabilisieren. Vertiefende Hinweise finden sich im ▶ Kap. 9.

Tipp

Den Teilnehmern einer SKT-Gruppentherapie kann empfohlen werden, sich eigenständig als Selbsthilfegruppe weiterzutreffen, um gemeinsam das in der Therapie Erlernte zu vertiefen und zu stabilisieren. Ein Leitfaden für eine problemlöseorientierte Selbsthilfegruppensitzung findet sich in ▶ Kap. 9.

4.5 Durchführung des SKT im Rahmen einer Gruppentherapie

Zum Abschluss dieses Kapitels werden weitere Besonderheiten erläutert, die die Umsetzung des SKT im Rahmen einer Gruppentherapie mit sich bringen. Begonnen wird mit der Darstellung der Organisation und der Rahmenbedingungen. Im weiteren Verlauf wird eine Struktur für den Ablauf einer Gruppensitzung vorgestellt. Abschließend werden Besonderheiten der ersten und der letzten Sitzung herausgearbeitet.

4.5.1 Organisation vor Gruppenbeginn

Indikationsgespräch zur Abklärung der Eignung für die Gruppentherapie

Bei der Planung einer ambulanten SKT-Gruppentherapie sind einige (organisatorische) Vorbereitungen notwendig. Die Entscheidung zur Teilnehme an einer ambulanten Gruppenbehandlung sollte innerhalb eines **Indikationsgesprächs** erfolgen. Im Rahmen von übungsintensiven Behandlungssettings ist dieses nach unserer Erfahrung unverzichtbar, um im Vorfeld abzuklären, ob die Gruppentherapie für den jeweiligen Patienten geeignet erscheint (▶ Kap. 3). Dabei sollte die Veränderungsmotivation abgeklärt werden. Außerdem kann mit dem Aufbau einer, für die Expositionstherapie wichtigen, Patient-Therapeut-Beziehung begonnen werden. Einen Gesprächsleitfaden zur Indikationsstellung und zum Führen eines vertiefenden Anamnesegesprächs finden Sie in ▶ Kap. 3.

Zur Gruppenplanung empfiehlt sich das Führen einer **Warteliste**. Die Patienten sollten rechtzeitig über die Termine der Gruppensitzungen informiert werden, damit sie ihre Abwesenheiten gegebenenfalls mit ihrem Arbeitgeber abstimmen können.

4.5.2 Ausstattung und Materialien

Räumliche Ausstattung

Zur Durchführung der SKT-Gruppe wird ein Gruppenraum benötigt, der groß genug ist, um mit allen Teilnehmenden einen Stuhlkreis zu bilden. Außerdem sollte er mit einem Flipchart, einer Moderationswand und einem Overhead-Projektor bzw. einem Videobeamer ausgestattet sein. Ferner sollte die Möglichkeit zum Video-Feedback vorhanden sein. Für einige Übungen und Rollenspiele wird zudem ein Extrastuhl benötigt.

Materialien

Neben Flipchart-Papier und -Stiften sind Moderationskarten und Pinnadeln erforderlich sowie eine ausreichende Anzahl von Kopien der benötigten Folien und Arbeitsblätter (▶ Anhang), eine Uhr und ggf. auch eine Videokassette.

Für die Expositionen in vivo empfiehlt sich die Mitnahme eines Therapeuten-Handys. Zusätzlich benötigen die Gruppenteilnehmer Stifte für das Ausfüllen der Übungsprotokolle.

4.5.3 Gruppengröße

6–8 Patienten

Nach unseren Erfahrungen hat sich bei der Durchführung des SKT eine Gruppengröße von 6–8 Patienten bewährt. Alter, Geschlecht und Berufe der Teilnehmer können voneinander abweichen. Eine gewisse Homogenität unterstützt die Gruppenkohäsion positiv.

4.5.4 Zeitlicher Rahmen

Wichtig: Zeit für eigenes Nachlernen

Für die Durchführung der SKT-Gruppe sollte ein Zeitintervall gewählt werden, das den Patienten genügend Möglichkeit zum Nachlernen bietet. Dazu sind nach unserer Erfahrung 9–15 Sitzungen notwendig, die anfangs wöchentlich und später 14-täglich stattfinden können.

In diesem Punkt unterscheidet sich das massierte Vorgehen bezogen auf soziale Ängste und Defizite von anderen Expositionstherapien bei Angstpatienten. So können Gruppentherapien für Patienten mit Agoraphobie über ein wesentlich kürzeres Zeitintervall durchgeführt werden, z. B. über lediglich 14 Tage (Mathews et al. 2004).

4.5.5 Anzahl der Therapeuten

Zwei Therapeuten

Aufgrund des übungsorientierten Vorgehens mit Expositionen in vivo sollte die SKT-Gruppe nach Möglichkeit gemeinsam von zwei Therapeuten durchgeführt werden. Einer der beiden sollte mit der Durchführung der Gruppentherapie vertraut sein und über verhaltenstherapeutische Erfahrungen in der Durchführung von Expositionstherapie verfügen. Der zweite kann ein weniger erfahrener Kotherapeut sein.

4.5.6 Supervision

Supervision durch Verhaltenstherapeuten

In der Verhaltenstherapie wenig erfahrene Therapeuten sollten die SKT-Gruppe nur unter enger Supervision durch einen erfahrenen Verhaltenstherapeuten durchführen. Dieses gilt explizit für die Anleitung von Expositionen in vivo. Eine Selbsterfahrung in den im Rahmen der Gruppentherapie anzuleitenden Übungen ist empfehlenswert.

4.5.7 Ablauf einer SKT-Gruppensitzung

Die nachfolgende Übersicht zeigt den allgemeinen Ablauf einer Gruppensitzung. Ergänzungen zur ersten bzw. letzten Therapiesitzung finden sich in ▶ Abschn. 4.5.8 und 4.5.9. Was speziell bei einer Expositionssitzung in vivo beachtet werden sollte, wird in ▶ Abschn. 4.4.3 näher erläutert.

Ablauf der SKT-Gruppensitzungen

- Begrüßung
- Eröffnungs-Blitzlicht
- Überblick über die aktuelle Therapiesitzung
- Nachbesprechung der häuslichen Übungen
- Im Wechsel theoretische Erläuterungen, Übungen und Rollenspiele bzw. Expositionsübungen in vivo einschließlich Vor- und Nachbesprechungen
- Häusliche Übungen festlegen bzw. erläutern
- Hinweise auf die nächste Sitzung
- Abschluss-Blitzlicht

Pausengestaltung

Jede Gruppensitzung sollte eine Pause von etwa 5–10 Minuten beinhalten. Bei ganztägigen Expositionssitzungen in vivo sollte eine Mittagspause von etwa einer Stunde Dauer eingeplant werden. Mit jedem Patienten sollte regelmäßig das Ausmaß seiner psychischen und körperlichen Leistungsfähigkeit bzw. Erschöpfung geklärt werden.

Begrüßung

Zu Beginn einer jeden Sitzung erfolgt eine kurze Begrüßung der Gruppenteilnehmer durch die Therapeuten.

Beispiel

Beispiel für eine Begrüßung

Guten Tag, ich freue mich, dass Sie alle zu unserer heutigen Sitzung erschienen sind und möchte Sie herzlich begrüßen. Ich wünsche Ihnen und uns erfah-

rungsreiche anderthalb Stunden. Beginnen wir wie immer mit dem Blitzlicht. Wer von Ihnen möchte heute anfangen?

Eröffnungs-Blitzlicht

Bei dem Eröffnungs-Blitzlicht handelt es sich um eine kurze Eingangsrunde, in deren Rahmen die Teilnehmer nacheinander eine Momentbeschreibung ihrer aktuellen Befindlichkeit mitteilen. Beachtet werden sollte, dass die Blitzlicht-Runde für viele Teilnehmer bereits eine schwierige Mittelpunktübung darstellen kann. Ob sich die Therapeuten am Blitzlicht modellhaft beteiligen, bleibt ihnen selbst überlassen.

Beispiel

Beispiel für eine Teilnehmeräußerung im Rahmen des Eröffnungs-Blitzlichts

Ich bin sehr aufgeregt, aber auch gespannt, was mich in der Sitzung heute erwartet.

Überblick über die aktuelle Therapiesitzung

Im Anschluss an das Blitzlicht wird den Teilnehmern ein thematischer Überblick über die Inhalte der Sitzung vermittelt. Dabei wird auf detaillierte Übungsbeschreibungen verzichtet, um die Erwartungsängste der Patienten nicht zu erhöhen bzw. um sie im Erlernen von Angstbewältigungsstrategien zu unterstützen. Denn das Lernziel besteht darin, sich auf das zu konzentrieren, was in der Gegenwart passiert, und nicht auf das, was sich erst später ereignen könnte.

Häusliche Übungen nachbesprechen

Zu Beginn jeder Gruppensitzung sollten mit den Teilnehmern die häuslichen Übungen der vorangegangenen Woche nachbesprochen werden (▸ Abschn. 4.4.2).

Wechsel von Theorie, Übungen und Vor- und Nachbesprechung

Abwechslungsreiche Inhalte

Im Verlauf der weiteren Gruppentherapiesitzungen wechseln sich theoretische Erläuterungen zur sozialen Kompetenz und zur Angstbewältigung ab mit vertiefenden Übungen und deren Vor- und Nachbesprechung. Die SKT-Inhalte sollten sich auf die Art und das Ausmaß der sozialen Defizite der teilnehmenden Patienten ausrichten und in abgestufter Form durchgeführt werden. Berücksichtigt werden sollte auch, dass sich sozial angemessenes Verhalten nicht standardisieren lässt, sondern von den jeweiligen Kontextbedingungen beeinflusst wird. Dieses gilt es, den Teilnehmern zu vermitteln. Mehr Informationen zu den Inhalten der einzelnen Therapiemodule finden sich in ▸ Kap. 5. Was bei der direkten Anleitung von Übungen und deren Nachbesprechung beachtet werden sollte, wird in ▸ Abschn. 4.4.4 erläutert.

Hinweis auf die nächste Sitzung

Gegen Ende der Sitzung sollten den Teilnehmern Hinweise auf die nächste Gruppensitzung gegeben werden, z. B. deren Dauer, Sitzungsart, woran gedacht werden sollte (z. B. Fahrgeld, wetterentsprechende Kleidung usw.).

Beispiel

Beispiel für den Hinweis auf die nächste Sitzung
Das nächste Mal gehen wir wieder zum Üben in die Stadt. Denken Sie an wetterentsprechende Kleidung und an Geld für Fahrkarte und Mittagessen. Vergessen Sie vor der Sitzung nicht, etwas zu essen, und lassen Sie Ihre persönlichen „Hilfsmittel" im Sinne eines Sicherheitsverhaltens am besten zu Hause.

Abschluss-Blitzlicht

Das Ende der Gruppensitzung stellt das Abschluss-Blitzlicht dar, in dessen Rahmen die Teilnehmer, analog zum Eröffnungs-Blitzlicht kurz gefasst Stellung zu ihrer aktuellen Befindlichkeit beziehen.

Beispiel

Beispiel für eine Teilnehmeräußerung im Rahmen des Abschluss-Blitzlichts
Ich bin weniger aufgeregt als zu Beginn der Sitzung und freue mich, dass ich mich heute so aktiv beteiligt habe. Nun gehe ich müde nach Hause.

4.5.8 Besonderheiten der ersten SKT-Gruppensitzung

Kennenlernrunde

Die Kennenlernrunde der Gruppenteilnehmer kann in zwei abgestufte Phasen unterteilt werden.

Phase 1: Spiel zum Kennenlernen

Die **erste Phase** verfolgt das Ziel, dass sich die Patienten mit ihren Namen kennenlernen. Dadurch, dass dies spielerisch geschieht, dient diese Phase dem Spannungsabbau und lockert das Gruppengeschehen auf. Hierzu nutzen wir z. B. das Kennenlernspiel „Mein rechter, rechter Platz ist leer" in etwas abgewandelter Form: Als Erstes nennt der Teilnehmer, dessen rechter Platz leer ist, seinen eigenen Namen, im Anschluss äußert er seinen Wunsch, wer sich neben ihn setzen soll. Die ausgewählte Person wiederholt während des Platzwechsels noch einmal ihren Namen. Das Spiel setzt sich mit der Person fort, neben der der rechte Platz freigeworden ist. Diese Kennenlernrunde sollte etwa 3–5 Minuten dauern.

Beispiel

Beispiel für den Ablauf des ersten Abschnitts der Kennenlernrunde
„Mein Name ist Frau X, mein rechter, rechter Platz ist leer, ich wünsche mir Herrn Y her." Herr Y wechselt seinen Platz und wiederholt dabei noch einmal seinen Namen: *„Mein Name ist Y."* usw.

Phase 2: Teilnehmer erzählen von sich selbst

In der **zweiten Phase** soll den Gruppenmitgliedern die Möglichkeit gegeben werden, sich näher kennenzulernen. Jeder Teilnehmer ist eingeladen, etwas zu seiner aktuellen Lebenssituation zu erzählen und zu den Hauptproblemen sowie den Zielen, deretwegen er an der SKT-Gruppe teilnimmt. Die Teilnehmer dürfen selbst bestimmen, wie viel sie von sich preisgeben möchten. Diese Phase der Kennenlernrunde sollte insgesamt etwa 15–20 Minuten dauern. Die kurz gefassten Redebeiträge wirken einer Überforderung mit der bisher noch wenig vertrauten Mittelpunktsituation entgegen.

Überblick über die Inhalte der Gruppentherapie sowie der ersten Sitzung

In der ersten Sitzung empfiehlt es sich, den Teilnehmern, neben dem allgemeinen Überblick über die aktuelle Gruppensitzung, zusätzlich einen kurz gefassten Überblick über die gesamten Module der Gruppentherapie zu vermitteln. In diesem Zusammenhang bietet es sich an, die Patienten zur aktiven Mitarbeit und zum regelmäßigen Üben zwischen den Sitzungen zu ermutigen.

Beispiel

Beispiel für die Einführung in die Inhalte der ersten Gruppensitzung

In der Gruppentherapie geht es darum, dass Sie lernen, Ihre Ängste in sozialen Situationen zu bewältigen und Unsicherheiten im Umgang mit anderen Menschen zu verlieren oder zu reduzieren. Dazu ist es notwendig, dass Sie sich Ihren Ängsten stellen und Risiken eingehen; nur so können Sie neue Erfahrungen machen. Wir werden uns mit Themen der Kommunikation beschäftigen, z. B. mit Kontaktaufnahme und Gesprächsführung, dem Umgang mit Kritik- und Konfliktsituationen sowie Durchsetzungsfähigkeit und dem Stellen von Forderungen.

Schwerpunkt der heutigen Sitzung ist das gegenseitige Kennenlernen, außerdem werden wir darüber sprechen, wie soziale Ängste im Allgemeinen entstehen und worauf es bei der eigenen Wahrnehmung innerhalb sozialer Situationen ankommt. Wir werden auch besprechen, was Sie bis zur nächsten Sitzung im Sinne der Therapie üben können. Zwischendurch haben wir eine Pause von etwa 5–10 Minuten eingeplant. Vielleicht haben Sie an dieser Stelle noch Fragen. Die möchten wir jetzt gerne klären.

Gruppenregeln

Gruppenregeln geben Sicherheit

Die Gruppenregeln (▶ Folie 1, ◻ Abb. 4.2) sollen den Teilnehmern einen Sicherheit spendenden Rahmen im Umgang miteinander vorgeben und dazu ermutigen, sich in der Gruppe zu öffnen. Bei Bedarf kann im Laufe der Sitzungen auf die Regeln verwiesen werden. In der ersten Gruppensitzung werden diese den Teilnehmern vorgestellt und erläutert. Im Anschluss daran wird nachgefragt, ob der Wunsch besteht, weitere Regeln hinzuzufügen, und ob alle Anwesenden diesen zustimmen.

Erläuterungen zu den Gruppenregeln der SKT-Gruppe
- Pünktlichkeit und Regelmäßigkeit
- Rechtzeitiges Informieren bei Terminabsagen (Eine Absage sollte nur in besonderen Fällen stattfinden, wie z. B. Kranksein. Es können Absprachen getroffen werden, wie z. B., dass ein zweimaliges unentschuldigtes Fehlen ein vorzeitiges Ausscheiden aus der Gruppe nach sich zieht.)
- Schweigepflicht, bezogen auf Identität und Erfahrungen der anderen Gruppenteilnehmer, wahren
- In der Ich-Form sprechen
- Den anderen ausreden lassen
- Dem anderen keine Ratschläge erteilen
- Vor und während der Sitzung keinen Alkohol trinken und keine Drogen oder Angst dämpfende Medikamente einnehmen – mit Ausnahme von ärztlich verordneten Antidepressiva; dies betrifft auch die eigenen Übungen außerhalb der Gruppensitzungen
- Regelmäßiges Üben im häuslichen Umfeld

Einführung des Blitzlichts

Bei dem Blitzlicht (▶ Abschn. 4.5.7) handelt es sich um eine Runde, in deren Rahmen die Teilnehmer nacheinander eine kurze Momentbeschreibung ihrer aktuellen Befindlichkeit darlegen. Ob sich die Therapeuten am Blitzlicht modellhaft beteiligen, kann von ihnen selbst entschieden werden. Das Blitzlicht findet ab der zweiten Gruppenstunde immer zu Beginn und am Ende jeder Sitzung statt. An dieser Stelle folgt eine Proberunde. Pro Teilnehmer sollte das Blitzlicht nicht mehr als eine halbe Minute in Anspruch nehmen.

Blitzlicht am Anfang und Ende der Sitzung

Telefonliste erstellen

Wenn die Teilnehmer einverstanden sind, kann in den ersten Sitzungen eine Telefonliste erstellt werden. Mit ihrer Hilfe können die Patienten auch zwischen den Therapiesitzungen untereinander Kontakt aufnehmen und sich beispielsweise zum Üben verabreden oder sich Informationen einholen, wenn sie eine Sitzung versäumt haben sollten.

Einverständnis für Videoaufzeichnungen einholen

Im Verlauf der Gruppensitzungen sollten von Rollenspielen Videoaufzeichnungen für ein Video-Feedback erstellt werden, sofern dafür das Einverständnis aller Patienten vorliegt. Auch während Mittelpunktübungen, wie z. B. dem Halten eines Referats, sind Aufzeichnungen sinnvoll, da sie dem Übenden über das Feedback von Therapeuten und Gruppe hinaus einen Eindruck über das Gelingen ihrer Übung vermitteln können.

Aufzeichnungen für zusätzliches Feedback

Eine Unterstützung für die Wahrnehmung der eigenen Veränderungen im Rahmen der Gruppentherapie kann sein, die erste und die letzte Therapiesitzung aufzuzeichnen. Den Teilnehmern kann im Anschluss an die SKT-Gruppe gemeinsam die Möglichkeit gegeben werden, sich die Aufzeichnung anzusehen. So können sie selber wahrnehmen, welche Veränderungen bei ihnen zu beobachten sind.

4.5.9 Besonderheiten der letzten SKT-Gruppensitzung

Bilanz am Ende der Gruppentherapie

In der Abschlusssitzung sollen die Patienten die Möglichkeit erhalten, für sie wichtige Erfahrungen der Gruppentherapie in einer Bilanz zusammenzufassen. Sie sollten Raum erhalten, darüber zu berichten, welche Erwartungen und Ziele sie erreicht haben und woran sie in Zukunft weiterarbeiten möchten (▶ Arbeitsblatt 17, ▶ Abschn. 5.6). Auch von Seiten der Therapeuten kann am Ende eine bilanzierende Rückmeldung an die einzelnen Gruppenteilnehmer erfolgen.

Anleitung zum Umgang mit Rückschlägen

In der letzten Gruppensitzung bietet es sich an, mit den Teilnehmern über das Thema „Umgang mit Rückschlägen" zu sprechen (▶ Arbeitsblatt 8, ▶ Abschn. 5.1.4). In diesem Rahmen ist es wichtig zu vermitteln, dass Rückschläge ein natürlicher Bestandteil von Veränderungsprozessen sind und keine Niederlage darstellen. Den Gruppenmitgliedern sollte deutlich werden, dass es vor allem darauf ankommt, Verantwortung für das eigene Handeln zu übernehmen und sich nicht entmutigen zu lassen.

Nachbehandlungstermine

Unterstützung der langfristigen Veränderungsmotivation

Gerade nach Beendigung einer zeitlich begrenzten Gruppentherapie haben sich Nachbehandlungstermine innerhalb des ersten Jahres im Anschluss an das soziale Kompetenztraining bewährt. Diese zusätzlichen Sitzungen unterstützen die Patienten in ihrer Veränderungsmotivation, auch über die Gruppe hinaus weiter am Erreichen der eigenen Ziele zu arbeiten und in der Therapie Erlerntes längerfristig umzusetzen. Die Teilnehmer haben die Gelegenheit, von ihren zwischenzeitlichen Erfahrungen im Umgang mit der Bewältigung ihrer sozialen Ängste und Defizite zu berichten und bei eventuellen Unklarheiten Fragen an die Therapeuten bzw. die anderen Gruppenteilnehmer zu stellen. Wenn nötig, können auch kurze Rollenspiele stattfinden, in denen die aufgetretenen Schwierigkeiten analysiert werden, um Veränderungsvorschläge zu erarbeiten. Die Therapeuten erhalten einen Einblick in den weiteren Veränderungsverlauf nach Ende der SKT-Gruppentherapie und können ihrerseits Anregungen geben, die die Patienten in ihrer Rolle als „eigener Therapeut" unterstützen. Dem

Therapeuten bieten Nachbehandlungstermine zusätzlich auch Informationen über die Effektivität der Gruppentherapie.

Wir empfehlen, Nachbehandlungstermine 3, 6 und 12 Monate nach dem Therapieende stattfinden zulassen. Eine zeitliche Dauer von etwa anderthalb Stunden hat sich bewährt. Während dieses Zeitintervalls können den Patienten bei Bedarf zusätzliche Einzeltermine zur Krisenbewältigung angeboten werden. Auch die Entscheidung über die Indikation für eine Weiterbehandlung kann in dieser Zeit erfolgen. Sinnvollerweise sollte diese erst 3 Monate nach Therapieende gestellt werden, da mindestens in diesem Zeitfenster noch Post-Therapieeffekte zu erwarten sind.

Soziales Kompetenztraining

Arbeitshilfe 1 **SKT-Leitfaden** **Seite 1**

Anleitung von Expositionen in vivo

Allgemein gilt:

- (Direkte) Anleitung zur Umsetzung von Angstmanagement
- Kognitive Neubewertung dysfunktionaler, Angst verstärkender Gedanken
- Erhöhung der Motivation, sich angstbesetzten Situationen zu stellen
- Erweiterung der sozialen Kompetenzen und Normen
- Hinweise zur Verhaltensmodifikation

Beispiele für Fragen zur Vorbesprechung von Expositionsübungen in vivo:

- *Wollen Sie (alle) die Übung mitmachen?*
- *Wie hoch ist Ihre Erwartungsangst?*
- *Welche Körpersymptome spüren Sie?*
- *Welche konkreten Befürchtungen haben Sie?*
- *Was könnte im schlimmsten Fall passieren?*
- *Wie realistisch sind diese Befürchtungen?*
- *Sind Sie bereit, diese Befürchtungen zu überprüfen?*
- *Was wäre jetzt für Sie im Sinne der Therapie wichtig und sinnvoll?*
- *Welche Regeln des Angstbewältigungskonzepts wollen Sie anwenden?*

Hinweis: Denken Sie daran, Ihren Patienten eine Zeitvorgabe und den nächsten Treffpunkt mitzuteilen.

Beispiele für Fragen zur Nachbesprechung von Expositionsübungen in vivo

- *Was hatten Sie sich vorgenommen?*
- *Wie ist die Übung verlaufen?*
- *Wie hat sich die Angstkurve entwickelt?*
- *Gab es einen Angstanstieg?*
- *Welche Gefühle, Gedanken, Körperreaktionen und Verhaltensimpulse traten auf?*
- *Konnten Sie die Angstbewältigungsregeln anwenden?*
- *Wie hat Ihr Umfeld/Gesprächspartner reagiert?*
- *Welche (neuen) Erfahrungen haben Sie gemacht?*

Hinweis: Erinnern Sie die Patienten zusätzlich an das Ausfüllen der Übungsprotokolle.

Umgang mit starken Angstreaktionen in Expositionen in vivo

- Ermutigen Sie den Patienten, seine Befürchtungen zu überprüfen, ohne ihm die Entscheidung für die Übung abzunehmen bzw. Druck auf ihn auszuüben.
- Fragen Sie nach alternativen hilfreichen Bewertungsmöglichkeiten, die den automatischen dysfunktionalen Gedanken entgegengesetzt werden können.
- Halten Sie den Patienten zur Realitätsüberprüfung an.
- Warten Sie die Angstreduktion mit dem Patienten gemeinsam in der Situation ab. Bei einer Flucht aus der angstbesetzten Situation sollte möglichst rasch eine ähnliche abgestufte Situation aufgesucht werden.

Abb. 4.1 Arbeitshilfe 1: SKT-Leitfaden

Soziales Kompetenztraining

Folie 1 **Gruppenregeln** **Seite 1**

Gruppenregeln für das soziale Kompetenztraining

- Pünktlichkeit und Regelmäßigkeit
- Rechtzeitiges Informieren bei Terminabsagen
- Schweigepflicht in Bezug auf andere Gruppenteilnehmer wahren
- In der Ich-Form sprechen
- Den anderen ausreden lassen
- Dem anderen keine Ratschläge erteilen
- Vor und während der Sitzung keinen Alkohol trinken und keine Drogen oder Angst dämpfende Medikamente einnehmen – *mit Ausnahme von ärztlich verordneten Antidepressiva*
- Regelmäßiges Üben im häuslichen Umfeld

Abb. 4.2 Folie 1: Gruppenregeln

Module des sozialen Kompetenztrainings

Heike Alsleben, Angela Weiss und Brigitte Friedrich

H. Alsleben und I. Hand (Hrsg.), Soziales Kompetenztraining,
DOI 10.1007/978-3-7091-1080-5_5,

Das in diesem Manual vorgestellte soziale Kompetenztraining (SKT) beinhaltet die Vermittlung von Strategien zur Angstbewältigung und zum Aufbau von sozialen Kompetenzen. Dazu werden theoretische Grundlagen vermittelt und in alltagsnahen, standardisierten Übungen und Rollenspielen eingeübt und vertieft. Expositionssitzungen in vivo vermitteln lebensnahe Erfahrungen außerhalb des geschützten Rahmens der Klinik oder der Therapiepraxis. Die Bearbeitung von Hintergrundproblemen erfolgt zudem mit Hilfe eines individuellen Problemlösevorgehens im Rollenspiel, der Erarbeitung eines Störungsmodells und des Aufbaus von sozialen Aktivitäten und Kontakten. Wichtiger Bestandteil aller Phasen des SKT ist die Übertragung von Erfahrungen aus der Therapiesitzung in das individuelle Lebensumfeld des Patienten. Um diesen Transfer zu unterstützen, werden nach jeder Sitzung individuelle Übungen vereinbart und Absprachen getroffen, die vom Patienten bis zur nächsten Sitzung durchgeführt werden.

Die nachfolgende Übersicht stellt den Aufbau des SKT mit seinen 5 Themenbereichen dar, die sich in insgesamt 14 Therapiemodule unterteilen. Die Inhalte der 14 Module und ihre Umsetzung im Rahmen einer Einzel- oder Gruppentherapie werden in diesem Kapitel ausführlich beschrieben.

Module des sozialen Kompetenztrainings

A. Grundlagen und Kompetenzen zur Bewältigung sozialer Ängste
- A1. Motivationsaufbau (▶ Abschn. 5.1.1)
- A2. Psychoedukative Informationsvermittlung und allgemeines Störungsmodell (▶ Abschn. 5.1.2)
- A3. Wahrnehmungs- und Diskriminationsfähigkeit (▶ Abschn. 5.1.3)
- A4. Angstmanagement (▶ Abschn. 5.1.4)
- A5. Soziale Mittelpunktübungen (▶ Abschn. 5.1.5)
- Progressive Muskelentspannung nach Jacobson (▶ Kap. 8)

B. Allgemeine Fertigkeiten der Kommunikation
  B1. Gesprächsführung (▶ Abschn. 5.2.1)
  B2. Kontaktaufnahme (▶ Abschn. 5.2.2)
C. Spezielle Fertigkeiten der Kommunikation
  C1. Abgrenzungsfähigkeit (▶ Abschn. 5.3.1)
  C2. Forderungen stellen und Wünsche äußern (▶ Abschn. 5.3.2)
  C3. Kritik- und Konfliktfähigkeit (▶ Abschn. 5.3.3)
  C4. Loben (▶ Abschn. 5.3.4)
D. Allgemeine Ergänzungsmodule
  D1. Problemlösevorgehen in sieben Schritten (▶ Abschn. 5.4.1)
  D2. Aufbau sozialer Freizeitaktivitäten (▶ Abschn. 5.4.2)
E. Ergänzungsmodul im Rahmen einer Gruppentherapie
  E1. Erarbeitung eines individuellen Störungsmodells (▶ Abschn. 5.5.1)

Einsatz in Einzel- und Gruppentherapien

Die Module des SKT sind sowohl in Einzel- als auch in Gruppentherapien einsetzbar. Abhängig von der Therapieplanung können sie individuell kombiniert oder einzeln genutzt werden. Einen Überblick über die sich wiederholende Struktur der einzelnen Module gibt die nachfolgende Übersicht.

Aufbau der einzelnen Module

- Ziele des Moduls
- Theoretische Einführung
- Anleitungen zu Übungen/Rollenspielen/Exposition in vivo
- Beispiele zur Neubewertung dysfunktionaler Kognitionen
- Beispiele für häusliche Übungen
- Verweise auf Arbeitsblätter und Folien
- Hinweise zur Umsetzung in der Einzeltherapie
- Hinweise zur Umsetzung in der Gruppentherapie

Um die Orientierung bezogen auf die Übungen und Expositionsübungen zu erleichtern, wurden diese, der Übersichtlichkeit halber, über alle Module fortlaufend durchnummeriert. Eine Aufstellung aller im SKT enthaltenen Übungen und Expositionsübungen zeigen die nachfolgenden Übersichten

Übungen und Rollenspiele des sozialen Kompetenztrainings

- Übung 1: Objektive Wahrnehmung statt subjektive Interpretation (▶ Abschn. 5.1.3)

- Übung 2: Marktplatz-Übung (▶ Abschn. 5.1.3)
- Übung 3: Beschreibung des Gegenübers (▶ Abschn. 5.1.3)
- Übung 4: Gefühlsdarstellung – Benennen und Sammeln von Emotionen (▶ Abschn. 5.1.3)
- Übung 5: Nonverbale Gefühlsdarstellung (▶ Abschn. 5.1.3)
- Übung 6: Einen Text vorlesen (▶ Abschn. 5.1.5)
- Übung 7: Eine sinnlose Stehgreif-Rede halten (▶ Abschn. 5.1.5)
- Übung 8: Ein Kurzreferat halten (▶ Abschn. 5.1.5)
- Übung 9: Symptombezogene Mittelpunktübungen (▶ Abschn. 5.1.5)
- Übung 10: Zuordnung von Merkmalen verbaler und nonverbaler Kommunikation (▶ Abschn. 5.2.1)
- Übung 11: Sicher, unsicher und unfreundlich wirkende Personen (▶ Abschn. 5.2.1)
- Übung 12: Vier Ebenen des Kommunikationsquadrats (▶ Abschn. 5.2.1)
- Übung 13: „Ist noch Kaffee da?" (▶ Abschn. 5.2.1)
- Übung 14: Rollenspiel „Kontaktaufnahme im Zug – Offene Fragen stellen" (▶ Abschn. 5.2.2)
- Übung 15: Rollenspiel „Verstärkendes und nicht verstärkendes Gesprächsverhalten" (▶ Abschn. 5.2.2)
- Übung 16: Aktives Zuhören in Zweiergruppen (▶ Abschn. 5.2.2)
- Übung 17: Wo Kontaktaufnahme möglich ist (▶ Abschn. 5.2.2)
- Übung 18: Signale der Gesprächsbereitschaft deuten (▶ Abschn. 5.2.2)
- Übung 19: Sammlung situationsbezogener Themen zur Kontaktaufnahme (▶ Abschn. 5.2.2)
- Übung 20: Rollenspiel zur Kontaktaufnahme in einer Partysituation (▶ Abschn. 5.2.2)
- Übung 21: Rollenspiel zum Neinsagen ohne Begründung (▶ Abschn. 5.3.1)
- Übung 22: Rollenspiel zum Stellen von Forderungen stellen (▶ Abschn. 5.3.2)
- Übung 23: Rollenspiel zu „Forderungen stellen und sich abgrenzen" (▶ Abschn. 5.3.2)
- Übung 24: Abgrenzung bei Missachtung einer angemessenen Distanz (▶ Abschn. 5.3.2)
- Übung 25: Rollenspiel zur Abgrenzung bei Missachtung einer angemessenen Distanz (▶ Abschn. 5.3.2)
- Übung 26: Rollenspiel zur Unterscheidung zwischen einem Vorwurf und konstruktiver Kritik (▶ Abschn. 5.3.3)
- Übung 27: Rollenspiel zur konstruktiven Kritik I (▶ Abschn. 5.3.3)

- Übung 28: Rollenspiel zur konstruktiven Kritik II (▶ Abschn. 5.3.3)
- Übung 29: Rollenspiel zum Loben und Lob annehmen (▶ Abschn. 5.3.4)

Expositionsübungen in vivo des sozialen Kompetenztrainings

- Expositionsübung 1: Blickkontakt aufnehmen im offenen Raum (▶ Abschn. 5.1.3)
- Expositionsübung 2: Blickkontakt aufnehmen im geschlossenen Raum (▶ Abschn. 5.1.3)
- Expositionsübung 3: Auf den geraden Weg achten (▶ Abschn. 5.1.3)
- Expositionsübung 4: Nähe-Distanz-Übung (▶ Abschn. 5.1.3)
- Expositionsübung 5: Platzwechsel ohne Kommentar (▶ Abschn. 5.1.5)
- Expositionsübung 6: Stehübung (▶ Abschn. 5.1.5)
- Expositionsübung 7: Rolltreppen-Übung (▶ Abschn. 5.1.5)
- Expositionsübung 8: Mittelpunktübung im geschlossenen Raum (▶ Abschn. 5.1.5)
- Expositionsübung 9: Zurufübung im geschlossenen Raum (▶ Abschn. 5.1.5)
- Expositionsübung 10: Unsicherheits- und Blamierübung (▶ Abschn. 5.1.5)
- Expositionsübung 11: Verbale und nonverbale Merkmale (▶ Abschn. 5.2.1)
- Expositionsübung 12: Offene Fragen stellen im geschlossenen Raum (▶ Abschn. 5.2.2)
- Expositionsübung 13: Ein Beratungsgespräch führen (▶ Abschn. 5.2.2)
- Expositionsübung 14: Kontaktaufnahme (▶ Abschn. 5.2.2)
- Expositionsübung 15: Kontaktaufnahme mit Meinungsäußerung im offenen Raum (▶ Abschn. 5.2.2)
- Expositionsübung 16: Kontaktaufnahme im geschlossenen Raum (▶ Abschn. 5.2.2)
- Expositionsübung 17: Beratungsgespräch – Neinsagen ohne Begründung (▶ Abschn. 5.3.1)
- Expositionsübung 18: Forderung stellen gegen die Norm (▶ Abschn. 5.3.2)
- Expositionsübung 19: Loben im offenen Raum (▶ Abschn. 5.3.4)

5.1 Modul A: Grundlagen und Kompetenzen zur Bewältigung sozialer Ängste

Die 5 Untermodule dieses Themenbereichs beinhalten die Grundlagen des SKT, die zu Beginn der Behandlung vermittelt werden sollten.

Die Anwendung des ersten Moduls A1 **„Motivationsaufbau“** (▶ Abschn. 5.1.1) soll den Patienten in seiner Risikobereitschaft und Veränderungsmotivation unterstützen. Modul A2 **„Psychoedukative Informationsvermittlung, allgemeines Störungsmodell“** (▶ Abschn. 5.1.2) vermittelt Grundlagen über Angstentstehung und -aufrechterhaltung sowie über das Störungsbild der sozialen Phobie. Dieses Wissen verstärkt die Reflexion und Einsicht des Patienten in seine individuelle sozialphobische Problematik.

Im Modul A3 **„Wahrnehmungs- und Diskriminationsfähigkeit“** (▶ Abschn. 5.1.3) werden wichtige Grundlagen vermittelt, die für das Modul A4 **„Angstmanagement“** (▶ Abschn. 5.1.4) von Bedeutung sind. Im Modul A5 **„Soziale Mittelpunktübungen“** (▶ Abschn. 5.1.5) geht es vor allem um das Erlernen und Umsetzen der Angstmanagementregeln.

Auch die **progressive Muskelentspannung nach Jacobson** stellt im erweiterten Sinn einen Bestandteil der Angstbewältigung bei sozialer Phobie dar. Andere Bezeichnungen für dieses Entspannungstraining sind progressive Muskelrelaxation oder Jacobson-Training. Dieses Modul wird in ▶ Kap. 8 umfassend dargestellt.

5.1.1 Modul A1: Motivationsaufbau

Dieses Modul umfasst Informationen und Übungen, die den Patienten darin unterstützen, seine Motivation zu erhöhen, sich durch regelmäßiges Üben und eine veränderte Selbstwahrnehmung aktiv in die (Gruppen-)Therapie einzubringen.

Ziel: Erhöhung der Risikobereitschaft

Ziel dieses Moduls ist die Erhöhung der Risikobereitschaft des Patienten, sich aktiv in das soziale Kompetenztraining einzubringen. Diese bildet die Basis für längerfristige Erfahrungen zur Angstbewältigung. Die Entscheidung, welche der vorgestellten Möglichkeiten zum Motivationsaufbau in die SKT-Behandlung einbezogen werden, kann individuell getroffen werden.

Theoretische Einführung: Motivationsaufbau

Gerade Menschen mit einer sozialen Phobie zeigen Schwierigkeiten, außerhalb der Therapiesitzungen regelmäßig und eigenständig Übungen fortzusetzen und soziale Aktivitäten aufzubauen. Gründe hierfür sind häufig eine soziale Isolierung und eine eingeschränkte Risikobereitschaft, welche sich vor dem Hintergrund einer schüchterngehemmten Entwicklung, passiv-vermeidenden Persönlichkeitszügen oder einer Selbstwertproblematik entwickeln können. In diesem

Zusammenhang ist es wichtig, dem betroffenen Patienten zu vermitteln, wie er sein bisheriges Vermeidungsverhalten aufgeben bzw. verringern kann. Er soll nachvollziehen können, dass ihn dieses davon abhält, korrigierende Erfahrungen zu machen. Hierzu gehört, dass der Betroffene Verständnis dafür entwickelt, dass sich seine Erwartungsängste verstärkend auf sein Meidungsverhalten auswirken können und dass die Vermeidung sozialer Kontakte zu einer Verunsicherung bezüglich der eigenen Fertigkeiten im Umgang mit anderen Menschen führen kann. Ein vermindertes Selbstwertgefühl kann die Folge sein. Unter Umständen können auch komorbide Erkrankungen auftreten, wie Depressionen und Suchtverhalten (Alkohol, Drogen und Medikamente) oder eine Flucht in ein exzessives Vermeidungsverhalten (z. B. „Internet-Sucht" oder pathologisches Glücksspielen, vor allem an Automaten oder ebenfalls im Internet).

Das Entwickeln neuer hilfreicher Bewertungen für Angst verstärkende Gedanken und eine Erweiterung enger sozialer Normen können sich positiv auf die Veränderungsmotivation auswirken. Auch eine tragfähige Patient-Therapeut-Beziehung kann die Motivation erhöhen. Wichtig sind nicht zuletzt die bereits erwähnten korrigierenden Erfahrungen in sozialen Situationen. Auch sie tragen zu mehr Risikobereitschaft bei, indem sie dem Patienten Mut machen, sich schwierigen Situationen zu stellen.

Neue korrigierende Erfahrungen

Übungen zum Motivationsaufbau

Eine Zielliste, ein Profil eigener Stärken, ein Erfolgstagebuch oder ein Tagebuch sozialer Aktivitäten sowie häusliche Übungen (▶ Übersicht) lassen sich dazu nutzen, die Motivation und Risikobereitschaft der Patienten zu erhöhen. Diese Interventionen sollen den Patienten unterstützen, mehr Selbstverantwortung für die Bewältigung seiner sozialen Ängste und Defizite zu entwickeln. Dabei sollte Leistungsdruck vermieden werden. Die Übungen werden in der Regel mit dem Patienten vorbesprochen, von diesem bis zur nächsten Sitzung ausgeführt und dann nachbesprochen.

Übungen zur Motivationserhöhung

- Ziellisten
- Profil eigener Stärken
- Erfolgstagebuch
- Tagebuch sozialer Aktivitäten
- Regelmäßige häusliche Übungen

Ziellisten

Nach ihren Zielen gefragt, die sie in einer Psychotherapie erreichen möchten, antworten Patienten oft mit sehr allgemein gehaltenen Äußerungen wie z. B. „*Ich möchte angstfrei sein*" oder „*Ich möchte selbst-*

bewusster werden". Diese Aussagen sind so vage, dass sich ihr Erreichen nur schwer konkret überprüfen lässt. Deshalb ist es wichtig, dass sich der Patient im Vorfeld der Behandlung oder zu Therapiebeginn Gedanken macht, welche Veränderungen er konkret durch das soziale Kompetenztraining erreichen möchte. Dieses Vorgehen unterstützt seine Motivation, sich einem anstrengenden Prozess, wie ihn eine Psychotherapie darstellt, über längere Zeit kontinuierlich auszusetzen. Eine Zielliste hilft dem Patienten dabei, für sich herauszufinden und festzuhalten, was er konkret hinzulernen und verändern möchte. Um dieses zu erreichen, sollten die Ziele konkret formuliert werden und wirklichkeitsnah sein. Die Liste sollte sichtbar und griffbereit aufbewahrt und regelmäßig überprüft werden. Ein Beispiel dafür, wie eine solche Zielliste aussehen kann, findet sich auf ▶ Arbeitsblatt 1 (◻ Abb. 5.1). Um konkrete Ziele festzulegen, können den Patienten die nachfolgenden Fragen unterstützen. Auch der Situationsfragebogen (▶ Kap. 3) kann bei der Herausarbeitung von Therapiezielen eine Hilfestellung bieten.

Konkrete Ziele festlegen

Beispiele für Fragen zur Konkretisierung von Therapiezielen

Beispiel

- Angenommen, die Therapie wäre erfolgreich. Woran würden Sie (oder Ihr Umfeld) das im Alltag bemerken?
- Was genau würden Sie machen, wenn Sie selbstsicherer wären?
- Was bedeutet es konkret für Sie, selbstbewusster zu sein, was wäre anders als heute?
- Wenn Ihre Ängste keine Rolle mehr spielen würden, was würden Sie anders machen als heute?

Profil eigener Stärken

Im Allgemeinen fokussieren Menschen mit einer sozialen Phobie häufig stärker auf ihre Ängste und Defizite als auf ihre eigenen Stärken. Sie schätzen sich im Vergleich mit anderen Menschen als weniger kompetent und weniger wert ein. Mit Hilfe eines auf seine Stärken bezogenen Profils kann der Patient unterstützt werden, seine eigenen Fertigkeiten zu erforschen. Ein Stärkenprofil zu erstellen, bedarf einer unterstützenden Anleitung. Es kann dem Patienten aufgrund seiner Selbstwertproblematik anfänglich befremdlich erscheinen, eigene Stärken anzunehmen und eine Phase der Adaption erfordern. Die auf der Liste erfassten positiven Eigenschaften können über den Bereich der sozialen Kompetenz hinausgehen.

Stärkung des Selbstwertgefühls

Beispiele für positive Eigenschaften

Beispiel

- Ich bin ein sehr zuverlässiger Mensch.
- Ich bin ein(-e) liebevolle(-r) Mutter/Vater.
- Ich bin sportlich.
- Ich bin pünktlich.
- Ich kann gut zeichnen.
- Ich kann anderen gut zuhören.

Soziales Kompetenztraining

Arbeitsblatt 1 **Zielliste** **Seite 1**

Anleitung: Zielliste

Legen Sie mit Hilfe des Situationsfragebogens fest, welche konkreten Ziele Sie in Bezug auf die Bewältigung Ihrer sozialen Ängste erreichen wollen. Es hat sich als hilfreich erwiesen, nicht zu viele Ziele auf einmal erreichen zu wollen, sondern stattdessen intensiver an einem Ziel zu arbeiten.

Wichtig zu beachten:

Zu allgemein formulierte Ziele bleiben häufig abstrakt. Sie lassen sich nur schwer umsetzen und hinsichtlich ihres Erfolgs überprüfen. Stattdessen hat es sich als hilfreich erwiesen, zu versuchen, Ihre Ziele möglichst konkret und alltagsnah zu formulieren oder Teilziele festzulegen und aufzuschreiben. So geben Sie sich selber die Möglichkeit, zu überprüfen, ob Sie sie Ihre Ziele auch tatsächlich erreicht haben.

Beispiel für ein allgemeines Ziel, dessen Erreichung sich schwer überprüfen lässt:

- Ich möchte mich wieder freier und zufriedener fühlen.

Beispiele für daraus abgeleitete konkrete Ziele, die sich leichter überprüfen lassen:

- Ich möchte meinen Freundeskreis um 3–4 neue Kontakte erweitern.
- Ich möchte einen Englischkursus bei der VHS besuchen.
- Ich möchte lernen, meinem Chef gegenüber Nein zu sagen, wenn er mich um etwas bittet, was ich nicht leisten kann.

Nach dem Sie Ihre Ziele formuliert haben, besteht der nächste Schritt darin, dass Sie sich überlegen, welche Strategien notwendig sind, damit Sie Ihre Ziele erreichen. Außerdem hat es sich als hilfreich erwiesen, Überlegungen dazu anzustellen, welche Hindernisse Ihnen begegnen können und wie Sie mit diesen umgehen wollen. Wenn Sie möchten, können Sie auch noch festlegen, bis wann Sie Ihre einzelnen Ziele erreicht haben wollen.

Meine Ziele	**Strategien …** – **Wie werde ich mein Ziel angehen?** – **Was brauche ich?** – **Wer oder was kann mich unterstützen?**	**Hindernisse …** – **Was kann mich daran hindern, mein Ziel zu erreichen?** – **Wie werde ich diesen Hindernissen begegnen?**
1. Ich möchte meinen Bekanntenkreis um 2–3 neue Kontakte erweitern ☑ bis: ________	– Ich informiere mich über Freizeitangebote in Gruppen und treffe eine Auswahl – Ich nehme regelmäßig an der ausgewählten Aktivität teil – Ich komme mit anderen Teilnehmern ins Gespräch – Ich vertiefe meine neuen Kontakte, in dem ich z. B. zusätzliche Verabredungen treffe	– Ich könnte aufgeregt sein und mich nicht trauen, eine Person anzusprechen. – Ich überlege mir bereits zu Hause wen ich ansprechen möchte und was ich sagen könnte.

Abb. 5.1 Arbeitsblatt 1: Zielliste

Soziales Kompetenztraining

Arbeitsblatt 1 **Zielliste** **Seite 2**

Meine Zielliste

Meine Ziele	Strategien …	Hindernisse …
	– Wie werde ich mein Ziel angehen? – Was brauche ich? – Wer oder was kann mich unterstützen?	– Was kann mich daran hindern, mein Ziel zu erreichen? – Wie werde ich diesen Hindernissen begegnen?
1. ☑ bis: ________		
2. ☑ bis: ________		
3. ☑ bis: ________		

Abb. 5.1 (Fortsetzung)

Erfolgstagebuch

Ein Erfolgstagebuch eignet sich besonders für Patienten mit einem hohen Perfektionsanspruch an die eigene Person. Diese Patienten sind häufig sehr selbstkritisch, verbunden mit dem Gefühl, dass alles, was sie im Rahmen der Psychotherapie erreichen, für andere Menschen banal oder selbstverständlich ist. Dieses Denken kann ihnen den Eindruck vermitteln, dass sie in der Therapie nichts erreichen und nur „auf der Stelle treten".

Wahrnehmung positiver Erfahrungen

Mithilfe eines regelmäßig geführten Erfolgstagebuchs kann der Betroffene lernen wahrzunehmen, was er täglich im Sinne der Therapie geübt und erreicht hat. Dazu kann er sich beispielsweise jeden Abend vor dem Schlafengehen notieren, welche positiven Erfahrungen er an diesem Tag wahrgenommen hat.

Beispiel

Beispiele für eigene positive Aktivitäten

- Ich habe meine Tochter gelobt.
- Ich habe im Bus ein kurzes Gespräch begonnen.
- Ich habe meinen Kollegen meine Urlaubswünsche mitgeteilt.
- Ich habe mich getraut, auf der Mieterversammlung etwas zu sagen.
- Ich habe einen Volkshochschulkursus besucht.

Tagebuch sozialer Aktivitäten

Aktivitätserhöhung

Patienten mit sozialen Ängsten leben zum Teil sehr isoliert, verfügen nur über wenige soziale Kontakte oder gehen kaum sozialen Freizeitaktivitäten nach. Ein Tagebuch sozialer Aktivitäten (▶ Arbeitsblatt 2, ◘ Abb. 5.2) kann dieser Patientengruppe helfen, einen Überblick darüber zu erhalten, welchen Aktivitäten sie aktuell nachgehen. In einem zweiten Schritt kann es sie darin unterstützen, soziale Aktivitäten zu planen, umzusetzen und zu erhöhen. Anregungen finden sich auf ▶ Arbeitsblatt 3 (◘ Abb. 5.3).

Regelmäßige häusliche Übungen

Regelmäßige Übungen zwischen den Therapiesitzungen sind für Patienten mit einer sozialen Phobie keine Selbstverständlichkeit. Häufig berichten sie in der Nachbesprechung: *„Ich hatte in der letzten Woche gar keine Zeit zum Üben"* und *„Ich habe mich nicht getraut, zum Üben rauszugehen"* oder *„Ohne die Gruppe war es für mich zu schwierig zu üben"*.

Wichtig: Üben außerhalb der Sitzungen

Gründe hierfür sind, neben ausgeprägten Erwartungsängsten, beispielsweise eine geringe Risikobereitschaft oder eine passiv-vermeidende Persönlichkeitsakzentuierung. Um die Risikobereitschaft und damit auch den Therapieerfolg zu erhöhen, ist es wichtig, dass die Betroffenen lernen, auch außerhalb der Therapiesitzungen regelmäßig zu üben. Tipps, die die Durchführung häuslicher Übungen erleichtern sollen, sind auf ▶ Arbeitsblatt 4 (◘ Abb. 5.4) zusammengefasst. Eine Planungshilfe bei der Festlegung der Übungen bietet ▶ Arbeitsblatt 5 (◘ Abb. 5.5).

Soziales Kompetenztraining

Arbeitsblatt 2 **Tagebuch sozialer Aktivitäten** **Seite 1**

Für die Woche vom ______________ bis ______________

Das nachfolgende Tagebuch, dargestellt als Tabelle, kann Sie dabei unterstützen, Ihre sozialen Aktivitäten zu planen und einen Überblick darüber zu erhalten, was Sie zwischen den einzelnen Therapiesitzungen unternehmen.

Tagebuch sozialer Aktivitäten

Wann …	Was …	Mit wem …

Abb. 5.2 Arbeitsblatt 2: Tagebuch sozialer Aktivitäten

Soziales Kompetenztraining

Arbeitsblatt 3 **Freizeitaktivitäten** **Seite 1**

Anregungen für Freizeitaktivitäten

Freizeitaktivitäten können alleine oder zusammen mit anderen Menschen stattfinden. Gruppenaktivitäten eignen sich gut als ein kontinuierliches Übungsfeld, in dem sich unter Umständen auch neue Kontakte aufbauen lassen.

Für manche Menschen mit ausgeprägten sozialen Ängsten und einem starken sozialen Rückzugsverhalten kann es für den Anfang bereits schwierig sein, alleine Freizeitaktivitäten nachzugehen. Deshalb wurden die nachfolgenden Freizeitvorschläge unterteilt in Einzel- und Gruppenaktivitäten.

Einzelaktivitäten:

- Besuchen Sie ein Café oder Restaurant.
- Gehen Sie ins Konzert, Kino oder Theater.
- Besuchen Sie Vorträge oder nehmen Sie an Führungen teil (z. B. Stadtführungen, Museumsführungen).
- Besuchen Sie eine Ausstellung oder ein Museum.
- Besuchen Sie einen Gottesdienst in einer Kirche.
- Gehen Sie auf einen Flohmarkt.
- Gehen Sie in einem Park spazieren.
- Unternehmen Sie eine Radtour.
- Besuchen Sie ein Schwimmbad.
- Unternehmen Sie einen Stadtbummel in Ihrer eigenen oder einer fremden Stadt.

Gruppenaktivitäten:

- Verabreden Sie sich mit Freunden, Bekannten, Familienmitgliedern oder Arbeitskollegen.
- Besuchen Sie einen Kursus aus dem vielfältigen Angebot einer Volkshochschule oder ähnlichen Einrichtungen (z. B. Sprachen lernen, Kochen, Basteln, Kultur).
- Treten Sie in einen Sportverein oder ein Fitnessstudio ein, wo Sie mit anderen gemeinsam Sport treiben können.
- Schließen Sie sich einem Freizeitclub oder einer Selbsthilfegruppe an.
- Schließen Sie sich einem Verein an und engagieren Sie sich dort oder suchen Sie sich ein anderes Ehrenamt.
- Suchen Sie sich einen Chor, eine Laienschauspielgruppe oder einen Literaturkreis.
- Geben Sie ein Inserat auf, in dem Sie nach Menschen suchen, die Interesse an gemeinsamen Freizeitaktivitäten haben.
- Gehen Sie zu einem Spielenachmittag oder einem ähnlichen Angebot in einem Kultur- oder Stadtteilzentrum.
- Nehmen Sie an einer geführten Wanderung teil.

Eigene Ideen zu Freizeitaktivitäten:

Abb. 5.3 Arbeitsblatt 3: Freizeitaktivitäten

Soziales Kompetenztraining

Arbeitsblatt 4 **Tipps zur Durchführung häuslicher Übungen** **Seite 1**

Tipp 1
Werden Sie aktiv.
Es ist sehr hilfreich und empfehlenswert, wenn Sie in den nächsten Monaten, täglich mindestens eine halbe Stunde, im Sinne der Therapie üben. Denken Sie immer daran, Übung macht den Meister.

Tipp 2
Nehmen Sie sich ausreichend Zeit zum Üben.
Denn Zeitdruck erzeugt Anspannung und kann zu ähnlichen körperlichen Symptomen führen, wie sie bei einer Angstreaktion auftreten.

Tipp 3
Beziehen Sie Ihre **Zielliste** mit in die Planung Ihrer Übungen und sozialen Aktivitäten mit ein. Erstellen Sie einen **Wochenplan** darüber, wann Sie was üben wollen.

Tipp 4
Verringern Sie Ihr Vermeidungsverhalten, denn es ist nur kurzfristig vermeintlich entlastend. Längerfristig trägt es zur Verschlimmerung Ihrer Ängste bei. Fangen Sie mit leichten Übungen an und steigern Sie diese entsprechend ihrem individuellen Schwierigkeitsgrad.

Tipp 5
Achten Sie beim Üben auf **Blickkontakt** sowie Ihre **Mimik** und Ihre **Körperhaltung**. Wenn Sie dazu neigen, leise zu sprechen, achten Sie auch auf eine **situationsangemessene Lautstärke** Ihrer Sprache.

Tipp 6
Beachten Sie beim Üben die **„Zehn goldenen Regeln zur Angstbewältigung“**. Denken Sie daran, dass Ihnen ein aktives Sozialverhalten mehr Sicherheit vermitteln wird als ein passives Abwarten.

Tipp 7
Denken Sie im Alltag und beim Üben daran, **objektiv zu beschreiben** statt subjektiv zu interpretieren.

Tipp 8
Finden Sie **hilfreiche unterstützende Gedanken**, die Sie Ihren Angst verstärkenden Gedanken entgegensetzen können.

Tipp 9
Nutzen Sie täglich soziale Situationen in Ihrem Alltagsleben, um **neue Erfahrungen zu sammeln**.

Tipp 10
Benutzen Sie **Selbstbeobachtungs- und Übungsprotokolle**. Im Laufe der Therapiezeit entsteht daraus eine Art Tagebuch, auf das Sie auch nach Ende der Behandlung immer wieder zurückgreifen können.

Tipp 11
Legen Sie einen **Ordner** an, in dem Sie die SKT-Arbeitsblätter und Übungsprotokolle sammeln, denn es werden im Laufe der nächsten Sitzungen immer mehr. Lesen Sie die an Sie ausgeteilten **Arbeitspapiere** bis zur jeweils nächsten Sitzung noch einmal durch.

Tipp 12
Wenn eines Ihrer Ziele darin besteht, neue **Kontakte aufzubauen**, dann informieren Sie sich über entsprechende Freizeitangebote in Ihrer Nähe und entscheiden Sie, woran Sie in Zukunft regelmäßig teilnehmen werden.

Tipp 13
Werden Sie im Laufe der Therapie immer mehr zu Ihrem **eigenen Therapeuten**. Übernehmen Sie Verantwortung für das Erreichen Ihrer Ziele, indem Sie kontinuierlich am Ball bleiben.

Tipp 14
Nutzen Sie ggf. die anderen **Gruppenmitglieder als Unterstützung**, z. B. zum gemeinsamen Üben. Sie können sich auch zusätzlich einer Selbsthilfegruppe anschließen.

Tipp 15
Lassen Sie sich von eventuell auftretenden Rückschlägen nicht entmutigen. Sie sind ganz normal, wenn Sie etwas Neues erlernen. Nutzen Sie ggf. die nächste Sitzung zur Nachbesprechung.

Abb. 5.4 Arbeitsblatt 4: Tipps zur Durchführung häuslicher Übungen

Soziales Kompetenztraining

Arbeitsblatt 5 **Planungshilfe** **Seite 1**

Häusliche Übungen nach der ______ . Therapiesitzung

In der kommenden Woche achte ich vermehrt darauf, …

- …
- …
- …

Planung der Übungen für kommende Woche

Datum/Uhrzeit	Inhalt und Ort der Übung

Abb. 5.5 Arbeitsblatt 5: Planungshilfe

Nachbesprechung und Übungsprotokolle

Nachbesprechungen, in denen Erfolge der Patienten intermittierend verstärkt (▶ Kap. 4) und Schwierigkeiten beim Üben gemeinsam mit ihnen analysiert werden, können zur Motivationserhöhung beitragen. Unterstützend wirkt sich auch das regelmäßige Führen von Übungsprotokollen aus (▶ Arbeitsblatt 6, ◻ Abb. 5.6). Sie dienen dem Patienten zudem als Verlaufsdokumentation über die Zeit seiner Psychotherapie, ähnlich wie das im vorherigen Abschnitt beschriebene Erfolgstagebuch.

Auch **Metaphern** wie z. B. der nachfolgende Vergleich unterstützen den Patienten darin, zu verinnerlichen, warum regelmäßiges Üben für das Erreichen seiner eigenen Ziele von Bedeutung ist.

Beispiel

Beispiel für einen Metapher zur Motivationserhöhung

Wenn Sie eine neue Sprache lernen möchten, ist es nicht ausreichend, dass Sie lediglich einmal die Woche einen Kurs besuchen und die übrige Zeit dazwischen die Bücher in der Schublade lassen, ohne die Sprache zu üben und zu sprechen. Mit einem solchen Verhalten werden Sie die neue Sprache aller Wahrscheinlichkeit nach kaum erlernen.

Ähnliches trifft auf das soziale Kompetenztraining zu: Wenn Sie außerhalb der Therapiesitzungen, in Ihrem Lebensalltag die sozialen Fertigkeiten und Angstbewältigungsstrategien nicht einüben, werden Sie wahrscheinlich nur wenig von dem sozialen Kompetenztraining profitieren können.

Ziel ist es deshalb, dass Sie zwischen den Sitzungen regelmäßig geplant üben. Nutzen Sie dazu Situationen, die Ihnen Ihr Alltag bietet. So können Sie lernen, immer mehr „Ihr eigener Therapeut" zu werden.

Stufenmodell: Was soziale Ängste verstärkt bzw. vermindert

Passives vs. aktives Verhalten

Auch das auf ▶ Folie 2 (◻ Abb. 5.7) dargestellte Modell (Alsleben 2006) eignet sich dazu, dem Patienten zu vermitteln, warum regelmäßiges Üben außerhalb der Therapiesitzungen wichtig ist. Es zeigt auf, dass passives Verhalten soziale Ängste verstärkt und aufrechterhält, während aktives Verhalten dazu beiträgt, soziale Ängste zu bewältigen.

Hinweise zur Umsetzung in der Gruppentherapie

Gemeinsames Üben der Teilnehmer außerhalb der Sitzungen

Eine gute Gruppenkohäsion kann sich positiv auf die Risikobereitschaft der einzelnen Gruppenmitglieder auswirken. Es hat sich bewährt, die Patienten einer SKT-Gruppentherapie bereits bei Gruppenbeginn zu motivieren, dass sie sich auch außerhalb der Therapiesitzungen zum gemeinsamen Üben verabreden. Zu diesem Zweck ist es ratsam, eine Teilnehmerliste zu erstellen.

Soziales Kompetenztraining

Arbeitsblatt 6 **Übungsprotokoll** **Seite 1**

Name: ____________________ **Datum:** ______________

Skala zur Einschätzung der Angstwerte					Skala zur Einschätzung der Stimmungswerte				
0–1	2–3	4–5	6–8	9–10	0–1	2–3	4–5	6–8	9–10
nicht vorhanden	leicht	merklich	stark	panisch	nicht verstimmt	leicht verstimmt	merklich verstimmt	stark verstimmt	sehr stark verstimmt

	Angstwerte			Stimmungswerte			Vermeidungsgedanken	Anmerkungen zum Verlauf der Übung
	zu Beginn	im Verlauf	am Ende	zu Beginn	im Verlauf	am Ende	Häufigkeit	
Übung __:								
Übung __:								
Übung __:								
Übung __:								

Abb. 5.6 Arbeitsblatt 6: Übungsprotokoll

Soziales Kompetenztraining

Folie 2 **Stufenmodell** **Seite 1**

Stufenmodell: Was soziale Ängste verstärkt bzw. vermindert

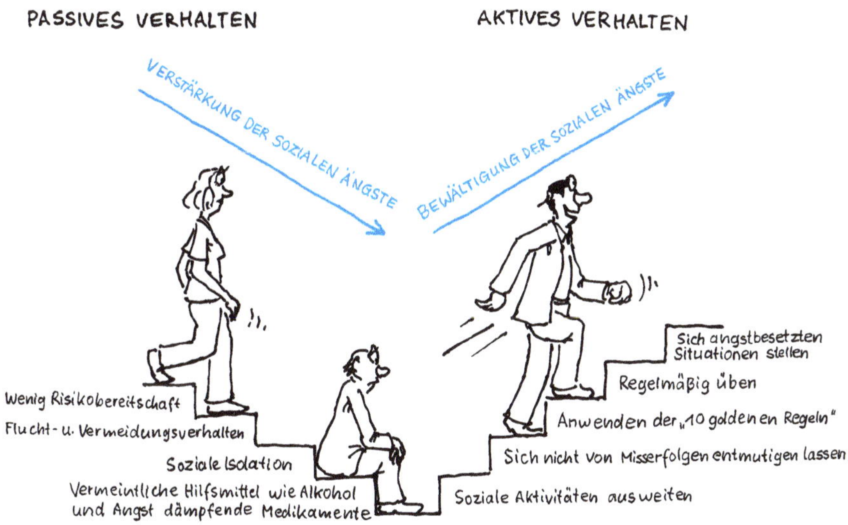
PASSIVES VERHALTEN
AKTIVES VERHALTEN
VERSTÄRKUNG DER SOZIALEN ÄNGSTE
BEWÄLTIGUNG DER SOZIALEN ÄNGSTE
Wenig Risikobereitschaft
Flucht- u. Vermeidungsverhalten
Soziale Isolation
Vermeintliche Hilfsmittel wie Alkohol und Angst dämpfende Medikamente
Soziale Aktivitäten ausweiten
Sich nicht von Misserfolgen entmutigen lassen
Anwenden der „10 goldenen Regeln“
Regelmäßig üben
Sich angstbesetzten Situationen stellen

Modell: H. Alsleben

Abb. 5.7 Folie 2: Stufenmodell. (Aus: Alsleben, Hand, Soziales Kompetenztraining, 1. Auflage 2006, Copyright Elsevier GmbH, Urban & Fischer, München)

5.1.2 Modul A2: Psychoedukative Informationsvermittlung und allgemeines Störungsmodell

Dieses Modul umfasst erklärende Informationen zu Ängsten im Allgemeinen, zu sozialen Ängsten und deren Entstehungsbedingungen sowie zum Störungsbild der sozialen Phobie.

Grundlagenwissen zum Thema Angst

Ziel dieses Moduls ist es, dem Patienten ein fundiertes Grundlagenwissen darüber zu vermitteln, was man unter Angst versteht, wie sie entsteht, welche Bedingungen Angst aufrechterhalten und sie damit zu einem Problem werden lassen. Des Weiteren wird dargestellt, wie sich soziale Ängste entwickeln können und was man unter einer sozialen Phobie versteht.

Theoretische Einführung: Was ist Angst?

Hinweis

Dieser Abschnitt ist eine modifizierte Wiedergabe des Informationsteils der ersten Sitzung der Angstbewältigungsgruppe aus: Alsleben, Weiss & Rufer (2003) „Psychoedukation Angst- und Panikstörung".

Angst ist ein normales Gefühl

Angst tritt bei jedem Menschen auf

Angst ist ein normales Gefühl wie z. B. Freude, Traurigkeit oder Wut, das bei jedem Menschen wiederkehrend auftritt. Zumeist entsteht Angst in Situationen, die als bedrohlich, ungewiss und unkontrollierbar eingeschätzt werden. Wichtig ist: Angst ist nicht gefährlich! Oft stellt sie sogar eine Schutzreaktion dar, um in einer bedrohlichen Situation adäquat reagieren zu können. Obwohl sie häufig als unangenehm erlebt wird, ist Angst ein natürliches und biologisch in unserem Organismus festgelegtes Gefühl. In bestimmten Phasen der menschlichen Entwicklung treten Ängste sogar regelhaft auf. Ein Beispiel hierfür ist das sogenannte „Fremdeln" bei Kleinkindern. Man kann Angst nicht nur bei Menschen beobachten, sondern auch bei Tieren. Vorübergehende Angstreaktionen kennt jeder Mensch, sei es aus dem Straßenverkehr, vor einer wichtigen Prüfung oder bevorstehenden, unangenehmen Situationen.

Warum entwickeln Menschen Ängste?

Während der menschlichen Entwicklungsgeschichte stellte Angst lange Zeit eine Reaktion mit einem hohen Überlebenswert dar. Als unsere Vorfahren noch in freier Natur lebten, war Angst für sie häufig eine lebensnotwendige Vorbereitung auf eine Flucht- oder eine Kampfreaktion (▶ Folie 3, ◻ Abb. 5.8).

Angstbedingte Reaktionen sind durchaus sinnvoll

Ein gewisses Ausmaß an Angstfähigkeit, im Sinne einer automatischen Alarmreaktion, ist auch heutzutage durchaus sinnvoll.

Wenn beispielsweise beim Überqueren einer Straße plötzlich ein Auto mit großer Geschwindigkeit auf uns zukommt, lässt uns eine automatische Angstreaktion rasch zur Seite springen und rettet uns somit möglicherweise das Leben.

Soziales Kompetenztraining

Folie 3 **Funktionen von Angst** **Seite 1**

Angst ist sinnvoll und notwendig …

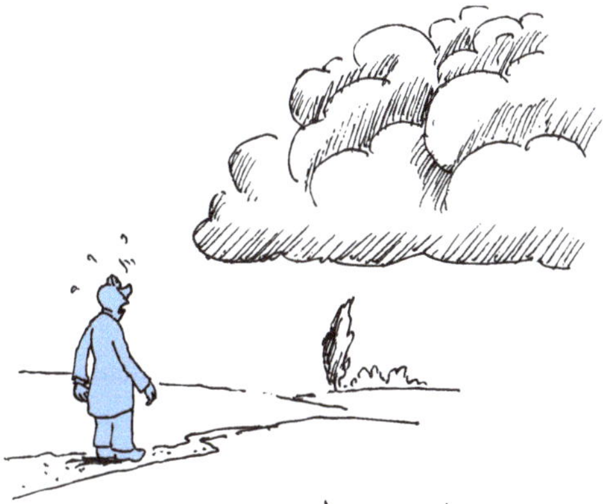

... als Alarmsignal,

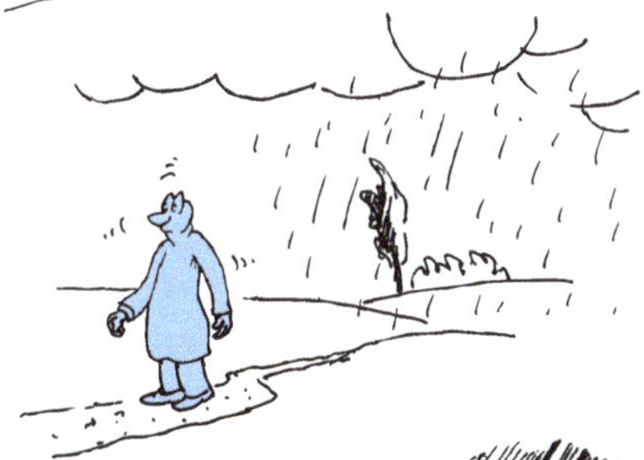

... zur Vorbereitung des Körpers,

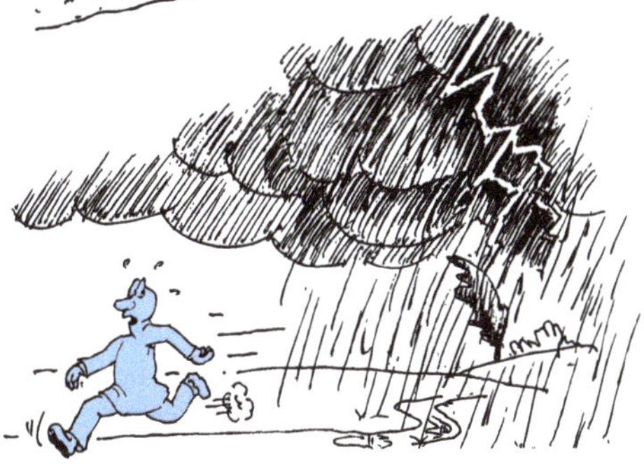

... auf schnelles Handeln (Alarmreaktion).

Abb. 5.8 Folie 3: Funktionen von Angst. (Aus: Alsleben, Hand, Soziales Kompetenztraining, 1. Auflage 2006 Copyright Elsevier GmbH, Urban & Fischer, München)

Die mit Angst verbundenen körperlichen Veränderungen wie ein erhöhter Herzschlag oder die stärkere Durchblutung der Muskeln dienen also zur Vorbereitung des Körpers auf schnelles Handeln, wie z. B. rasches Weglaufen.

Ein weiterer wichtiger Nutzen der angstbedingten Alarmreaktion besteht darin, dass sie ein Signal für den Organismus darstellt, die Aufmerksamkeit zu erhöhen. Kommt es zum Auftreten gefährlicher Situationen, z. B. beim Bergsteigen, sendet unser Körper Angstsignale aus, die uns möglicherweise von lebensgefährlichen Handlungen zurückhalten. Das heißt, ohne die Fähigkeit zur Angstreaktion wäre der Mensch genauso schutzlos wie bei angeborener Schmerzunempfindlichkeit. Angst hilft uns auch dabei, uns zu motivieren, um uns auf wichtige Situationen wie eine Prüfung gut vorzubereiten.

Darüber hinaus reagiert der Mensch aufgrund eines biologischen Programms, das sich im Laufe der Evolution entwickelt hat, von Natur aus stärker mit Angst auf bestimmte Umweltbedingungen wie Dunkelheit, Gewitter oder unbekannte Situationen.

Wenn Angst im Alltag allerdings ein sinnvolles Ausmaß überschreitet, bringt sie mehr Nachteile als Vorteile mit sich. So kann starke Angst beispielsweise die Konzentrationsfähigkeit reduzieren und zu belastenden Einschränkungen im sozialen Alltagsleben führen.

Wie verläuft eine Stressreaktion?

Angstreaktionen lassen sich in vielen Aspekten gleichsetzen mit dem, was wir im Alltagsleben als Stress bezeichnen. Jeder Mensch erlebt jeden Tag eine Vielzahl schwächerer und stärkerer Belastungen – auch Stressoren genannt –, die jeweils unterschiedlich starke Stressreaktionen auslösen können. Stressoren finden sich in allen Lebensbereichen. Erkrankungen stellen **körperliche Stressoren** dar. **Seelische Stressoren** sind beispielsweise lang andauernde negative Gefühle wie Wut, Enttäuschung oder chronische Unzufriedenheit. Eine hohe Verantwortungslast, Beziehungsprobleme, wichtige Prüfungen oder auch wirtschaftliche Not sind weitere Beispiele für Stressfaktoren. Die Stärke der individuellen Stressreaktion ist von der subjektiven Bewertung der jeweiligen Belastung durch den Betroffenen abhängig. Stressmindernd wirkt sich das Gefühl aus, die Situation unter Kontrolle zu haben und sie wirksam beeinflussen zu können. Stresserhöhend wirkt sich hingegen das Gefühl aus, machtlos zu sein, die Situation nicht verändern zu können oder negative Konsequenzen zu erwarten.

Beim Auftreten einer Belastungssituation kommt es schnell und automatisch zu einem Anstieg vieler Körperreaktionen (als Folge der Aktivierung des Sympathikus), beispielsweise zu einer Erhöhung des Herzschlags und einer Beschleunigung der Atmung. Der Erregungsanstieg dient auch hier in der Hauptsache zur Vorbereitung des Körpers auf schnelles Handeln (Kampf oder Flucht). Das Ausmaß des Erregungsanstiegs ist abhängig von der Stärke der aktuellen oder bevorstehenden Belastungssituation und der individuellen Ein-

Die Stärke der Stressreaktion beruht auf subjektiver Beurteilung

schätzung ihrer Bedrohlichkeit – also der **gedanklichen Bewertung**. Wenn Sie beispielsweise vor oder während einer Prüfung denken, Sie werden durchfallen und sich lächerlich machen, wird der Erregungsanstieg sehr viel größer sein, als wenn Sie zuversichtlich in die Prüfung hineingehen würden. Starke Belastungssituationen führen in der Regel zu stärkeren Stressreaktionen. Kleinere Belastungssituationen führen zu schwachen Stressreaktionen, die automatisch ablaufen und oft überhaupt nicht bewusst wahrgenommen werden. Sobald die Belastungssituation vorüber ist oder bewältigt wurde, fällt das Erregungsniveau wieder ab. Bei starken Stressreaktionen dauert dies eher länger, bei schwachen Stressreaktionen erfolgt die Rückkehr zum normalen Erregungsniveau sehr rasch (▶ Folie 4, ◻ Abb. 5.9).

Die meisten Stressreaktionen dauern nur kurz an. Sie werden aufgrund der in unserem Körper angelegten Steuerungsvorgänge des vegetativen Nervensystems automatisch und spontan wieder heruntergeregelt, d. h. eine Stressreaktion dauert ebenso wie eine Angstreaktion nicht „ewig" auf hohem Niveau an (als Folge der Aktivierung des Parasympathikus). Sowohl Angst- als auch Stressreaktionen fallen in der Regel nach kurzer Zeit spontan wieder ab, auch ohne dass etwas dagegen unternommen werden muss.

Jeder Mensch erlebt täglich unzählige kleinere und größere Belastungssituationen. Manche Stressreaktionen sind eher kurz, wie etwa eine Schreckreaktion beim Autofahren. Andere dauern eher länger an, wie z. B. das Erwarten einer schlechten Nachricht in großer ängstlicher Besorgnis.

Abhängigkeit des Angsterlebens vom Anspannungsniveau

Wichtig für das Verständnis von Angst ist, sich bewusst zu machen, dass **ein- und dieselbe Belastung unterschiedlich stark erlebt** werden kann. Je nachdem, in welchem Anspannungszustand sich der Organismus befindet, fallen die Stressreaktionen und ihr Erleben unterschiedlich aus. Auf ▶ Folie 5 (◻ Abb. 5.10) werden drei unterschiedlich ausgeprägte Belastungssituationen dargestellt: eine geringe, eine mittlere und eine starke Belastungssituation. Im linken Teil des Bildes treten die Belastungen auf, während der Organismus und seine gesamte Erregungslage ausgeglichen sind, die allgemeine Anspannung während der Belastung also niedrig ist. Die zweite Belastungssituation verursacht zwar eine Zunahme der Erregung, erreicht aber nicht die Schwelle zum Angsterleben. Erst bei der dritten, starken Belastungssituation, wie z. B. einer mündlichen Prüfung, kommt es zu einem plötzlichen, starken Anstieg der Erregung, welcher als unangenehm oder angstvoll erlebt wird.

Im rechten Teil der Abbildung führen die gleichen Belastungssituationen an Tagen mit einer allgemein höheren körperlichen Anspannung sehr viel leichter zu Angstreaktionen. An solchen Tagen führen schon mittlere oder gar geringe Belastungssituationen zu Angstgefühlen in Verbindung mit einer als unangenehm erlebten körperlichen Erregung.

Soziales Kompetenztraining

Folie 4 **Die Stressreaktion** **Seite 1**

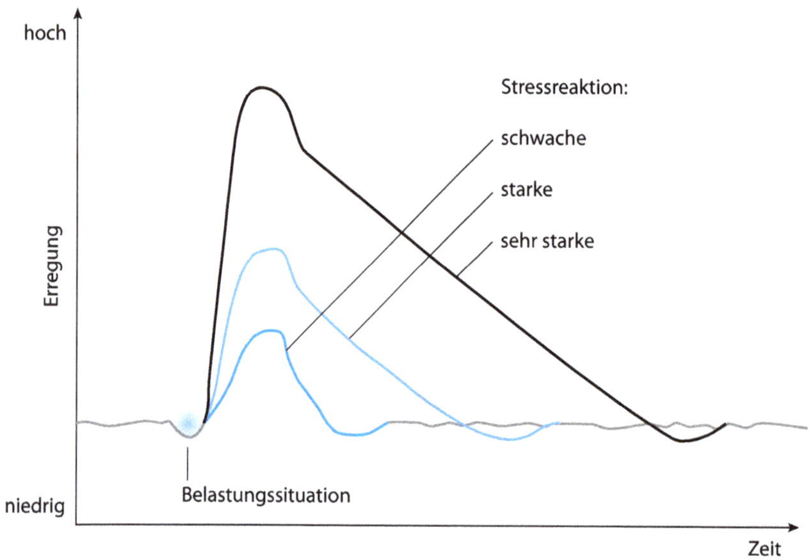

Abb. 5.9 Folie 4: Die Stressreaktion. (Aus: Alsleben, Hand, Soziales Kompetenztraining, 1. Auflage 2006, Copyright Elsevier GmbH, Urban & Fischer, München)

Soziales Kompetenztraining

Folie 5 **Stress und Angstreaktion im Alltag** **Seite 1**

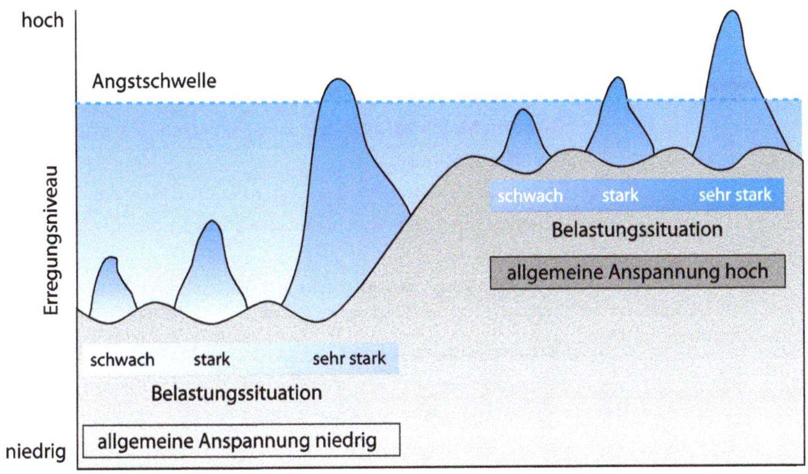

Abb. 5.10 Folie 5: Stress und Angstreaktion im Alltag. (Aus: Alsleben, Hand, Soziales Kompetenztraining, 1. Auflage 2006, Copyright Elsevier GmbH, Urban & Fischer, München)

Zusammenfassung Befindet sich der Organismus in einem **ausgeglichenen, niedrigen Anspannungsniveau** (z. B. nach einem Urlaub), löst eine Belastungssituation eine wesentlich schwächere und gut zu bewältigende Stressreaktion aus, als wenn der Organismus sich in einem hohen Anspannungsniveau befände.

Bei **hoher körperlicher Anspannung** können oft bereits kleine Belastungen Angstreaktionen hervorrufen. Oder der Körper reagiert scheinbar unerklärlich und ohne deutlichen Anlass mit Stresssymptomen wie z. B. Herzrasen, Schwitzen und Übelkeit.

Wie äußert sich Angst?

Angst besteht immer aus 4 Anteilen

1. **Körperliche Symptome** wie z. B. Herzrasen, Schwitzen oder Muskelanspannung
2. **Gedankliche Anteile** wie z. B. der Furcht davor, die Kontrolle zu verlieren, zu versagen oder von anderen negativ bewertet zu werden
3. **Gefühlsmäßige Anteile** wie z. B. Hilflosigkeit, Verzweiflung, Traurigkeit und natürlich Angst
4. **Verhaltensimpulse** wie z. B. Flucht- oder Vermeidungsreaktionen. Diese treten zur Verhinderung oder Reduktion der unangenehmen Angstreaktionen häufig auf. Auch das Ausüben von Sicherheitsverhalten, wie z. B. die Einnahme einer Beruhigungstablette vor einer Prüfung lässt sich häufig als Reaktion auf Angsterleben beobachten

Vier Anteile von Angst

Diese vier Anteile (▶ Folie 6, ◘ Abb. 5.11) müssen nicht immer gleichzeitig auftreten. Außerdem sind sie individuell unterschiedlich ausgeprägt. Bei manchen Menschen stehen eher die körperlichen Aspekte der Angst im Vordergrund, bei anderen eher die gedanklichen oder die Verhaltensanteile. Alle vier Anteile der Angst spielen jedoch sowohl bei der Entstehung als auch bei der Aufrechterhaltung von Angststörungen eine entscheidende Rolle.

Teufelskreis der sozialen Angst

Die vier Anteile der Angst, ergänzt um den Aspekt „Selbstwahrnehmung“, eignen sich sehr gut, um das Angstgeschehen in Form eines Kreislaufmodells zu verdeutlichen (▶ Folie 7, ◘ Abb. 5.12). Körperliche Symptome der Angst werden stärker, wenn diese besonders beachtet werden oder wenn eine Situation als besonders bedrohlich eingeschätzt wird.

Am Beispiel einer Prüfungssituation soll der Angstkreis verdeutlicht werden:

Soziales Kompetenztraining

Folie 6 **Die vier Anteile der Angst** **Seite 1**

Angst hat immer vier Anteile

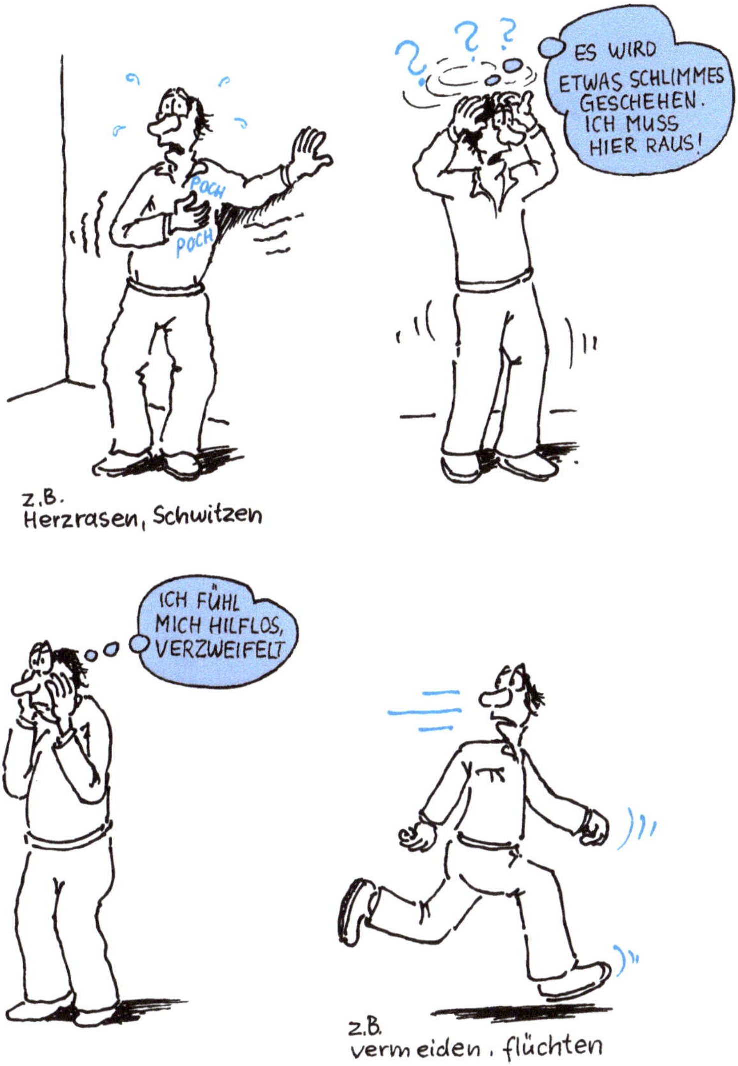

Abb. 5.11 Folie 6: Die vier Anteile der Angst. (Aus: Alsleben, Hand, Soziales Kompetenztraining, 1. Auflage 2006, Copyright Elsevier GmbH, Urban & Fischer, München)

Soziales Kompetenztraining

Folie 7 **Der Teufelskreis der sozialen Angst** **Seite 1**

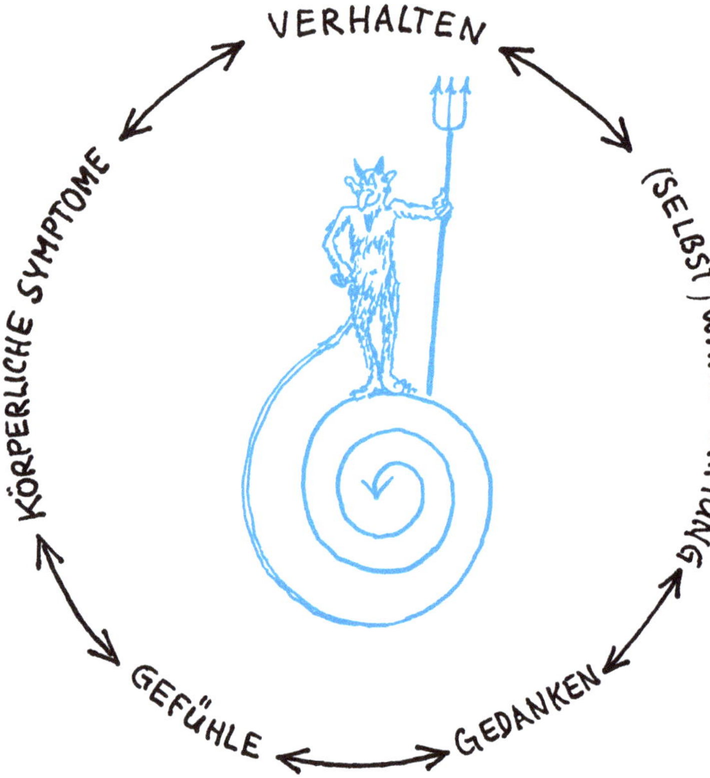

Abb. 5.12 Folie 7: Der Teufelskreis der sozialen Angst. (Aus: Alsleben, Hand, Soziales Kompetenztraining, 1. Auflage 2006, Copyright Elsevier GmbH, Urban & Fischer, München)

Beispiel

Beispiel: Prüfungssituation als Auslöser des Angstkreises
Frau L ist wegen ihrer bevorstehenden mündlichen Prüfung schon seit Tagen zunehmend nervös, obwohl sie gut vorbereitet ist. Schon immer bestanden bei ihr Ängste zu versagen. Als sie endlich ihren Prüfungstermin hat und vor dem Prüfungsraum darauf wartet, hereingebeten zu werden, bemerkt sie ihre vor Aufregung schwitzigen Hände und die starke Transpiration in den Achselhöhlen. Obwohl sie extra ihre Jacke zum Verstecken ihrer Schweißflecken anbehalten hat, befürchtet sie, dass der Prüfer ihr starkes Schwitzen wahrnehmen könnte, was ihr sehr peinlich wäre, denn sie möchte souverän wirken. Plötzlich befürchtet sie, dass sie vielleicht doch das Falsche gelernt haben könnte. Sie gerät in immer größere Aufregung und ist überzeugt davon, vor Angst gar nicht mehr denken zu können und in der Prüfung bestimmt zu versagen. Dadurch werden ihre Körperreaktionen noch massiver, was wiederum ihre Angstgefühle und negativen Gedanken verstärkt. Schließlich werden die Ängste so groß, dass sie beschließt, die Situation zu vermeiden und die Flucht nach Hause anzutreten.

Der Angstkreis kann an jedem der unterschiedlichen Anteile ausgelöst werden. Negative Bewertungen, eine erhöhte Selbstbeobachtung und körperliche Prozesse schaukeln sich dabei gegenseitig auf. Häufig sind Flucht- oder Meidungsverhalten die Folge. Die Erinnerung an die negative Erfahrung, die Prüfungssituation nicht bewältigt zu haben, führt wiederum zu späteren Erwartungsängsten gegenüber einer gleichen oder ähnlichen Situation.

Wann wird Angst zur Krankheit?

Viele Menschen fragen sich: „Wann wird Angst zur Krankheit, und welche Ängste sind behandlungsbedürftig?" (▶ Folie 8, ◘ Abb. 5.13).

Merkmale der Angsterkrankung

Treffen mehrere der nachfolgenden Merkmale zu, spricht man von einer Angsterkrankung:

1. Die Ängste sind unangemessen und stärker ausgeprägt als in der Situation notwendig.
2. Sie treten zu häufig auf oder dauern zu lange an.
3. Die Ängste sind verbunden mit dem Gefühl des Kontrollverlustes über ihr Auftreten und ihr Andauern.
4. Die Angst scheint den Menschen zu kontrollieren statt umgekehrt.
5. Es werden zunehmend Situationen vermieden, in denen keine reale Bedrohung vorliegt.
6. In der Folge können Einschränkungen in der Lebensführung (beruflich und/oder privat) entstehen.
7. Die Ängste können mit einem starken Leidensdruck einhergehen.

Soziales Kompetenztraining

Folie 8 **Merkmale einer Angsterkrankung** **Seite 1**

Angst wird zur Krankheit, wenn …

… sie unangemessen ist und stärker als notwendig auftritt.

… sie zu häufig auftritt oder zu lange andauert.

… man das Gefühl hat, die Kontrolle zu verlieren.

… man Angstsituationen häufig vermeidet oder aus ihnen flüchtet („Angst vor der Angst").

… man einen starken Leidensdruck verspürt.

… Einschränkungen in der Lebensführung (beruflich und/oder privat) auftreten.

Abb. 5.13 Folie 8: Merkmale einer Angsterkrankung

Theoretische Einführung: Was ist eine soziale Phobie?

Starke Angst in und vor sozialen Situation

Eine soziale Phobie umfasst **unangemessen starke (Erwartungs-) Ängste** und/oder Panikgefühle vor oder in **sozialen Situationen,** bei denen der Betroffene im Mittelpunkt der Aufmerksamkeit anderer steht oder sich der kritischen Beobachtung durch andere ausgesetzt fühlt (▶ Folie 9, ◘ Abb. 5.14). Angst verstärkende Gedanken können Befürchtungen sein, sich zu blamieren, zu versagen oder von anderen negativ bewertet und abgelehnt zu werden. Die Angst vor negativer Bewertung führt zur **Vermeidung** oder zu **ausgeprägter und anhaltender Angst** vor sozialen Situationen, die nur unter enormer Anstrengung bzw. Anspannung überstanden werden. Vor diesem Hintergrund können für den Betroffenen massive berufliche oder private Beeinträchtigungen und Probleme entstehen. Dies alles wirkt sich negativ auf das Selbstwerterleben aus und führt zu einem oft hohen Leidensdruck. Ein soziales Rückzugsverhalten bis hin zur sozialen Isolation kann die Folge sein. Das Erleben von Anspannung, Angst oder Panik ist mit körperlichen Angstsymptomen wie z. B. Herzrasen, Zittern, Erröten oder Schwitzen verbunden.

Soziale Ängste können in den verschiedensten Situationen auftreten, die von den Betroffenen unterschiedlich schwierig bewertet werden und daher auch mit unterschiedlich ausgeprägten Angstreaktionen einhergehen. Die ▶ Folie 10 (◘ Abb. 5.15) zeigt einige typische Angstsituationen, die mit der sozialen Phobie in Verbindung stehen.

Theoretische Einführung: Wie entstehen soziale Ängste und was erhält sie aufrecht?

Selbstsicherheit entsteht aus vielen Fähigkeiten im Umgang mit anderen Menschen, d. h. zwischenmenschlichen (interpersonellen) Fertigkeiten sowie einem positiven und realitätsangemessenen Selbstbild und Selbstwirksamkeitserleben. Für die Entwicklung sozialer Ängste gibt es verschiedene Erklärungsansätze, von denen wir nun einige erläutern möchten.

Erklärungsansätze zur Entstehung von sozialen Ängsten

- Traumatische Lebenserfahrungen
- Genetische Bedingungen
- Neue Lebens- und Berufssituationen
- Lernpsychologische Erklärungsmodelle

Traumatische Lebenserfahrungen

Menschen mit ungünstigen Lebenserfahrungen entwickeln oft kein hinreichend gutes und stabiles Selbstwertgefühl, insbesondere wenn diese Erfahrungen früh stattfanden und lange Zeit wirksam waren.

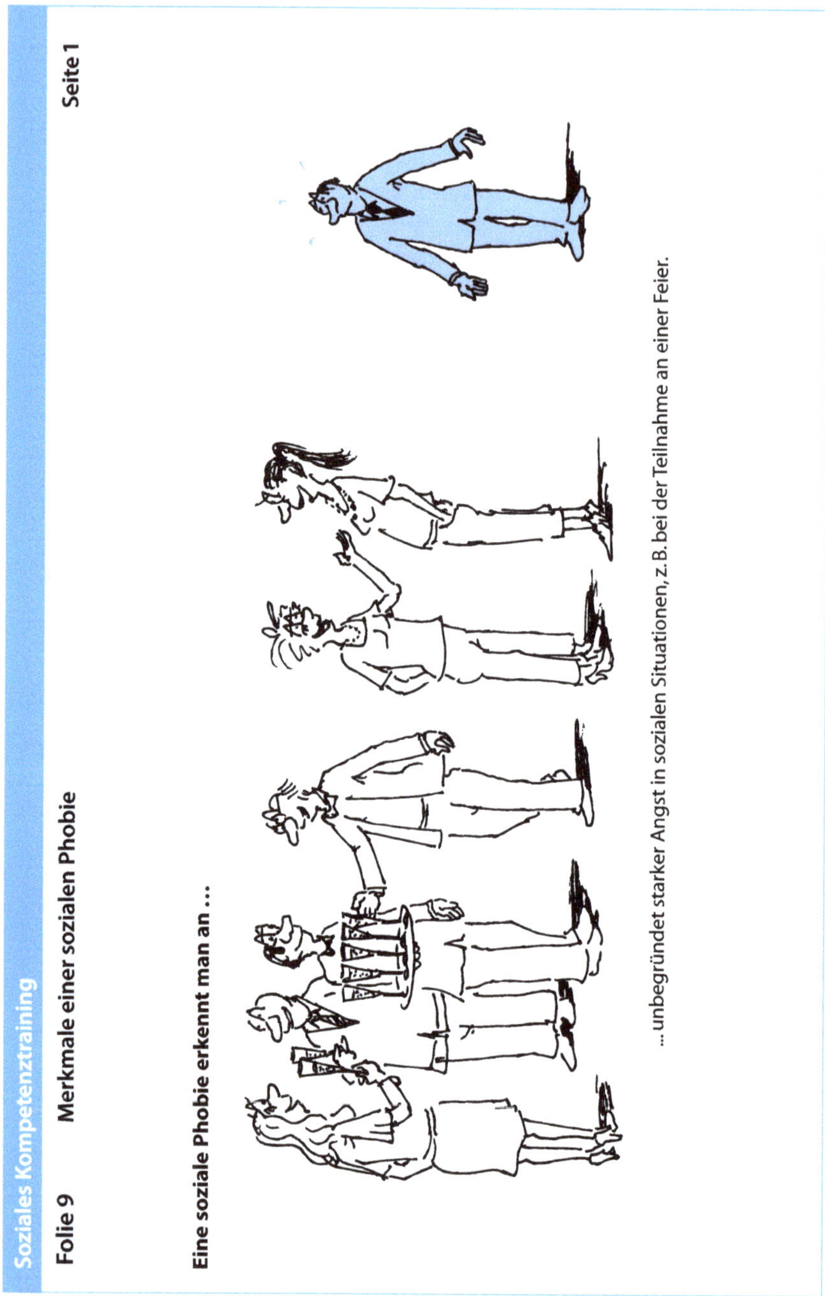

Abb. 5.14 Folie 9: Merkmale einer sozialen Phobie. (Aus: Alsleben, Hand, Soziales Kompetenztraining, 1. Auflage 2006, Copyright Elsevier GmbH, Urban & Fischer, München)

Soziales Kompetenztraining

Folie 10 **Situationen, in denen soziale Ängste auftreten können** **Seite 1**

Beispiele für Situationen, in denen soziale Ängste auftreten können

Soziale Ängste können in privaten und beruflichen Situationen auftreten und sich sowohl auf den Kontakt zu fremden als auch vertrauten Personen beziehen.

- Blickkontakt aufnehmen
- Im Mittelpunkt der Aufmerksamkeit anderer stehen
- In oder vor Gruppen sprechen
- Eine Feier oder Party besuchen
- Kontakt zu fremden Personen aufnehmen
- Mit jemandem sprechen, den man kaum kennt
- In der Öffentlichkeit essen/trinken/schreiben
- Mit Autoritätspersonen in Kontakt treten
- Sich abgrenzen (Nein sagen)
- Forderungen und Wünsche äußern
- Kritik oder die eigene Meinung äußern
- Mit fremden Personen telefonieren
- Einen Raum betreten, in dem sich bereits andere Personen befinden
- Sich mit einer Person des anderen Geschlechts verabreden/treffen
- Mündliche Prüfungen absolvieren
- Konflikte bewältigen
- Einen Kontakt fortsetzen

Abb. 5.15 Folie 10: Situationen, in denen soziale Ängste auftreten können

Beispiel

Beispiele für traumatische Lebenserfahrungen

- Frühe Verlusterlebnisse durch Tod oder Trennung von engen Bezugspersonen
- Erleben von körperlichen, sexuellen oder psychischen Gewalterfahrungen

Genetische Bedingungen

Beobachtet werden kann allgemein eine familiäre Häufung von Angsterkrankungen. Ob bei sozialen Ängsten tatsächlich eine Vererbung im engeren Sinne (genetisch bedingt) vorliegt oder ob es sich eher um ein familiär gelerntes Verhalten handelt, ist noch nicht abschließend geklärt. Biologisch festgelegt scheint jedoch eine unterschiedlich stark ausgeprägte Angstbereitschaft zu sein. So gibt es Menschen, die „von Natur aus", also von Geburt an, auf Reize schneller mit Angst reagieren als andere Menschen. So können soziale Unsicherheit und Ängstlichkeit im Umgang mit anderen Menschen bereits in der Kindheit und Jugend auftreten. Das vorübergehende „Fremdeln" bei Kleinkindern ist dem gegenüber ein in der Regel harmloses und normales Entwicklungsstadium.

Beispiel

Beispiele für genetische Bedingungen

- Schon im Kindergarten oder in der Grundschule zeigen sich Kontaktprobleme und Mittelpunktängste, obgleich das gesamte Umfeld intakt ist.
- Das Kind mag sich in der Schule nicht melden und traut sich in der Pause nicht, mit den anderen Kindern zu spielen.

Neue Lebens- oder Berufssituation

Manchmal tritt soziale Angst erst in späteren Lebensabschnitten scheinbar plötzlich auf, häufig in Lebenssituationen mit verstärktem Stress bzw. in Situationen mit veränderten und erhöhten Anforderungen.

Beispiel

Beispiele für neue Lebens- oder Berufssituationen

- Am Arbeitsplatz werden Teamgesprächsrunden neu eingeführt. Jeder Mitarbeiter muss in diesem Zusammenhang in regelmäßigen Abständen Ergebnisberichte vorstellen.
- Das erste Kind wird eingeschult; plötzlich ist es notwendig, einen Elternabend zu besuchen und sich für die Belange des eigenen Kindes einzusetzen.

Lernpsychologische Erklärungsmodelle

Kinder **lernen am Modell der Eltern und der Umwelt**. Defizite entstehen, wenn kein Modell oder Vorbild vorhanden ist oder wenn diese nicht ausreichend sind.

Beispiele für lerntheoretische Erklärungsmodelle Beispiel

- Die Eltern streiten nie, und Konflikte werden totgeschwiegen. Oder das Austragen von Konflikten endet mit starken negativen Konsequenzen (z. B. Gewalt, Ausgrenzung, Ignoranz).
- Die Eltern sind schüchtern und haben nur wenige soziale Kontakte.

Nicht nur in der Kindheit, sondern lebenslang wird unser Verhalten durch **positive Reaktionen und Belohnungen** gesteuert bzw. verstärkt. Dazu gehören z. B. Lob und Anerkennung, die zur Entstehung positiver Gefühle beitragen.

Beispiele für Lob und Anerkennung Beispiel

Ein Lob des Lehrers für eine gelöste Rechenaufgabe an der Tafel oder Anerkennung der Kollegen für einen guten Redebeitrag.

Demgegenüber führen **negative Reaktionen** wie Strafe, Ablehnung und Abwertungen oder auch aggressives Verhalten dazu, dass Verhalten unterdrückt wird und negative Gefühle wie z. B. Selbstzweifel und Angst entstehen.

Beispiele für negative Reaktionen Beispiel

- Hänseleien von Mitschülern aufgrund der Körpergröße (zu groß/zu klein).
- Lachen von Klassenkameraden während des Vortragens eines Gedichts.

Oft ist nicht nur ein Faktor für die Entstehung einer Angsterkrankung verantwortlich, sondern das Zusammenspiel verschiedener Faktoren. Zu einem wesentlichen Anteil werden Ängste jedoch durch Erfahrungen erlernt. Für die Aufrechterhaltung der Angst ist dabei von großer Wichtigkeit, wie man in der Gegenwart mit angstbesetzten Situationen umgeht. So führt Vermeidungsverhalten letztlich zu einer Verstärkung der Angst, d. h. alte Angsterfahrungen bleiben bestehen, und es kann nicht zu neuen, positiven Erfahrungen kommen.

Erfahrungen setzen sich aus unterschiedlichen Anteilen zusammen. Dazu gehören eigene Gedanken und Bewertungen hinsichtlich der betreffenden Situationen und der damit verbundenen Gefühle. Aber auch Negativbewertungen von körperlichen Symptomen (z. B. das Erröten in Situationen, in denen man selbst im Mittelpunkt der Aufmerksamkeit anderer steht) ist eine Erfahrung, die das eigene Verhalten in sozialen Situationen negativ beeinflussen kann. Soziale Ängste entstehen somit als Reaktion auf zwischenmenschliche Situationen, die vom Betroffenen in irgendeiner Form als bedrohlich interpretiert werden. Steuernd hierfür sind negative Gefühle, Gedanken und Bewertungen.

Beispiel

Beispiel für eine angstbesetzte Situation

Häufig sind soziale Mittelpunktsituationen angstbesetzt, z. B. wenn jemand in größerer Runde plötzlich nach seiner Meinung gefragt wird und befürchtet, vor Publikum nicht sprechen zu können bzw. sich zu blamieren.

In diesem Fall…

- entstehen ähnliche **Körperreaktionen** wie in einer real bedrohlichen Gefahrensituation; dazu gehören u. a. Herzklopfen, Schwitzen, körperliche Anspannung usw.
- kommt es zum Auftreten von **Gedanken an Flucht und Vermeidung** in der Form, dass der Betroffene am liebsten auf schnellstem Wege aus der entsprechenden Situation flüchten möchte oder schon im Vorfeld entscheidet, sie gar nicht erst aufzusuchen.
- entwickeln sich **negative und selbstabwertende Gedanken** wie z. B.: „Ich werde das sowieso nie können" oder „Die anderen lehnen jemanden wie mich bestimmt sofort ab, das brauche ich gar nicht erst zu versuchen" und führen zu Gefühlen der Hilflosigkeit und des Versagens.
- schweigt der Betroffene statt etwas zu sagen, wie eigentlich gewollt. Dadurch kann eine **Überprüfung der befürchteten negativen Reaktionen nicht stattfinden**. Somit können auch keine neuen, die negativen Annahmen korrigierenden Erfahrungen gesammelt werden.

Aufrechterhaltung durch Flucht und Vermeidung

Soziale Ängste werden also aufrechterhalten durch…

- **Flucht** aus der Angst machenden Situation oder
- ihre komplette **Vermeidung**,
- **indirekte Vermeidungsstrategien** und Hilfsmittel wie z. B. ablenkende Gedanken, die Einnahme von Angst dämpfenden Medikamenten, das Trinken von Alkohol und das Nutzen anderer Sicherheit spendender Mittel wie z. B. Make-up-Cremes, die das Rotwerden verdecken sollen.

Ziele des SKT

► Folie 11 (Abb. 5.16) fasst diese Aspekte noch einmal zusammen.

Die Ziele des SKT bestehen darin,

- zu lernen, eigene **Handlungsspielräume zu erweitern**, um so neue Erfahrungen machen zu können;
- zu lernen, **soziale Ängste zu bewältigen** und **mehr Risikobereitschaft** in zwischenmenschlichen Situationen zu entwickeln;
- ggf. **fehlende soziale Fertigkeiten** nachlernen zu können.

Hinweise zur Umsetzung in der Einzeltherapie

Im Rahmen einer Einzeltherapie hat es sich bewährt, die Inhalte dieses Moduls gemeinsam mit dem Patienten zu erarbeiten. Dabei empfiehlt es sich, die Inhalte entsprechend des individuellen Informationsbedarfs anzupassen und Beispiele des Patienten mit einzubeziehen. Die Folien können in kopierter Form als Arbeitsblätter eingesetzt werden.

Soziales Kompetenztraining

Folie 11 **Entstehungsmodell für Angst** **Seite 1**

Unser Verhalten wird beeinflusst und gesteuert durch unsere:

Gedanken/Bewertungen
↗
1. Erfahrungen → Gefühle
↘
Körperreaktionen

2. und die damit verbundenen Konsequenzen

Bei befürchteten negativen Konsequenzen entsteht ANGST.

Abb. 5.16 Folie 11: Entstehungsmodell für Angst

Hinweise zur Umsetzung in der Gruppentherapie

Im Rahmen einer SKT-Gruppentherapie wird empfohlen, dieses Modul als einen Vortrag zu gestalten, in den die einzelnen Folien mit einbezogen werden. Dazu können der gesamte Text oder nur einzelne Abschnitte daraus vorgetragen oder vorgelesen werden. Um die Informationsvermittlung lebendig zu gestalten, sollten immer die Patienten einbezogen werden.

Unabhängig vom Setting sollte darauf geachtet werden, auf eventuell auftretende Verständnisfragen einzugehen.

5.1.3 Modul A3: Wahrnehmungs- und Diskriminationsfähigkeit

Dieses Modul umfasst Informationen und Übungen zur Erhöhung der Wahrnehmungs- und Diskriminationsfähigkeit in zwischenmenschlichen Begegnungen. Neben der Vermittlung von Basisfertigkeiten stehen Emotionen bzw. Gefühlsäußerungen im Vordergrund.

Allgemeines Ziel ist die Erhöhung der sozialen Wahrnehmungs- und Diskriminationsfähigkeit im Hinblick auf die eigene Person und den Kontakt mit anderen Menschen. Diese Fertigkeiten bilden eine wichtige Grundlage bezogen auf die Realitätsüberprüfung und damit auch für das erfolgreiche Anwenden des Angstbewältigungskonzepts (► Abschn. 5.1.4). Ihre Anwendung trägt zu mehr Selbstwirksamkeitserleben und zu einem selbstsicheren Verhalten bei.

Wichtig für die Realitätsüberprüfung

Theoretische Einführung: Wahrnehmungs- und Diskriminationsfähigkeit

Menschen mit sozialen Ängsten neigen in zwischenmenschlichen Situationen zur Überinterpretation des Verhaltens anderer Personen. Damit gemeint sind negative Verallgemeinerungen und Interpretationen, sogenannte **subjektive Bewertungen**. Diese beinhalten Annahmen über eine Situation oder eine Person, von denen der Betreffende gar nicht weiß, ob sie tatsächlich der Realität entsprechen. Subjektive Bewertungen können vor dem Hintergrund **negativer Vorerfahrungen** oder **enger sozialer Normen und Werte** entstehen, welche vom Betroffenen im Laufe seiner Lebensgeschichte erworben wurden. Zudem halten viele Menschen an ihrem Eindruck aus den ersten Sekunden einer Begegnung fest, ohne ihn im späteren Verlauf noch einmal auf seine Richtigkeit zu überprüfen. Dieser erste Eindruck muss sich aber nicht immer bewahrheiten.

Subjektive und interpretierende Bewertungen

Beispiel

Beispiel für eine subjektive, interpretierende Bewertung in einer sozialen Situation

Dem Mann dort drüben bin ich unsympathisch, der mag mich nicht, das sehe ich an seinem ablehnenden Gesichtsausdruck. So wie der mich schon ansieht, kann das gar nicht anders sein. Der findet mich bestimmt hässlich.

Den brauche ich gar nicht erst anzusprechen, dabei hole ich mir nur eine Abfuhr.

Das Verhalten anderer Menschen objektiv zu beschreiben, statt subjektiv zu interpretieren, stellt eine wichtige Basiskompetenz in der Bewertung sozialer Situationen dar und damit auch in der Bewältigung sozialer Ängste. Wir sprechen in diesem Zusammenhang von „**objektiver Situationsbeschreibung**". Diese beinhaltet, sich in der Beschreibung anderer Personen oder Situationen nur auf das tatsächlich Beobachtbare zu beziehen und nicht an Vermutungen und subjektiven Interpretationen festzuhalten (Hand 2005).

Objektive Beschreibung

Um eine normenerweiternde Einstellungsänderung herbeizuführen, hat es sich als hilfreich erwiesen, die Wahrnehmung immer wieder auf eigene subjektive Interpretationen zu richten und sich im Falle ihres Auftretens verschiedene, alternative Argumente für das Verhalten der anderen Person zu überlegen, die nichts mit der eigenen Person zu tun haben.

Beispiel für eine objektive Situationsbeschreibung in einer sozialen Situation

Beispiel

Der Mann dort drüben wirkt negativ gestimmt. Das erkenne ich an seinen hochgezogenen Augenbrauen und seinen hängenden Mundwinkeln, außerdem zeigt er eine angespannte Körperhaltung. Das muss sich aber gar nicht auf mich beziehen. Vielleicht hatte er gerade Ärger mit seinem Chef, vielleicht ist er versetzt worden, oder ihm gefällt das Fest hier nicht besonders. Vielleicht ist er auch gar nicht negativ gestimmt, sondern sehr nachdenklich. Ich gehe mal hin und spreche ihn an, dann bekomme ich vielleicht heraus, was mit ihm los ist, denn eigentlich finde ich ihn ganz sympathisch.

▶ Folie 12 (◘ Abb. 5.17) stellt zusammenfassend die Merkmale des subjektiven Interpretierens und des objektiven Beschreibens einander gegenüber.

Übungen zur Wahrnehmungs- und Diskriminationsfähigkeit

Die nachfolgende Übung zur Wahrnehmungs- und Diskriminationsfähigkeit kann sowohl in einer Einzel- als auch in einer Gruppentherapie eingesetzt werden.

Übung 1: Objektive Wahrnehmung statt subjektive Interpretation

Ziel Diese Übung vermittelt anschaulich die Grundlagen dieses Moduls. Ziel ist es, dass der Patient den Unterschied zwischen einer subjektiven Interpretation und einer objektiven Beschreibung kennenlernt. Ferner kann er an sich selber feststellen, inwieweit er im Allgemeinen dazu neigt, zu interpretieren statt zu beschreiben, also Ver-

Soziales Kompetenztraining

Folie 12 **Wahrnehmungs- und Diskriminationsfähigkeit in sozialen Situationen** **Seite 1**

Subjektives Interpretieren	versus	Objektives Beschreiben
↓		↓
Persönliche, subjektive Annahmen und Interpretation über eine Situation oder eine Person		Objektive Beschreibung dessen, was tatsächlich wahrnehmbar ist
↓		↓
Nicht überprüft: Eigene Annahmen müssen nicht der Realität entsprechen		Direkt überprüfbar: Beschreibungen entsprechen der beobachtbaren Realität
↓		↓
Können negative Befürchtungen und Ängste verstärken		Vermitteln Sicherheit in der vorliegenden Situation

Abb. 5.17 Folie 12: Wahrnehmungs- und Diskriminationsfähigkeit in sozialen Situationen

mutungen über eine Situation entstehen zu lassen, von der er gar nicht weiß, ob sie auch tatsächlich der Realität entspricht.

Übungsanleitung Der Therapeut beschreibt modellhaft gemeinsam mit dem Patienten die abgebildete Szene auf ▶ Folie 13 (◻ Abb. 5.18). Hierbei ist auf eine objektive Beschreibung zu achten. Vermieden werden sollten subjektive Interpretationen wie *„der Mann schläft, befindet sich auf einer Wiese, in einem Garten, es ist Sommer"*. Alle diese Informationen gehen aus der Abbildung nicht eindeutig hervor und sind deshalb nur interpretative Vermutungen.

Beispiel

Beispiel für eine objektive Beschreibung
Ich sehe einen Mann, der auf einer Grünfläche an einen Baum gelehnt sitzt. Der Mann hat seine Augen geschlossen. Er trägt …

Im zweiten Schritt der Übung beschreibt der Patient jeweils drei Details der Abbildungen von ▶ Folie 14 (◻ Abb. 5.19), die nacheinander aufgedeckt werden.

Tipp

Statt der ▶ Folie 14 können im Rahmen dieser Übung auch Blätter eines Fotokalenders oder Bilder aus Zeitschriften verwendet werden.

Hinweise zur Umsetzung in der Gruppentherapie Die Gruppenteilnehmer können nach der gemeinsamen Beschreibung von ▶ Folie 13 (◻ Abb. 5.18) einzeln nach vorne treten und jeweils drei Details einer der Abbildungen der ▶ Folie 14 (◻ Abb. 5.19) beschreiben, die nacheinander aufgedeckt werden. Der Therapeut steht dem Protagonisten dabei unterstützend zur Seite. Direkt während der Übung sollte darauf geachtet werden, dass die Beschreibungen weder vom Therapeuten noch von der Gruppe kommentiert werden. Nach jeder Beschreibung kann Beifall und Lob für den Teilnehmer erfolgen.

Nach den einzelnen Durchgängen der Übung erfolgt eine **kurze Auswertung**. Diese beginnt mit der Frage an den Protagonisten: *„War das gerade eine Beschreibung oder eine Interpretation?"* Anschließend werden die restlichen Gruppenteilnehmer nach ihrer Einschätzung befragt. Kamen bei der Beschreibung auch Interpretationen vor, werden diese gemeinsam mit den Teilnehmern umformuliert. Manchmal gibt es Grenzbereiche bzw. Überschneidungen, da einige Adjektive nicht eindeutige Zuordnungen aufweisen (z. B. groß, klein etc.). Objektiv, aber unrealistisch wäre im diesem Fall beispielsweise nur ein Zollstock.

Die weiteren Übungen zur Wahrnehmungs- und Diskriminationsfähigkeit eignen sich ausschließlich für die Anwendung innerhalb einer Gruppentherapie. Bei der Durchführung der Übungen sollte

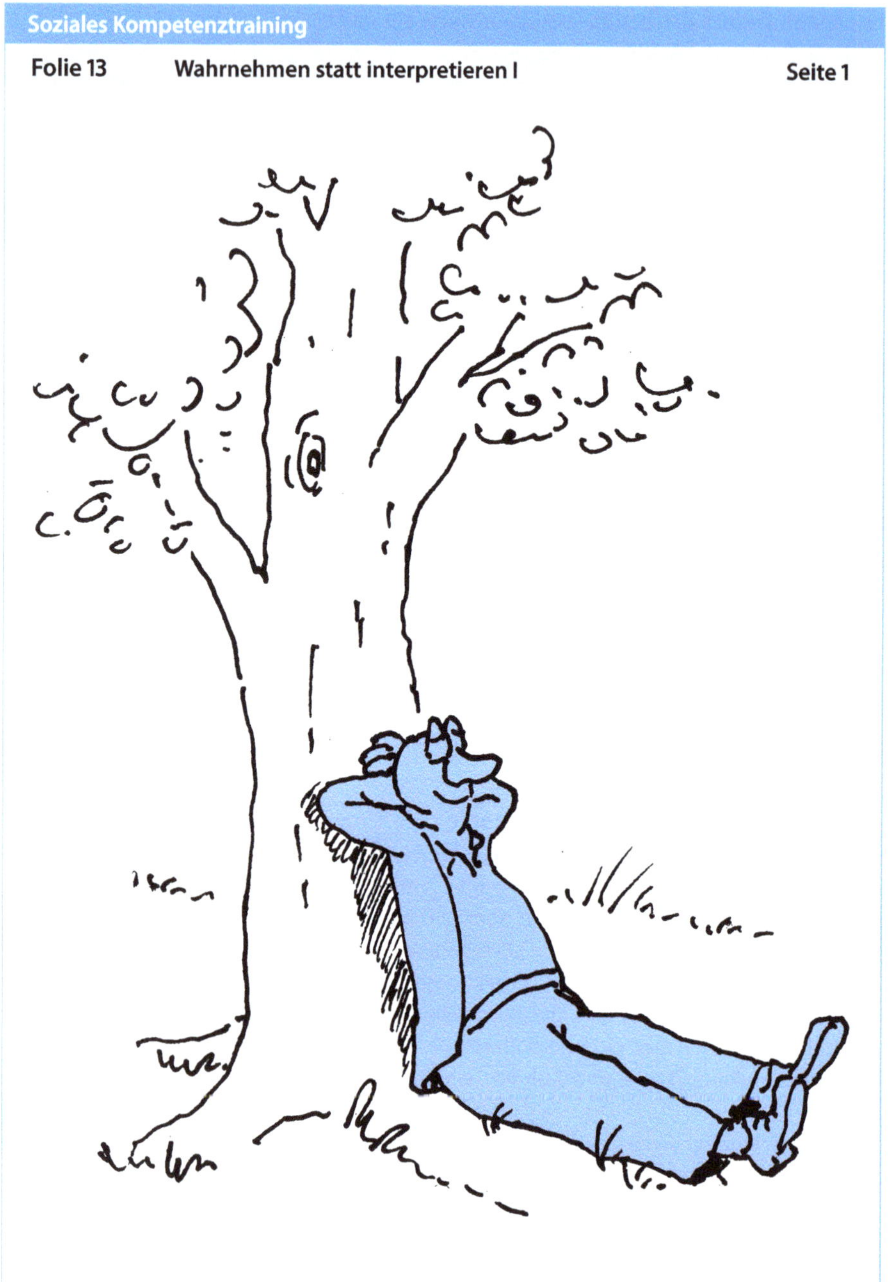

Abb. 5.18 Folie 13: Wahrnehmen statt interpretieren I. (Aus: Alsleben, Hand, Soziales Kompetenztraining, 1. Auflage 2006, Copyright Elsevier GmbH, Urban & Fischer, München)

Soziales Kompetenztraining

Folie 14 **Wahrnehmen statt interpretieren II** **Seite 1**

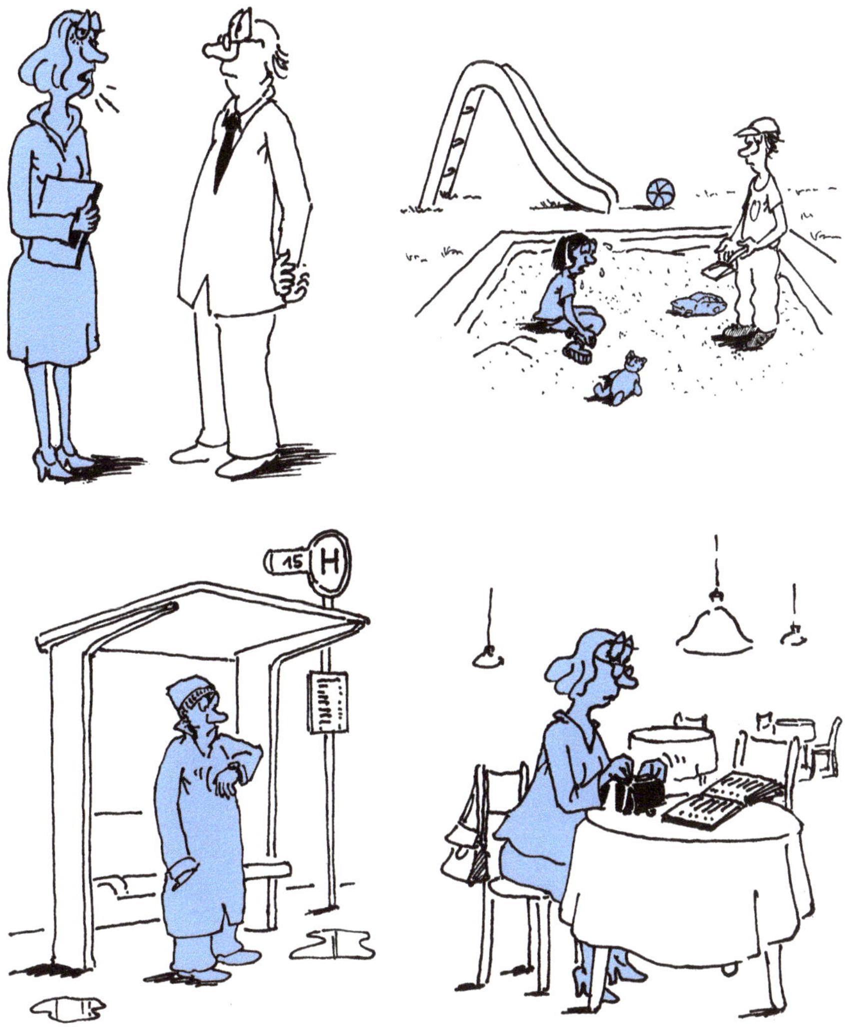

Abb. 5.19 Folie 14: Wahrnehmen statt interpretieren II. (Aus: Alsleben, Hand, Soziales Kompetenztraining, 1. Auflage 2006, Copyright Elsevier GmbH, Urban & Fischer, München)

Soziales Kompetenztraining

Folie 14 **Wahrnehmen statt interpretieren II** **Seite 2**

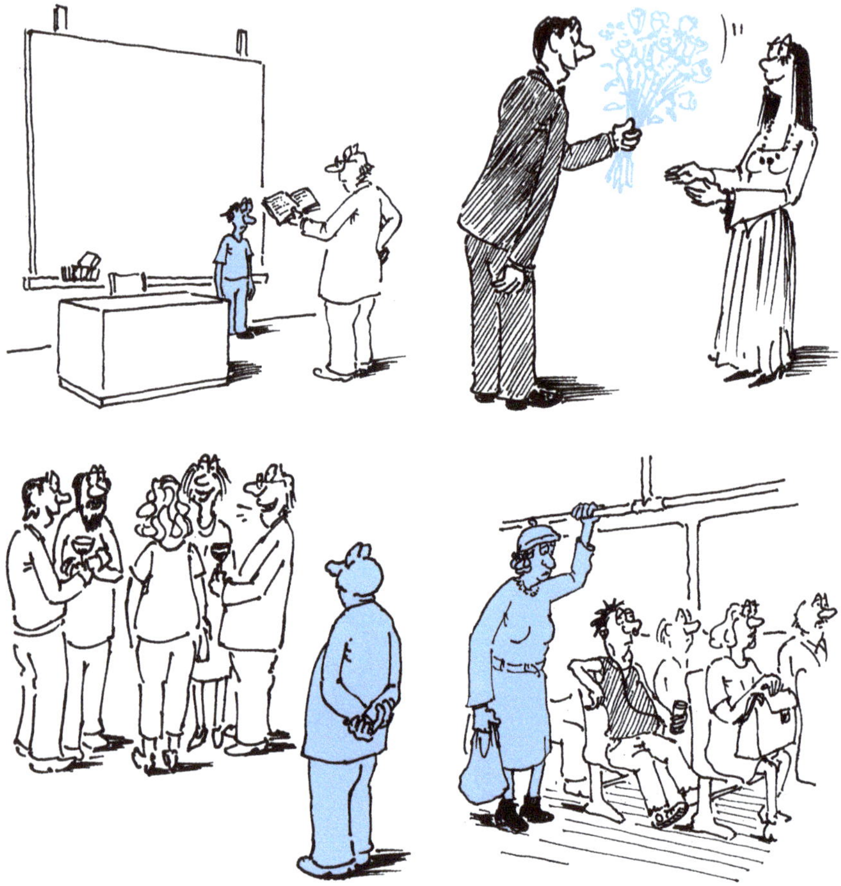

Abb. 5.19 (Fortsetzung)

beachtet werden, dass diese für die Patienten bereits eine schwierige Mittelpunktsituation darstellen können. Sollte dieses der Fall sein, ist es ratsam, näher darauf einzugehen. Es empfiehlt sich, bestehende Befürchtungen zu hinterfragen und an Strategien der Angstbewältigung zu erinnern.

Übung 2: Marktplatz-Übung

Ziel Diese Übung unterteilt sich in zwei Abschnitte. Das Ziel besteht darin, dass sich die Gruppenteilnehmer im Blickkontakt üben, was für Patienten mit einer sozialen Phobie oft eine Hürde darstellt. Ferner geht es bei dieser Übung darum, die Wahrnehmungsfähigkeit für die eigene Befindlichkeit in Bezug auf Gedanken, Gefühle und körperliche Reaktionen sowie Vermeidungstendenzen zu erhöhen.

Erhöhung der eigenen Wahrnehmungsfähigkeit

Anleitung zum ersten Übungsteil

- Alle Patienten gehen kreuz und quer durch den Raum und nehmen dabei untereinander Blickkontakt auf, zu jeder Person im Raum mindestens einmal.
- Während der Übung sollten die Teilnehmer auf eigene Gedanken, Gefühle und Körperreaktionen achten.
- Die Zeitvorgabe für diesen Übungsteil beträgt 1–2 Minuten. Der Therapeut gibt ein Signal, wann die Übung beendet ist.

Anleitung zum zweiten Übungsteil

- Bei ungerader Anzahl der Gruppenteilnehmer beteiligt sich der Therapeut an der Übung.
- Nach dem Beenden des ersten Teils der Marktplatz-Übung bilden je zwei Teilnehmer ein Tandem.
- Beide Partner stellen sich, in einer für sie angenehmen Distanz, einander gegenüber und versuchen Blickkontakt zu halten.

Hinweise zur Übungsanleitung

- Im Vorfeld dieser Übung sollten die Patienten darin angeleitet werden, dass sie dem Blickkontakt nicht mit einem Grinsen begegnen sollten. Dieses kann eine indirekte Vermeidungsstrategie zur Anspannungsreduzierung darstellen.
- Die Zeitvorgabe für den zweiten Übungsteil beträgt etwa 20 Sekunden; auch hier ist die Zeit den Teilnehmern anzusagen.

Übungsauswertung

- Erst im Anschluss an den zweiten Übungsteil erfolgt die Gesamtauswertung der Marktplatz-Übung. Dazu kehren die Teilnehmer in den Stuhlkreis zurück und berichten nacheinander über ihre Erfahrungen. Die nachfolgenden Fragen haben sich in der Übungsauswertung als hilfreich erwiesen.
- Die Dauer der Auswertung sollte auf 10–15 Minuten begrenzt werden.

Beispiel

Beispiele für Fragen zur Auswertung der Marktplatz-Übung

- Wie ist es Ihnen während der Übung ergangen?
- Was haben Sie wahrgenommen?
- Gab es für Sie einen Unterschied zwischen dem ersten und dem zweiten Teil der Übung?
- Haben Sie eine körperliche Anspannungsreaktion gespürt? Wenn ja, wo?
- Haben Sie im Verlauf der Übung Veränderungen wahrgenommen?
- Wie ist es Ihnen mit dem Blickkontakt ergangen?
- Welche Gedanken und Gefühle haben sich bei Ihnen eingestellt?
- Machte es einen Unterschied, ob Ihr Gegenüber ein Mann oder eine Frau war, welche Rolle spielte das Alter?
- Gab es für Sie im Rahmen dieser Übung eine wichtige Erfahrung oder Erkenntnis?

Übung 3: Beschreibung des Gegenübers

Übungsanleitung

- Die Übung besteht darin, dass sich die Patienten zu zweit gegenübersitzen und versuchen, sich nacheinander gegenseitig jeweils eine Minute lang objektiv zu beschreiben.
- Der Therapeut kann diese Übung zu Beginn modellhaft vormachen. Er achtet anschließend auf die Zeitvorgaben.

Hinweise zur Übungsanleitung

- Die Patienten sollten angehalten werden, keine subjektiven, interpretierenden Deutungen zu benutzen, sondern lediglich objektive Beschreibungen.
- Der zu Beschreibende soll darauf hingewiesen werden, während der Übung zuzuhören und nach Möglichkeit zu versuchen, nicht ausweichend zu lachen oder die über ihn getroffenen Äußerungen zu kommentieren.

Beispiel

Beispiel für eine Beschreibung des Gegenübers

„Ich sehe, du hast volle, gerade Augenbrauen, blaugraue Augen und schmale Lippen. Du trägst Ohrringe und eine Armbanduhr. Dein Pullover ist aus einem beigefarbenen Wollstoff, du hast Stiefel an…" usw.

Vermieden werden sollten Interpretationen wie: „Du hast strahlende Augen, ein nettes Lächeln, ein hübsches Gesicht" oder „Du wirkst sehr freundlich, intelligent…" oder „Deine Schuhe sind sehr modisch, deine Uhr sieht teuer aus" usw.

Übungsauswertung

- Der Beschreibende und sein Gegenüber werden in der Nachbesprechung nacheinander gefragt, ob es ihnen selbst und dem anderen gelungen ist, zu beschreiben statt zu interpretieren.

- Außerdem werden die Patienten, ähnlich wie im Rahmen der vorangegangenen Übung, durch konkretes Nachfragen darin unterstützt, über ihre individuellen Erfahrungen während der Übung zu berichten.
- **Ziel der Nachbesprechung** ist auch dieses Mal, zu hinterfragen, wie schwer oder wie leicht den einzelnen Teilnehmern die Übung gefallen ist. Außerdem sollen sie angeregt werden, zu berichten, welche Reaktionen sich bei ihnen eingestellt haben und wie sie sich in den zwei unterschiedlichen Rollen erlebt haben.

Theoretische Einführung: Gefühlsdarstellung

Gefühle spielen in unserem Leben eine große Rolle. Sie werden auch als Emotionen bezeichnet. Nicht selten stellen sie ein wichtiges Handlungsmotiv dar. Oft wird bei der Beschreibung von Emotionen auf vorangegangene Erfahrungen zurückgegriffen, statt sie direkt zu benennen. Dazu ein Beispiel: *„Mit Frau Z habe ich eine gute Zeit verbracht"* statt *„In der Gesellschaft von Frau Z habe ich mich wohlgefühlt."*

Wahrnehmung, Beschreibung, Unterscheidung von Gefühlen

Auch die Wahrnehmung und Unterscheidung **unterschiedlicher Gefühlszustände** bezogen auf sich selbst und andere Personen werden der Wahrnehmungs- und Diskriminationsfähigkeit in sozialen Situationen zugeordnet. Eine differenzierte, beschreibende Wahrnehmung von Gestik und Mimik ist bei der Realitätsüberprüfung hilfreich. Diese ermöglicht es einerseits, sich selber besser kennenzulernen und anderseits andere Personen besser einschätzen zu lernen. Dadurch erweitert sich letztendlich der eigene Handlungsspielraum. Die einzelnen Gefühlsabstufungen lassen sich sprachlich differenziert beschreiben.

Übungen zur Gefühlsdarstellung

Übung 4: Gefühlsdarstellung – Benennen und Sammeln von Emotionen

Übungsanleitung Im Rahmen dieser einführenden Übung wird der Patient aufgefordert, mitzuteilen, welche Gefühle er aus seinem Lebensalltag kennt und woran er diese bei sich selbst und anderen erkennt. Um ihn zum aktiven Mitmachen zu ermutigen, haben sich die nachfolgenden Fragen bewährt.

Fragen zur Einführung in den Themenbereich Emotionen
- Welche Gefühle kennen Sie?
- Woran erkennen Sie dieses Gefühl bei sich selber oder anderen?
- Welche Gefühle kennen Sie noch?
- Was ist das Gegenteil von… (z. B. Liebe)?

Das **Ziel dieser Einführung** besteht darin, verschiedene Gefühle zu sammeln und am Flipchart festzuhalten. Während der Sammlung lassen sich die Begriffe „**verbal**" = „**sprachlich**" und „**nonverbal**" = „**nichtsprachlich**" gut einführen und erläutern. Mithilfe dieser Begriffe lässt sich verdeutlichen, dass Gefühle sowohl verbal mitgeteilt werden können als auch nonverbal sichtbar werden.

Die ▶ Folie 14 (◘ Abb. 5.20) unterstützt den Patienten darin, seine emotionale Ausdrucksmöglichkeit anderen gegenüber zu verbessern. Sie kann als vertiefende Ergänzung im Rahmen der Einführung genutzt werden. Dargestellt werden verschiedene positive und negative Gefühle in ihren Abstufungen und Differenzierungen.

Anmerkung Wir sind uns darüber im Klaren, dass sich unser Modell inhaltlich über die allgemein definierten Grundgefühle hinausbewegt, da es kognitive und physiologische Bewertungen beinhaltet. Schnittmengen innerhalb des sozialen Kompetenztrainings haben uns auf eine klare Trennung verzichten lassen.

Übung 5: Nonverbale Gefühlsdarstellung

Nonverbale Merkmale von Gefühlen erkennen

Ziel Das Ziel dieser Übung besteht darin, dass sich der Patient darin übt, nonverbal Merkmale von Gefühlen zu beschreiben. Die ▶ Folie 14 (◘ Abb. 5.20) kann dabei als Grundlage eingesetzt werden. Hinterfragt werden sollte, woran sich das jeweilige Gefühl erkennen lässt, bezogen auf Körperhaltung, Mimik und Gestik. Falls erforderlich sollten die Begriffe „Mimik" und „Gestik" erläutert werden.

Hinweise zur Umsetzung in der Gruppentherapie Im Rahmen der Modifikation dieser Übung in einer Gruppentherapie werden die Patienten angeleitet, Gefühle nonverbal pantomimisch auszudrücken und die Merkmale während der Darstellung zu erkennen.

Übungsanleitung

- Im Verlauf dieses Rollenspiels ziehen die Patienten nacheinander in selbst gewählter Reihenfolge Kärtchen, auf denen zuvor die nachfolgenden Gefühle notiert wurden: traurig, wütend, ängstlich, unsicher/verlegen, fröhlich, stolz, zornig und unzufrieden (▶ Arbeitshilfe 2, ◘ Abb. 5.21).
- Nachdem die einzelnen Teilnehmer das von ihnen gezogene Kärtchen verdeckt gelesen haben, werden sie vom Therapeuten ermutigt, dieses Gefühl nonverbal in Form einer Pantomime darzustellen, bis es von den restlichen Gruppenmitgliedern erraten wird.
- Wird das dargestellte Gefühl erraten, kann Beifall für den Darsteller erfolgen.

Soziales Kompetenztraining

Folie 15 **Baum der Emotionen** **Seite 1**

Baum der Emotionen: Ein Modell zur Differenzierung positiver und negativer Emotionen

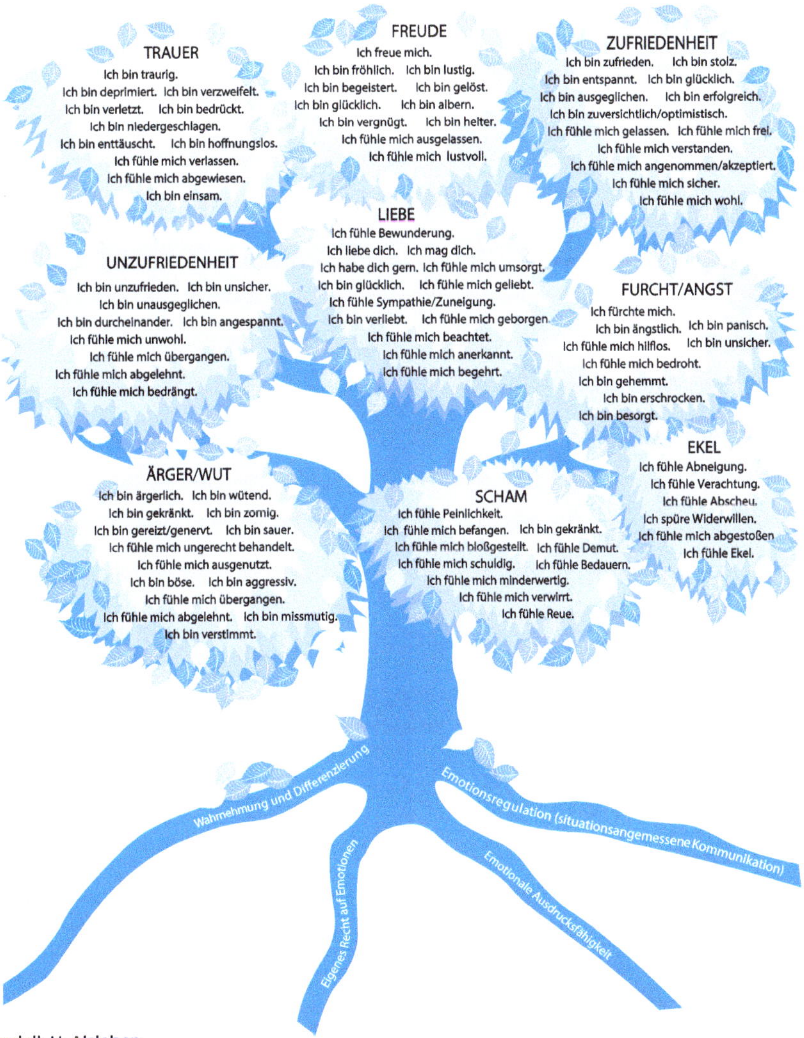

Modell: H. Alsleben

Abb. 5.20 Folie 15: Baum der Emotionen. (Adaptiert nach Alsleben u. Hand 2006)

Soziales Kompetenztraining

Arbeitshilfe 2 **Druckvorlage: Kärtchen für die Übung „Nonverbale Gefühlsdarstellung"** **Seite 1**

traurig

wütend

ängstlich

unsicher/verlegen

fröhlich

stolz

zornig

unzufrieden

Abb. 5.21 Arbeitshilfe 2: Druckvorlage – Kärtchen für die Übung „Nonverbale Gefühlsdarstellung"

Tipp

Um die Teilnehmer, falls erforderlich, in ihrer Darstellung zu unterstützen, ist es empfehlenswert, dass sich der Therapeut das Kärtchen vor Beginn der Pantomime zurückgeben lässt.

Übungsauswertung Nach jeder Runde erfolgt eine **kurze Auswertung**. Die nachfolgenden Fragen können als Basis dienen.

- Fragen an den Protagonisten:
  - Wie haben Sie sich bei der Darstellung gefühlt?
  - Was haben Sie eingesetzt, um das Gefühl darzustellen?
- Fragen an die übrigen Gruppenteilnehmer:
  - Woran haben Sie das Gefühl erkannt?
  - Wie war die Körperhaltung/Mimik/Gestik?
  - Woran erkennen Sie, dass jemand … ist?
  - Welche Körperhaltung hat jemand, der … ist?

Expositionsübungen in vivo zur Wahrnehmungs- und Diskriminationsfähigkeit

Auch im Rahmen von Expositionen in vivo können Übungen zur Erhöhung der Wahrnehmungs- und Diskriminationsfähigkeit zum Einsatz kommen.

Hinweise zur Übungsanleitung

- Der Patient sollte darauf hingewiesen werden, dass bei den hier beschriebenen Übungen zum Blickkontakt nicht – wie oft angenommen – die Länge des Blickkontakts im Vordergrund steht, sondern stattdessen die Selbstbeobachtung während der Übung, d. h. das Achtgeben auf eigene Gefühle, Gedanken, Körperreaktionen und Verhaltensimpulse.
- Der Blickkontakt sollte außerdem nicht unangemessen lang sein, im Sinne eines Anstarrens.
- Bei den Blickkontaktübungen sollte der Patient auf interkulturelle Besonderheiten achten, indem er beispielsweise den Blickkontakt zu Menschen aus anderen Kulturkreisen unterlässt.
- Die Expositionsübungen dieses Moduls können zu Beginn der nachfolgenden Expositionssitzungen als Aufwärmübungen wiederholt werden.

Blickkontaktübungen

Expositionsübung 1: Blickkontakt aufnehmen im offenen Raum

Rahmenbedingungen Um diese Übung durchzuführen, bedarf es eines Fußweges von etwa 10–15 Minuten Dauer durch ein Gebiet, in dem zu dieser Zeit viele Menschen unterwegs sind, wie beispielsweise eine gut besuchte Einkaufsstraße oder Fußgängerzone.

Übungsanleitung Das **Ziel** dieser Expositionsübung besteht darin, dass der Patient den Versuch unternimmt, auf der Straße Blickkontakt zu ihm entgegenkommenden Personen aufzunehmen. Dabei sollte er angehalten werden, auf die Reaktionen der ihm entgegenkommenden Personen zu achten und sich diese in Gedanken zu beschreiben. Außerdem soll er eigene Gedanken, Gefühle und Körperreaktionen wahrnehmen.

Übungsauswertung

- Während der Übung ist es sinnvoll, zwischendurch vereinzelt Kontakt zu dem Patienten aufzunehmen, um ihn nach seinen Beobachtungen, deren Begründungen und seiner eigenen Befindlichkeit zu befragen.
- Dysfunktionale Kognitionen sollten nach Möglichkeit direkt gemeinsam mit dem Patienten neubewertet werden (▶ Kap. 4).

Beispiel

Beispiel zur Neubewertung dysfunktionaler Kognitionen

Die Frau, die mir gerade entgegenkam, hat mich abweisend angesehen, sie mochte mich bestimmt nicht, der hat nicht gefallen, wie ich sie angeguckt habe.

Fragen zur kognitiven Neubewertung:

- Woran haben Sie erkannt, dass die Frau Sie abweisend angesehen hat?
- Welche anderen Erklärungen könnte es für den Gesichtsausdruck der Frau noch geben, die nichts mit Ihrer Person zu tun haben? – Den Patienten nach mindestens drei abweichenden Erklärungen fragen.
- Ist es Ihnen grundsätzlich erlaubt, Blickkontakt zu anderen Personen aufzunehmen?

Expositionsübung 2: Blickkontakt aufnehmen im geschlossenen Raum

Rahmenbedingungen Um Blickkontakt im geschlossenen Raum zu üben, hat sich die Nutzung öffentlicher Verkehrsmittel bewährt (z. B. ein Linienbus und eine S- oder U-Bahn).

Übungsanleitung

- Die Aufgabe in dieser Übung besteht darin, dass der Patient Blickkontakt zu mitfahrenden Passanten aufnimmt und dabei eigenständig zwischen aktivem und passivem Verhalten wechselt, d. h. er Blickkontakt aufnehmen und sich danach wieder abwenden, woanders hinsehen oder den Blick senken soll.
- Dabei wird der Patient abermals angehalten, auf die Reaktionen der anderen Personen zu achten, ebenso auf seine eigenen Gedanken, Gefühle, Körperreaktionen und Verhaltensimpulse.

Ziel Das Ziel dieser Expositionsübung besteht darin, dem Patienten eine wichtige Erfahrung zur Angstbewältigung zu ermöglichen.

Aktives Verhalten ermöglicht Kontrolle

Durch den Wechsel zwischen aktivem und passivem Verhalten in der Gestaltung des Blickkontakts nehmen primär phobische Patienten an sich selber wahr, dass das aktive Sozialverhalten ihnen viel mehr Kontrolle über die jeweilige Situation ermöglicht, in der sie sich gerade befinden. Zugleich nehmen sie wahr, dass passives Verhalten wie z. B. das Senken des Blicks zum Boden ihre eigene innere Unsicherheit verstärkt und ihnen mehr Raum lässt, Katastrophenfantasien und Erwartungsängste zu entwickeln. Eine Ausnahme bilden Patienten mit einer selbstunsicheren Persönlichkeitsakzentuierung. Sie empfinden die passive Haltung oft angenehmer.

Hinweise zur Übungsanleitung Bei dieser Expositionsübung ist darauf zu achten, ob beim Patienten zusätzlich zu den sozialen Ängsten auch agoraphobische Ängste bestehen. Sollte dieses der Fall sein, ist der betroffene Patient direkt in der Bewältigung der agoraphobischen Ängste anzuleiten (Alsleben et al. 2003).

Übungsauswertung In der Nachbesprechung dieser Übung sollte mit dem Patienten besprochen werden, wie es ihm während des aktiven und des passiven Verhaltens ergangen ist, d. h. welche Reaktionen auf sein Umfeld er beobachten konnte, welche Gedanken, Gefühle, Körperreaktionen und Verhaltensimpulse sich bei ihm eingestellt haben und ob er den oben beschriebenen Unterschied zwischen den beiden Verhaltensweisen „aktiv und passiv" wahrnehmen konnte.

Hinweise zur Umsetzung in der Gruppentherapie Um die Übung effektiv zu gestalten, sollten sich Therapeut und Patienten, wenn möglich, über mehrere Waggons einer S-, U- oder Straßenbahn verteilen. Dies ist meistens nur in Großstädten möglich.

Expositionsübung 3: Auf den geraden Weg achten

Auch diese Übung bezieht sich auf den Unterschied zwischen aktivem und passivem Sozialverhalten.

Rahmenbedingungen Die Übung sollte in einer belebten Straße oder Fußgängerzone durchgeführt werden.

Hintergrund dieser Übung ist, dass Menschen mit sozialen Ängsten eher zu einem passiven, ausweichenden Verhalten neigen und teilweise sogar befürchten, mit einem aktiven Verhalten bei ihnen entgegenkommenden Personen negative Reaktionen auszulösen. In der Regel ist das Gegenteil aber der Fall. Wählen Patienten den direkten Weg, machen sie größtenteils die Erfahrung, dass die anderen Personen ihnen zuerst ausweichen. Die Erkenntnis bezogen auf den Unterschied zwischen aktivem und passivem Verhalten kann sich, ebenso wie die vorherige Übung, positiv auf das Selbstwerterleben des Patienten auswirken und ihn zu mehr Risikobereitschaft beim Üben ermutigen.

Übungsanleitung Der Patient wird aufgefordert, einen Fußweg von etwa 5 Minuten zurückzulegen. Dabei soll er den geraden, mittigen Weg wählen, statt ihm entgegenkommenden Personen nicht auszuweichen. Eine Ausnahme bilden alte oder behinderte Menschen etc.

Hinweise zur Übungsanleitung

- Der Patient sollte darauf hingewiesen werden, dass es im Rahmen der Übung nicht um einen „Kampf ums Wegerecht" geht, sondern um eine Übung zur Selbstbeobachtung.
- Es ist darauf zu achten, dass aktives Verhalten des Patienten in sozialen Situationen nicht in aggressives Verhalten mündet, im Sinne einer Pseudo-Assertivität (Hand 1991).

Übungsauswertung Die Auswertung dieser Expositionsübung entspricht der Auswertung der vorherigen Übung.

Expositionsübung 4: Nähe-Distanz-Übung

Diese Übung stellt eine Erweiterung der vorangegangenen Expositionsübung dar.

Rahmenbedingungen Nach Möglichkeit sollte diese Expositionsübung in einer belebten Einkaufsstraße oder Fußgängerzone stattfinden.

Gefühl für angemessene Distanz entwickeln

Ziel Das Ziel der Übung besteht darin, dass der Patient ein Gefühl dafür entwickelt, welche Distanz zu fremden Personen zu seinem persönlichen Wohlbefinden und damit auch zu seiner eigenen Selbstsicherheit beiträgt. Außerdem besteht die Möglichkeit, die Erfahrung zu machen, dass andere Personen von sich aus weitergehen und/oder ausweichen, wenn es ihnen zu eng wird. Der Patient trägt somit nicht die alleinige Verantwortung dafür, Passanten nicht zu stören. Wenn es diesen beliebt, werden sie in der Regel selber für mehr Raum sorgen.

Übungsanleitung

- Inhalt der Übung ist, dass sich der Patient an mehreren Schaufenstern neben verschiedene Passanten stellt und dabei eine für ihn selbst angenehme bzw. unangenehme Nähe-Distanz-Entfernung erprobt.
- Auch während dieser Übung sollte wieder auf eigene Gedanken, Gefühle, Körperreaktionen und Verhaltensimpulse geachtet werden.

Übungsauswertung Die Auswertung dieser Übung entspricht der Auswertung der Expositionsübungen 2 und 3.

Tab. 5.1 Kognitive Neubewertung negativer Gedanken 1

Typische Angst verstärkende Gedanken	Hilfreiche, ermutigende Gedanken
- Der Mann wirkt sehr ablehnend, ich spreche ihn besser gar nicht erst an.	- Wer nicht wagt, der nicht gewinnt.
- Wenn ich sie ansehe, wird sie sich bestimmt angestarrt fühlen.	- Ich kann nicht wissen, was die Frau wirklich denkt.
- Ich mag mich gar nicht umsehen.	- Aktives Verhalten gibt mir mehr Kontrolle und Sicherheit.

Beispiele zur Neubewertung dysfunktionaler Kognitionen

Tab. 5.1 zeigt typische Angst verstärkende Kognitionen, die im Rahmen von Übungen zur Wahrnehmungs- und Diskriminationsfähigkeit auftreten können und Beispiele für ihre kognitive Neubewertung.

Beispiele für häusliche Übungen

Am Ende dieses Moduls finden sich einige Vorschläge für häusliche Übungen, die auf die Erhöhung der sozialen Wahrnehmungs- und Diskriminationsfähigkeit abzielen:

- Im Alltag weiterhin regelmäßig Möglichkeiten nutzen, Blickkontakt zu anderen Personen aufzunehmen.
- Vermehrt darauf achten, objektiv zu beschreiben statt zu interpretieren.
- Auf nonverbale Gefühlsäußerungen bei sich selbst und anderen Personen achten.
- Darauf achten, sich aktiv statt passiv zu verhalten und beispielsweise den geraden Weg zu wählen.

5.1.4 Modul A4: Angstmanagement

Dieses Modul umfasst Informationen zu den „Zehn goldenen Regeln" der Angstbewältigung und zur „Angstkurve". Außerdem werden Tipps vermittelt, die den Patienten bei der regelmäßigen Durchführung häuslicher Übungen unterstützen.

Das **Ziel** dieses Moduls ist die Vermittlung und Anleitung des Angstbewältigungskonzepts. Eine Grundlage hierfür stellt der bereits in ▶ Abschn. 5.1.2 erläuterte Teufelskreis der Angst dar.

Angstbewältigungsregeln

Zehn goldene Regeln zur Angstbewältigung

In Anlehnung an das Therapeutenmanual „Psychoedukation Angst- und Panikstörung" (Alsleben et al. 2003) findet sich im nachfolgenden Abschnitt eine auf Patienten mit einer sozialen Phobie ausgerichtete Erläuterung der „Zehn goldenen Regeln" zur Angstbewältigung (▶ Arbeitsblatt 7, Abb. 5.22). Auch die Angstbewältigung beim Umgang mit Rückschlägen kann in Form von zehn Regeln thematisiert und den Patienten im Laufe des SKT nahegebracht werden (▶ Abschn. 4.4.5, ▶ Arbeitsblatt 8, Abb. 5.23).

Erklärungen zu den zehn goldenen Regeln

Angst ist eine normale Reaktion

Regel 1 Denken Sie immer daran, dass Ihre Angstgefühle und die dabei auftretenden körperlichen Symptome nichts anderes sind als eine Übersteigerung einer normalen Körperreaktion in einer Stresssituation.

Erinnern Sie sich noch einmal an das Stressmodell, anhand dessen wir erfahren haben, dass der menschliche Organismus in Situationen, die als gefährlich bewertet werden, eine Reihe von Stresshormonen ausschüttet, die zum Auftreten der von Ihnen erlebten körperlichen Phänomene führen können. Angstreaktionen während des Übens sind also ganz natürlich und sogar erwünscht, da sie Ihnen eine Möglichkeit bieten zu lernen, mit Ihrer Angst umzugehen.

Angst ist nicht schädlich

Regel 2 Halten Sie sich immer wieder vor Augen, dass Angstgefühle und die damit einhergehenden körperlichen Beschwerden für Ihre Gesundheit nicht akut schädlich sind. Sie sind zwar unangenehm, aber natürlich und biologisch festgelegt. Dauerhaft sollten Sie jedoch gegebenenfalls darauf einwirken, dass sich Ihr chronisch erhöhtes Anspannungsniveau wieder reduziert.

Regel 3 und 4 Diese beiden Regeln anzuwenden bedarf einiger Übung. Dabei kommt es darauf an, dass Sie sich einerseits erlauben, Ihre körperlichen Angstreaktionen zuzulassen, statt sie zu unterdrücken, sich aber andererseits nicht zu stark auf diese konzentrieren.

Objektive Beobachtung und hilfreiche Bewertung

Beschäftigen Sie sich also **nicht** mit Ihren Katastrophengedanken und subjektiven Bewertungen. Richten Sie stattdessen Ihre Aufmerksamkeit auf die äußere Umgebung. Nutzen Sie dazu alle Ihre Sinne und bleiben Sie möglichst objektiv. Sie unterstützen sich dadurch, die Situation realistisch einzuschätzen. Versuchen Sie, Ihr eigener „Beobachter" zu werden, der die **gesamte Realität** (äußere Umgebung, Gefühle, Gedanken, Körperreaktionen) wahrnimmt.

Dazu einige Beispiele:

- Eine **objektive Beobachtung** könnte sein: „Außer mir sind noch drei andere Personen im Raum, zwei Frauen und ein Mann. Sie sitzen auf ihren Stühlen und sehen sich im Raum um." Vermieden werden sollten **subjektive Interpretationen**, wie z. B.: „Die anderen sehen alle sehr selbstbewusst aus." Diese können dazu beitragen, die eigene Angst zu verstärken.
- Eine **hilfreiche Bewertung** könnte lauten: „Ich weiß nicht, ob ich rot geworden bin, wichtig ist, dass ich mich auf die Situation konzentriere!" Ein **negativer**, zu stoppender **Katastrophengedanke** wäre beispielsweise: „Wie peinlich, ich bin bestimmt schon ganz rot im Gesicht!"

Soziales Kompetenztraining

Arbeitsblatt 7 **Zehn goldene Regeln** **Seite 1**

„Zehn goldene Regeln" zur Bewältigung von sozialen Ängsten

1. Denken Sie immer daran, dass Ihre Angstgefühle und die dabei auftretenden körperlichen Symptome nichts anderes sind als eine Übersteigerung einer normalen Körperreaktion in einer Stresssituation.
2. Solche vorübergehenden Gefühle und Körperreaktionen sind zwar sehr unangenehm, aber weder gefährlich noch in irgendeiner Weise schädlich.
3. Steigern Sie sich in Angstsituationen nicht selbst in noch größere Ängste hinein, durch Gedanken wie: „Hoffentlich bemerkt niemand, dass ich Angst habe" und „Ich werde versagen". Stoppen Sie diese Katastrophengedanken!
4. Konzentrieren Sie sich stattdessen auf das, was um Sie herum und mit Ihrem Körper wirklich geschieht – nicht auf das, was in Ihrer Vorstellung noch alles geschehen könnte. Bleiben Sie in der Realität!
5. Warten Sie ab und geben Sie Ihrer Angst Zeit, vorüberzugehen. Nehmen Sie sich Zeit zum Üben, setzen Sie sich nicht unter Druck. Laufen Sie nicht davon! Versuchen Sie nicht, Ihre Angst zu unterdrücken! Akzeptieren Sie Ihre Angst!
6. Beobachten Sie, wie Ihre Angst von selbst wieder abnimmt. Steigern Sie sich gedanklich nicht weiter in die (Erwartungs-)Angst hinein („Angst vor der Angst").
7. Denken Sie daran, dass es beim Üben nur darauf ankommt zu lernen, mit der Angst umzugehen – nicht sie zu vermeiden. So geben Sie sich eine Chance, Fortschritte zu machen.
8. Halten Sie sich Ihre inneren Ziele vor Augen und denken Sie daran, welche Fortschritte Sie schon – trotz aller Schwierigkeiten – gemacht haben. Stellen Sie sich vor, wie zufrieden Sie sein werden, wenn Sie auch dieses Mal Erfolg haben. Seien Sie stolz auf Ihre Erfolge – auch auf die ganz kleinen.
9. Beenden Sie eine Übung erst dann, wenn Sie merken, dass Ihre Angst nachlässt. Erst danach beginnen Sie mit der nächsten Übung.
10. Seien Sie aktiv, üben Sie täglich, nutzen Sie die sozialen Situationen in Ihrem Alltagsleben, um neue Erfahrungen zu sammeln.

Abb. 5.22 Arbeitsblatt 7: Zehn goldene Regeln

Soziales Kompetenztraining

Arbeitsblatt 7 **Zehn goldene Regeln** **Seite 2**

„Zehn goldene Regeln" zur Bewältigung von sozialen Ängsten als Selbstgespräch

1. Meine Angstgefühle und die dabei auftretenden körperlichen Symptome sind nichts anderes als eine Übersteigerung einer normalen Körperreaktion in einer Stresssituation.
2. Solche vorübergehenden Gefühle und Körperreaktionen sind für mich zwar sehr unangenehm, aber weder gefährlich noch in irgendeiner Weise schädlich.
3. Ich steigere mich in Angstsituationen nicht selber in noch größere (Erwartungs-)Ängste hinein. Ich unterbreche Katastrophengedanken, wie: „Hoffentlich bemerkt niemand, dass ich Angst habe" und „Ich werde versagen".
4. Ich konzentriere mich auf das, was um mich herum und mit meinem Körper wirklich geschieht – nicht auf das, was in meiner Vorstellung noch alles geschehen könnte. Ich bleibe in der Realität!
5. Ich warte ab und gebe meiner Angst Zeit, vorüberzugehen. Ich nehme mir Zeit zum Üben und setze mich nicht unter Druck. Ich lasse meine Angst zu! Ich bleibe in der Situation! Ich akzeptiere meine Angst!
6. Ich beobachte, wie meine Angst von alleine wieder abnimmt, wenn ich beginne, meine Wahrnehmung zu erweitern und auch die Umgebung um mich herum wahrzunehmen.
7. Ich denke daran, dass es für mich beim Üben nur darauf ankommt zu lernen, mit meiner Angst umzugehen – nicht sie zu vermeiden. So gebe ich mir eine Chance, Fortschritte zu machen.
8. Ich halte mir meine inneren Ziele vor Augen und die Fortschritte, die ich trotz aller Schwierigkeiten bereits gemacht habe. Ich denke daran, wie zufrieden ich sein werde, wenn ich auch dieses Mal Erfolg habe. Und ich bin stolz auf meine Erfolge – auch auf die ganz kleinen.
9. Ich beende eine Übung erst dann, wenn ich wahrnehme, dass meine Angst merklich nachlässt. Erst danach beginne ich mit der nächsten Übung.
10. Ich werde aktiv, indem ich täglich übe. Ich nutze auch soziale Situationen, die sich mir im Alltagsleben anbieten, um neue Erfahrungen zu sammeln.

Abb. 5.22 (Fortsetzung)

Soziales Kompetenztraining

Arbeitsblatt 8 **Zehn Regeln zum Umgang mit Rückschlägen** **Seite 1**

Umgang mit Rückschlägen

1. Stellen Sie sich darauf ein, dass Ihre sozialen Ängste erneut auftreten können.
2. Versuchen Sie nach Möglichkeit, solange in der Situation zu verbleiben, in der die Panik begonnen hat, bis diese wieder merklich abgenommen hat.
3. Üben Sie weiter, sobald Ihre Ängste geringer geworden sind.
4. Falls Ihnen ein Verbleiben in der Situation nicht möglich erscheint, entfernen Sie sich bewusst ein kleines Stück von dem angstbesetzten Ort. Versuchen Sie aber möglichst, nicht gänzlich zu flüchten.
5. Versuchen Sie, nachdem der Fluchtimpuls abgeklungen ist, möglichst sofort erneut die Situation aufzusuchen und zu bewältigen.
6. Vergegenwärtigen Sie sich immer wieder die „Zehn goldenen Regeln der Angstbewältigung", die Ihnen helfen, mit Ihren sozialen Ängsten besser umzugehen.
7. Wenn Sie aus Angst oder Panik nach Hause zurückgekehrt sind, versuchen Sie so schnell wie möglich, erneut die vermiedene Situation aufzusuchen. Denken Sie an das „Prinzip der kleinen Schritte" und überlegen Sie, welchen kleineren Schritt Sie als Nächstes ausprobieren können.
8. Einige Rückschläge werden unvermeidlich sein. Sie treten natürlicherweise bei jedem Lernprozess auf. Stellen Sie sich darauf ein und geben Sie nicht auf.
9. Werden Sie aktiv, wenn Sie bemerken, dass Sie erneut damit beginnen, soziale Situationen zu vermeiden. Nutzen Sie Ihre in der Therapie erworbenen Erfahrungen und Ihr Wissen.
10. Achten Sie auf Angst verstärkende Gedanken und suchen Sie nach hilfreichen Alternativgedanken.

Abb. 5.23 Arbeitsblatt 8: Zehn Regeln zum Umgang mit Rückschlägen

Sich Zeit nehmen und die Angst akzeptieren

Regel 5 und 6 Nehmen Sie sich Zeit und bleiben Sie ganz bewusst in der Situation, bis die Angst wieder abklingt und vorübergeht. Sich Zeit zu nehmen und die Angst zu akzeptieren ist aus zweierlei Gründen wichtig: Zum einen bewirkten Zeitdruck oder Hektik einen Anstieg des allgemeinen Anspannungsniveaus, und zum anderen benötigt der Körper eine gewisse Zeit, um sein Gegenregulationssystem zum Abbau der Stressreaktion zum Wirken kommen zu lassen.

Wenn Sie sich diese Zeit nehmen und dabei Regeln 3 und 4 anwenden, werden Sie die Erfahrung machen, dass Ihre Angst auf ein individuell unterschiedlich hohes Maximalniveau ansteigt, dort einige Minuten verbleibt, um dann – auch wieder unterschiedlich schnell – abzusinken. Dieses dauert in der Regel zwischen 20 Sekunden und 20 Minuten, zumeist etwa **2 Minuten**. Denken Sie immer wieder daran, dass Erwartungsängste den Angstkreislauf am Laufen halten und stoppen Sie diese. Entscheidend ist, dass Sie einen **deutlichen Angstabfall** in der Angst machenden Situation erleben – **nicht Angstfreiheit**!

Sich angstbesetzten Situation stellen

Regel 7 Das Vermeiden von Angstsituationen, wie z. B. des Ansprechens einer fremden Person, verstärkt Ängste auf Dauer. Um zu lernen, Ängste zu bewältigen, ist es vor allem wichtig, sich aktiv angstbesetzten Situationen zu stellen. Hierzu hat sich das „Prinzip der kleinen Schritte" bewährt. Gemeint ist damit, sich angstbesetzten Situationen nach ihrem Schwierigkeitsgrad gestuft auszusetzen.

Aufmerksamkeit auf eigene Erfolge richten

Regel 8 Lenken Sie Ihre Aufmerksamkeit auf das, was Sie schon erreicht haben. Erkennen Sie an, dass es für Sie bislang nicht selbstverständlich war, dass Sie Angstübungen durchgeführt und eigene Grenzen überschritten haben. Jede Übung kostet Überwindung und kann sehr anstrengend sein. Daher sind auch Belohnungen wichtig. Durch kleine Belohnungen drücken Sie sich selbst gegenüber Ihre Anerkennung und Wertschätzung für Ihre Mühe und Ihren Erfolg aus.>

Üben bis zum Nachlassen der Angst

Regel 9 Verlassen Sie eine Übung immer erst dann, wenn es zu einem Angstabfall gekommen ist. Voraussetzung dafür ist, dass Sie sich beim Üben nicht unter Druck setzen und sich in allen Angstsituationen Zeit nehmen. Wiederholen Sie eine Übung, wenn Sie merken, dass sie Ihnen schwer fällt oder planen Sie Zwischenschritte ein. Brechen Sie eine Übung nicht ab, bringen Sie sie zu Ende. Machen Sie notfalls eine kleine Pause und unternehmen Sie danach noch einen weiteren (abgestuften) Versuch.

Täglich üben

Regel 10 Nur wenn Sie Ihre eigene Passivität überwinden und sich in Ihrem Alltag täglich sozialen Situationen stellen, können Sie neue Erfahrungen sammeln und Ihre Ängste und Unsicherheiten im Kontakt mit anderen Menschen verringern. Dieses ist die Grundvoraussetzung für Erfolg!

Tab. 5.2 Kognitive Neubewertung negativer Gedanken 2

Typische Angst verstärkende Gedanken	Hilfreiche, ermutigende Gedanken
- Das schaffe ich nicht.	- Ich werde es probieren.
- Der andere sieht, dass ich unsicher bin.	- Es stimmt nicht, dass jeder meine Unsicherheit sieht. Außerdem darf ich unsicher sein.
- Das letzte Mal habe ich mich auch nicht getraut.	- Ich konzentriere mich auf das Jetzt und auf meine neue Chance.
- Das hat sowieso keinen Sinn.	- Handeln statt grübeln.
- Ich lasse es lieber.	- Ich habe Angst und mache es trotzdem.

Die Angstkurve

Die Angstkurve verdeutlicht den Verlauf von Angstbewältigung (▸ Folie 16, Abb. 5.24). In der Phase der Konfrontation mit der Angst auslösenden Situation (z. B. dem Halten eines Vortrags am Arbeitsplatz) kommt es bereits im Vorfeld des Vortrags zu einem Angstanstieg, der sich direkt in der Situation noch einmal verstärken kann. Dazu beitragen können irrationale Befürchtungen und Katastrophengedanken, wie: *„Meine Angst wird bis ins Unermessliche ansteigen! Ich werde durchdrehen! Die anderen werden mich für verrückt halten!"* usw. Die Vermeidung dieser Situation oder die Flucht daraus führen allenfalls zu einer kurzfristigen Erleichterung; längerfristig begünstigen sie jedoch die Aufrechterhaltung der sozialphobischen Ängste und tragen zu deren Verstärkung bei. Erst die bewusste Entscheidung zur Konfrontation mit der eigenen Angst führt zu deren Bewältigung. Bezogen auf das Beispiel hieße dieses, die Rede trotz des Angsterlebens zu halten. In der Phase der Konfrontation trägt die Anwendung der „Zehn Regeln zur Angstbewältigung" (▸ Arbeitsblatt 7) zu einer Reduktion der Angst während des Redebeitrags bei. Am Ende steht die Zufriedenheit, es geschafft zu haben, sich der eigenen Angst zu stellen. Durch häufiges Wiederholen führt diese Erfahrung längerfristig zu einer Zunahme des Selbstvertrauens.

Tipp

Da es Patienten mit sozialen Ängsten und Defiziten häufig schwer fällt, sich zu motivieren, regelmäßig zu üben, kann nochmals auf die unterstützenden Tipps zur Durchführung regelmäßiger häuslicher Übungen auf ▸ Arbeitsblatt 4 (Abb. 5.4) verwiesen werden.

Beispiele zur Neubewertung dysfunktionaler Kognitionen

Die nachfolgende Tab. 5.2 zeigt typische Angst verstärkende Kognitionen, die im Rahmen des Moduls „Angstbewältigung" auftreten können, und Beispiele für ihre kognitive Neubewertung.

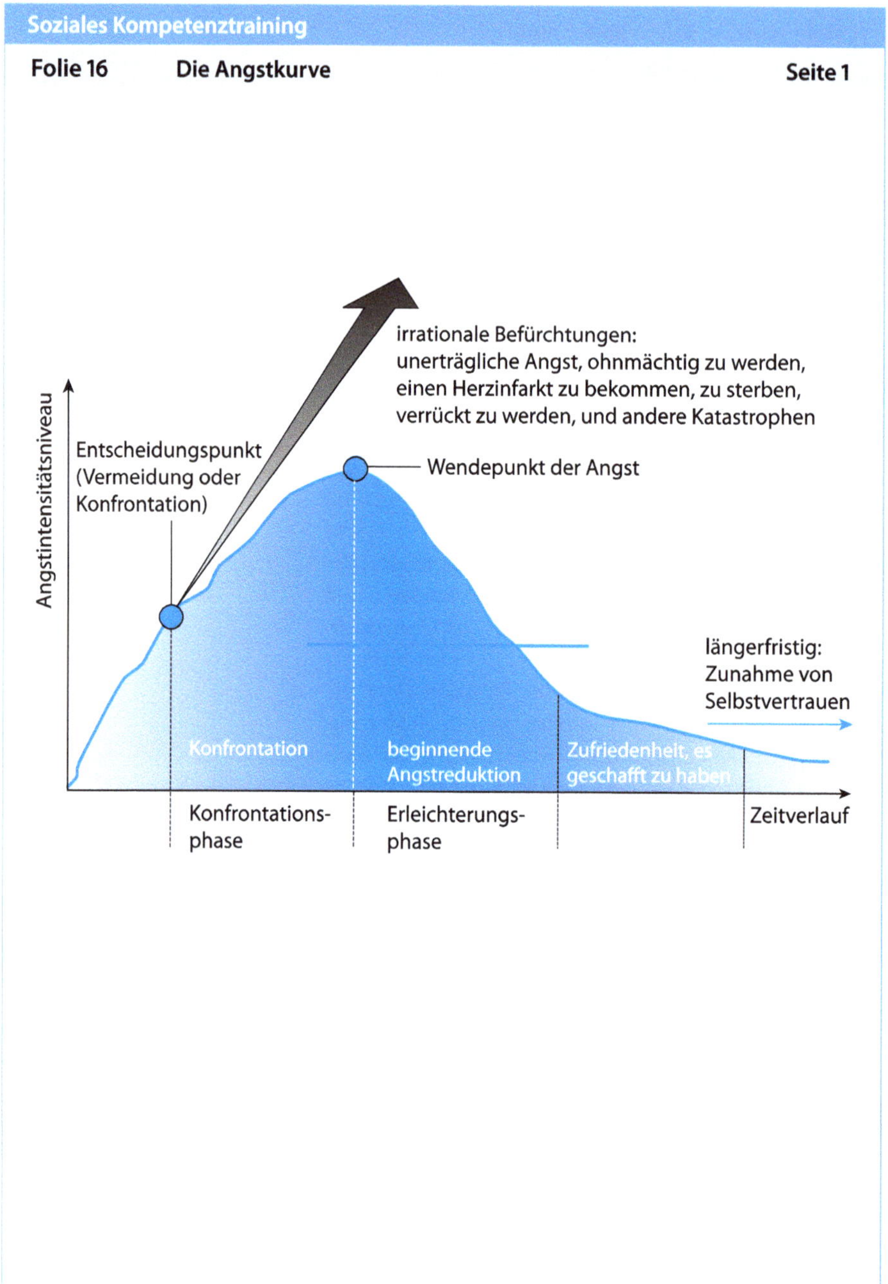

Abb. 5.24 Folie 16: Die Angstkurve. (Aus: Alsleben, Hand, Soziales Kompetenztraining, 1. Auflage 2006, Copyright Elsevier GmbH, Urban & Fischer, München)

Mit dem Selbstbeobachtungsprotokoll auf ▶ Arbeitsblatt 9 (◘ Abb. 5.25) kann der Umgang mit negativen, Angst verstärkenden Gedanken analysiert und die Suche nach alternativen hilfreichen Gedanken geübt werden.

5.1.5 Modul A5: Mittelpunktübungen in sozialen Situationen

Dieses Modul umfasst Informationen und Anleitungen zu sozialen Mittelpunktübungen, die einen wichtigen Bestandteil der Expositionsübungen in vivo zur Bewältigung der sozialen Phobie darstellen.

Das **Ziel** besteht darin, dem Patienten neue korrigierende Erfahrungen in angstbesetzten Situationen zu ermöglichen.

Korrigierende Erfahrungen in angstbesetzten Situationen

Theoretische Einführung: Soziale Mittelpunktübungen

Die sogenannten Mittelpunktübungen sind ein wichtiger Bestandteil von Übungen zur Bewältigung sozialer Ängste. Gemeint sind Expositionsübungen, bei denen sich der Betroffene absichtlich der Aufmerksamkeit und Beobachtung anderer Personen aussetzt, um in diesen Situationen zu lernen, die „Zehn goldenen Regeln" zur Angstbewältigung (▶ Abschn. 5.1.4, „Angstbewältigungsregeln") anzuwenden. Dabei ist es wichtig, katastrophisierende Gedanken zu stoppen und auf ihren Realitätsgehalt zu überprüfen. Der Patient sollte sich genügend Zeit zum Üben lassen und solange in der Situation verbleiben, bis seine Angst wieder merklich abnimmt.

Menschen mit sozialen Ängsten weisen mitunter sehr enge soziale Normen auf. Von diesen abzuweichen, wird von ihnen zumeist als beängstigend erlebt. Vor diesem Hintergrund vermeiden Betroffene häufig jede Form der Aufmerksamkeit, um nicht der Beobachtung anderer Personen ausgesetzt zu sein. Mittelpunktübungen provozieren die Aufmerksamkeit anderer in der Regel jedoch nur für einen kurzen Moment. Die von dem Betroffenen erwarteten negativen Reaktionen des Umfelds bleiben in den meisten Fällen aus. Trotzdem sollte der Patient lernen, die Möglichkeit in Betracht zu ziehen, dass im Umgang mit anderen Personen auch negative Erfahrungen auftreten können. Auch wenn das eigene Verhalten der Situation angemessen ist, reagieren nicht alle Menschen freundlich und zugewandt. Negative Erfahrungen sollten in Relation zu positiven Erfahrungen bewertet werden. Das heißt, der Patient sollte erkennen lernen, dass seine positiven Erfahrungen in der Regel überwiegen und dementsprechend seine negativen Erfahrungen nicht überbewerten. Darüber hinaus geht es im Sinne selbstsicheren Verhaltens auch um einen souveränen Umgang mit eigenen Schwächen und Fehlern. Der Patient erhält so die Gelegenheit zu lernen, negative Reaktionen anderer Menschen einzukalkulieren und auszuhalten.

Das **Ziel von Mittelpunktübungen** besteht also darin, eigene soziale Normen und Befürchtungen zu überprüfen, die Prinzipien der

Überprüfung eigener sozialer Normen

Soziales Kompetenztraining

Arbeitsblatt 9 **Selbstbeobachtungsprotokoll** **Seite 1**

Anleitung: Umgang mit negativen, Angst verstärkenden und blockierenden Gedanken in sozialen Situationen

Bitte achten Sie in den nächsten Wochen in Ihrem Alltag verstärkt auf Ihre **negativen, Angst verstärkenden und Sie blockierenden Gedanken** in sozialen Situationen.

Nutzen Sie das Selbstbeobachtungsprotokoll, um sich diese Gedanken zu notieren und wenn möglich hilfreiche Alternativgedanken zu finden und aufzuschreiben. Ein Beispiel dazu finden Sie in der nachfolgenden Darstellung.

Selbstbeobachtungsprotokoll negativer Gedanken in sozialen Situationen

Situation	Angst verstärkender und blockierender Gedanke	Hilfreicher alternativer Gedanke
Vorstellungsrunde in einem Seminar.	Gleich bin ich an der Reihe. Ich bin total aufgeregt. Was soll ich bloß sagen? Die anderen werden merken, dass ich Angst habe. Ich werde mich bestimmt blamieren.	Ich darf aufgeregt sein, aber ich konzentriere mich auf das Hier und Jetzt. Was die anderen denken, weiß ich nicht.

Wir werden gemeinsam in den nachfolgenden (Gruppen-)Sitzungen immer wieder darauf zurückkommen und weiter daran arbeiten.

Abb. 5.25 Arbeitsblatt 9: Selbstbeobachtungsprotokoll

Soziales Kompetenztraining

Arbeitsblatt 9 **Selbstbeobachtungsprotokoll** **Seite 2**

Selbstbeobachtungsprotokoll negativer Gedanken in sozialen Situationen		
Situation	Angst verstärkender und blockierender Gedanke	Hilfreicher alternativer Gedanke

Abb. 5.25 (Fortsetzung)

Angstbewältigung anwenden zu lernen, neue Erfahrungen zu machen und die Erwartungsangst vor negativen Reaktionen zu vermindern.

In der nachfolgenden Übersicht wird dargestellt, welche Mittelpunktübungen Bestandteil dieses sozialen Kompetenztrainings sind.

Soziale Mittelpunktübungen

- Allgemeine Mittelpunktübungen:
  - einen (unbekannten) Text vorlesen (Übung 6)
  - eine Stehgreif-Rede halten (Übung 7)
  - ein Kurzreferat halten (Übung 8)
  - symptombezogene Mittelpunktübungen: vor anderen etwas schreiben, essen, einschenken (Übung 9)
- Soziale Mittelpunktübungen im Rahmen von Expositionen in vivo:
  - Platzwechsel ohne Kommentar (Expositionsübung 5)
  - Stehübung (Expositionsübung 6)
  - Rolltreppenübung (Expositionsübung 7)
  - Mittelpunktübung im geschlossenen Raum (Expositionsübung 8)
  - Zurufübung im geschlossenen Raum (Expositionsübung 9)
  - Unsicherheits- und Blamierübung (Expositionsübung 10)

Hinweise zur Umsetzung in der Gruppentherapie

Bereits das Sichäußern im Rahmen der Gruppensituation stellt für die meisten Patienten des sozialen Kompetenztrainings eine herausfordernde Übungssituation dar. Dazu zählen: Vorstellungsrunden, das Blitzlicht, Besprechen der häuslichen Übungen und die Vor- und Nachbesprechungen von Übungen im Rahmen der Gruppensitzungen.

Mittelpunktübungen

Übung 6: Einen Text vorlesen

Für viele Patienten mit einer sozialen Phobie stellt es bereits eine Schwierigkeit dar, einen kurzen (unbekannten) Text laut vorzulesen. Zur Durchführung dieser Übung eignen sich Kurzgeschichten, Kolumnen aus Zeitschriften oder Gedichte, die nicht länger als eine DIN-A4-Seite sein sollten.

Übung 7: Eine sinnlose Stehgreif-Rede halten

Inhalt dieser Übung ist es, über 3–5 Minuten eine thematisch sinnlose Stehgreif-Rede zu halten. Der in dieser Übung mitschwingende humorvolle Aspekt soll dem Patienten den Einstieg in das freie Sprechen erleichtern.

Themenvorschläge für eine sinnlose Rede

- Warum es Sinn macht, quadratische Kartoffeln anzubauen
- Warum Autoreifen zukünftig eckig sein sollten
- Warum man eine Zeitung rückwärts lesen sollte
- Warum es keine Tage mit ungeradem Datum geben sollte
- Warum alle Zahlen über eine Million überflüssig sind
- Warum man Hunderassen abschaffen sollte

Übung 8: Ein Kurzreferat halten

Diese Übung beinhaltet, dass der Patient ein selbst vorbereitetes Kurzreferat von etwa 5–10 Minuten Dauer zu einem freigewählten Thema hält. Patienten, die diese Chance nutzen wollen, sollte die Möglichkeit eines Video-Feedbacks eingeräumt werden.

Übung 9: Symptombezogene Mittelpunktübungen

Hiermit sind Übungen für Patienten gemeint, deren soziophobische Erwartungsängste sich vor allem auf das Auftreten eines bestimmten **körperlichen Vegetativsymptoms** (z. B. Zittern, Erröten oder Schwitzen) richten. Ein Patient mit der Befürchtung, dass er erröten oder schwitzen könnte, sollte im Sinne einer paradoxen Symptomverschreibung (► Abschn. 4.4.4) in den Übungen 6–8 dazu angehalten werden, sich vorzunehmen, dass das von ihm befürchtete Körpersymptom sichtbar auftreten soll.

Ein Patient mit einer Zitterphobie kann darüber hinaus speziell auf seine Erwartungsängste ausgerichtete Übungen durchführen, z. B. etwas essen oder trinken oder ein Getränk in Gläser einschenken und sich dabei vornehmen zu zittern.

Expositionsübung 5: Platzwechsel ohne Kommentar

Rahmenbedingungen Diese Übung sollte in öffentlichen Verkehrsmitteln durchgeführt werden, alternativ in einem Café oder Restaurant.

Übungsanleitung Die Übungsaufgabe beinhaltet einen Platzwechsel in einem öffentlichen Verkehrsmittel während der Fahrt.

Hinweise zur Übungsanleitung

- In der Vorbesprechung von Expositionsübungen ist indirektes Vermeidungsverhalten zu erfragen.
- In diesem Sinne sollte der Patient angehalten werden, den Platzwechsel nicht zu kommentieren durch Äußerungen, wie z. B.: *„Ich sitze lieber in Fahrtrichtung."*
- Außerdem sollte er darauf achten, die Übung nicht in einem Moment durchzuführen, in dem gerade andere Personen aufstehen, um an der nächsten Haltestation auszusteigen.

Übungsauswertung In der Nachbesprechung dieser Übung sollte erfragt werden, wie es dem Patienten während des Platzwechsels ergangen ist, d. h. welche Reaktionen er in Bezug auf sein Umfeld beobachten konnte. Aber auch, welche Gedanken, Gefühle, Körperreaktionen und Verhaltensimpulse sich eingestellt haben. In diesem Zusammenhang sollten eventuell auftretende, dysfunktionale Gedanken gemeinsam mit dem Patienten neubewertet werden.

Expositionsübung 6: Stehübung

Unterscheiden von aktivem und passivem Sozialverhalten

Ziel Das Ziel dieser Übung besteht neben der Angstbewältigung darin, dem Patienten zu ermöglichen, den Unterschied zwischen aktivem und passivem Sozialverhalten zu erleben, ähnlich wie bereits in einigen Expositionsübungen zur Wahrnehmungs- und Diskriminationsfähigkeit beschrieben (▶ Abschn. 5.1.3).

Rahmenbedingungen Für die Durchführung dieser Übung ist es notwendig, dass sich der Patient an einer engen Stelle eines Fußweges mittig platziert, sodass Passanten ohne Weiteres an ihm vorbeigehen können.

Übungsanleitung

- Diese Mittelpunktübung unterteilt sich in zwei Abschnitte. In der ersten Minute wird der Patient angehalten, aktiv Blickkontakt mit den ihm entgegenkommenden Passanten aufzunehmen, bis er vom Therapeuten ein zuvor verabredetes Zeichen erhält.
- In der zweiten Minute ist er aufgefordert, passiv nach unten auf den Boden zu sehen, sodass seinem Blickfeld entgeht, was um ihn herum geschieht und wie die Passanten auf ihn reagieren. Nach einem erneuten Zeichen durch den Therapeuten ist die Übung beendet.

Hinweise zur Übungsanleitung

- Zuweilen erfordert diese Übung im Vorfeld einen Motivationsaufbau, um den Patienten dazu zu bewegen, sich dieser Übung zu stellen. Hilfreich ist es deshalb, bereits in der Einleitung der Übung darauf hinzuweisen, dass diese Übung einen besonderen Schwierigkeitsgrad aufweist und starke Erwartungsangst auslösen kann, dass es aber im Sinne der Therapie wichtig ist, Risikobereitschaft aufzubringen und sich auch schwierigeren Übungssituationen zu stellen.
- Es geht bei dieser Übung nicht um das absichtliche Stören anderer Personen. Falls sich andere Passanten dennoch gestört fühlen, sollte der Patient deshalb nachgeben und keine Auseinandersetzung provozieren.
- Bis vor einigen Jahren war zwischen den beiden Übungsphasen in Bezug auf die Reaktionen der Passanten ein deutlicher Unterschied zu beobachten. Diese verhielten sich in der aktiven Phase

wesentlich zurückhaltender und machten oft einen großen Bogen um den Patienten, während sie in der passiven Phase eher einmal stehen blieben und schauten, was da stattfand. Gelegentlich fassten sie auch den Mut, nach dem Zweck des passiven Stehens zu fragen. Heute hat sich der Unterschied zwischen den Phasen in einer Großstadt wie Hamburg eher aufgehoben. In Kleinstädten erzielen Mittelpunktübungen jedoch häufig eine größere Aufmerksamkeit als in Großstädten, da dort ein solches Verhalten gegen die Norm weniger alltäglich ist.

Übungsauswertung

- In der Nachbesprechung wird der Patient gefragt, was für ihn persönlich angenehmer war, das aktive oder das passive Verhalten während der Übung. Die meisten Patienten geben die Rückmeldung, dass sie wider Erwarten das aktive Verhalten als das angenehmere empfunden haben, weil sie besser hätten einschätzen können, was um sie herum passiert.
- Zusätzlich wird der Patient danach gefragt, ob er eine Angstreduktion erlebt hat und wie es ihm gelungen ist, die Angstbewältigungsregeln anzuwenden.

Hinweise zur Umsetzung in der Gruppentherapie

- Zur Durchführung dieser Übung im Rahmen einer Gruppentherapie gilt es, einen breiten Fußweg oder beispielsweise einen großen Eingangsbereich vor einem Kaufhaus aufzusuchen, da die Übung in diesem Setting in Form einer Kette durchgeführt wird.
- Die Patienten bilden eine Stehkette mit genügend Abstand zwischen den einzelnen Gruppenmitgliedern, sodass Passanten ohne Weiteres durchgehen können.

Expositionsübung 7: Rolltreppen-Übung

Ziel Das Ziel dieser Mittelpunktübung ist vor allem, dass sich der Patient mit den Regeln des Angstbewältigungskonzepts vertraut macht und im Rahmen der Übungssituation eine deutliche Angstreduktion erlebt sowie im übertragenen Sinne eine Position bezieht und vertritt.

Erleben einer Angstreduktion

Rahmenbedingungen Für diese Übung ist es erforderlich, ein Kaufhaus oder Einkaufszentrum mit einer Rolltreppe aufzusuchen.

Übungsanleitung

- Die Aufgabe der Übung besteht darin, dass sich der Patient unten an eine abwärtsfahrende Rolltreppe stellt. Dabei sollte er als sichtbares Hindernis wahrgenommen werden, ohne dass die Passanten beim Verlassen der Rolltreppe behindert werden.
- Während der Übung ist der Patient angehalten, einen kurzen Blickkontakt zu den Personen aufzunehmen, die die Rolltreppe herunterfahren. Währenddessen ist er aufgefordert, die Angstbewältigungsregeln anzuwenden.

- **Ziel** ist es, solange vor der Rolltreppe stehen zu bleiben, bis sich die Angst deutlich spürbar reduziert hat.

Hinweise zur Übungsanleitung
- Auch während dieser Übung gilt es für den Patienten, Platz zu machen, sollten sich wider Erwarten andere Passanten provoziert fühlen.
- Bei älteren, behinderten oder schwer bepackten Menschen sollte der Patient von sich aus zur Seite gehen, um Platz zu machen.

Übungsauswertung
- Erfragt werden die eigene Befindlichkeit und das Ausmaß der Angstreduktion während der Übung sowie die Umsetzung des Angstbewältigungskonzepts.
- Außerdem wird der Patient aufgefordert, zu berichten, welche Reaktionen er bei den Fahrgästen der Rolltreppe beobachten konnte. Dysfunktionale Kognitionen sollten hinterfragt und neubewertet werden.

Tipp

Im Rahmen einer Gruppentherapie ist es empfehlenswert, ein Kaufhaus oder Einkaufszentrum mit mindestens zwei Rolltreppen aufzusuchen, damit sich die Teilnehmer in zwei Untergruppen aufteilen können, die nach Möglichkeit von jeweils einem Therapeuten begleitet werden.

Expositionsübung 8: Mittelpunktübung im geschlossenen Raum

Ziel Auch das Ziel dieser Übung besteht darin, das Angstbewältigungskonzept anzuwenden und so lange in der Übungssituation zu verweilen, bis ein deutlicher Angstabfall spürbar ist.

Rahmenbedingungen Diese Übung sollte in einem Café oder Restaurant durchgeführt werden. Eine Übungsalternative für Patienten mit einer hohen Erwartungsangst stellt im ersten Schritt ein oftmals weniger angstbesetztes Stehcafé oder Schnellrestaurant dar.

Übungsanleitung
- Im Rahmen dieser Übung wird der Patient aufgefordert, ein umliegendes Café oder Restaurant auszuwählen, dieses aufzusuchen und sich in die Mitte des Cafés zu stellen, eine Weile dort stehenzubleiben und jeweils einen kurzen Blickkontakt zu den anwesenden Gästen aufzunehmen.
- Der Patient sollte die Übungssituation erst wieder verlassen, wenn er spürt, dass seine Angstkurve merklich abgefallen ist.

Übungsauswertung

- Der Patient wird erneut nach seiner eigenen Befindlichkeit und der Angstreduktion während der Übung sowie nach der Anwendung des Angstbewältigungskonzepts befragt.
- Außerdem wird er wieder aufgefordert zu berichten, welche Reaktionen anderer Menschen er beobachten konnte.

Tipp

Um diese Übung im Rahmen einer Gruppentherapie durchzuführen, sollten sich in der näheren Umgebung mehrere Cafés oder Restaurants befinden, auf die sich die Patienten verteilen können.

Expositionsübung 9: Zurufübung im geschlossenen Raum

Ziel Das Ziel dieser Übung besteht in der Anwendung des Angstbewältigungskonzepts sowie in der Überprüfung von Befürchtungen und Normen im Hinblick auf lautes Erheben der eigenen Stimme.

Überprüfung eigener Befürchtungen

Rahmenbedingungen Diese Expositionsübung sollte in einem Kaufhaus oder einem größerem Einzelhandelsgeschäft durchgeführt werden.

Übungsanleitung

- Im Rahmen einer Einzeltherapie stellt sich der Therapeut als Rollenspieler zur Verfügung.
- Die Übung besteht darin, eine Bekleidungsabteilung aufzusuchen. Dort ist der Patient aufgefordert, dem Therapeuten aus einigem Abstand etwas zuzurufen, z. B. „*Steht mir die Farbe dieses Pullovers?*" Antwort: „*Nein, ich finde, er macht zu blass*" oder „*Ich habe hier etwas Schönes gefunden!*" Beispielantwort: „*Einen Augenblick, ich komme gleich rüber.*"
- Der Patient ist aufgefordert, eine Realitätsüberprüfung durchzuführen und auf die Reaktion der übrigen Kunden zu achten.
- Ferner soll er versuchen, seine eigene Stimme zu erheben und für die anwesenden Kunden laut und deutlich zu verstehen sein.

Hinweise zur Übungsanleitung Für sehr leise sprechende Patienten ist diese Mittelpunktübung besonders schwierig.

Übungsauswertung

- Nachbesprochen werden die Anwendung der Angstbewältigungsregeln und das Befinden des Patienten während der Übung. Er wird gefragt, welche Gedanken, Gefühle, Körperreaktionen und Verhaltensimpulse sich bei ihm eingestellt haben und welche Reaktionen er bezogen auf das Umfeld beobachten konnte.

- Zusätzlich wird er danach gefragt, ob es ihm gelungen ist, seine Stimme für den anderen verständlich, also laut und deutlich, zu erheben.

Hinweise zur Umsetzung in der Gruppentherapie
- Vor Beginn dieser Zurufübung bilden die Patienten Zweiergruppen.
- Es sollte darauf geachtet werden, dass sich die Patientengruppen über verschiedene Geschäfte verteilen.
- Im Anschluss an den ersten Durchgang der Übung erfolgt ein Rollenwechsel.

Expositionsübung 10: Unsicherheits- und Blamierübung

Überprüfung eigener Ängste bezüglich der Reaktionen anderer

Ziel Das Ziel dieser Übung besteht neben Realitätsüberprüfung und Angstbewältigung darin, dass der Patient lernt, souverän mit seinen Schwächen umzugehen, und die Möglichkeit erhält, seine Befürchtungen bezüglich der Reaktionen anderer Menschen zu überprüfen, ebenso seine Ansprüche an sein eigenes Verhalten.

Übungsanleitung
- Auch bei dieser Übung handelt es sich um eine Mittelpunktübung. Der Patient wird aufgefordert, ein Verhalten zu zeigen, das er anderen gegenüber als unangemessen, peinlich oder dumm empfindet.
- Seine Aufgabe besteht darin, sich so zu verhalten, wie er es sonst lieber zu unterdrücken versucht. Er wird ermutigt, während dieser Übung auf sein Umfeld unsicher zu wirken und nach Möglichkeit das Gefühl zu verspüren, sich zu blamieren.
- Dazu erhält der Patient vom Therapeuten mehrere Übungsvorschläge mit unterschiedlichem Schwierigkeitsgrad (▶ Übersicht), aus denen er eine Variante auswählen soll.

Vorschläge für Unsicherheits- und Blamierübungen
- Direkt unter einer Uhr nach der Uhrzeit fragen.
- Sich nach einem nahe gelegenen, einfachen Weg erkundigen und dem Befragten den Eindruck vermitteln, dass man ihn nicht verstanden habe, wie man den Weg finden könne, und dass man schon länger erfolglos danach suchen würde. Nach Möglichkeit sollte der Befragte um Begleitung gebeten werden oder darum, den Weg aufzuzeichnen.
- In eine Apotheke oder in eine Postfiliale gehen und, wenn man bedient wird, nicht mehr wissen, was man dort eigentlich wollte. In der Tasche nach einem Zettel suchen, diesen nicht finden und sich mit den Worten verabschieden: *„Ich weiß nicht mehr, was ich hier wollte, ich muss noch einmal wiederkommen."*

- In ein Restaurant gehen, Platz nehmen, in die Speisekarte schauen, das Portemonnaie herausholen, das Geld darin zählen, den Kopf schütteln, aufstehen und rausgehen.
- In einem besonders teurem Geschäft nach Sonderangeboten fragen, sich diese ansehen und sich mit den Worten verabschieden: *„Nein, das ist mir zu teuer."*
- Nach einer Sehenswürdigkeit fragen, die sich bekanntermaßen in einer anderen Stadt befindet.
- In einem Restaurant oder Café etwas fallen lassen oder umstoßen.
- In einem teuren Lebensmittelgeschäft nur eine sehr kleine Menge einer Delikatesse kaufen (z. B. eine Scheibe Käse oder eine Praline).

Übungsauswertung Der Patient wird nach seinen Erfahrungen während der Übung befragt; diesmal stehen der Perfektionsanspruch an die eigene Person und eigene soziale Normen im Vordergrund der Nachbesprechung.

Hinweise zur Übungsanleitung

- Entgegen der allgemein Angst verstärkenden Befürchtungen von Patienten, auf direkte Ablehnung zu stoßen, verhalten sich die meisten Menschen trotz des ihnen entgegengebrachten unsicheren Verhaltens freundlich und zugewandt.
- Grübelt der Patient im Anschluss an diese Übung längere Zeit darüber nach, was sein Gegenüber jetzt noch über ihn denken möge, bietet es sich an, den Patienten zu ermutigen, noch einmal beispielsweise in das betreffende Geschäft (Post, Apotheke) zurückzukehren, um seine Befürchtungen bei der Bedienung zu hinterfragen, im Sinne einer Realitätsüberprüfung. Dahinter steckt das Ziel, durch die zumeist positive Reaktion eine Einstellungsänderung zu unterstützen. Eine direkte Begleitung durch den Therapeuten kann es dem Betreffenden erleichtern, diesen Risikoschritt einzugehen.

Beispiele zur Neubewertung dysfunktionaler Kognitionen

Die nachfolgende ◻ Tab. 5.3 zeigt typische Angst verstärkende Kognitionen, die im Zusammenhang mit sozialen Mittelpunktübungen auftreten können und Beispiele für ihre kognitive Neubewertung.

Tab. 5.3 Kognitive Neubewertung negativer Gedanken 3

Typische Angst verstärkende Gedanken	Hilfreiche, ermutigende Gedanken
- Ich werde bestimmt wieder rot werden/zittern/stottern/schwitzen.	- Ich konzentriere mich ganz auf die Situation und lasse meine Angst zu.
- Die anderen werden sich bestimmt über mich lustig machen.	- Ich weiß nicht, was die anderen von mir denken.

Beispiele für häusliche Übungen

- Soziale Mittelpunktübungen:
  - Absichtlich etwas zu spät zu einer Veranstaltung kommen.
  - Während einer Mitarbeiterbesprechung, eines Elternabends oder einer Museumsführung eine offene Frage stellen.
  - In einem Restaurant oder Café laut nach dem Kellner rufen.
  - Anderen etwas vorlesen (z. B. Freunden, der Familie oder Bewohnern in einem Seniorenheim).
  - Sich einem Chor, einer Laienspielgruppe, einem Literaturkreis anschließen.
  - Auf einem Fest oder während einer anderen Einladung eine kleine Rede halten.
- Unsicherheits- und Blamierübungen:
  - Sich während eines Restaurantbesuches über ein teures Gericht oder einen teuren Wein informieren; anschließend etwas deutlich Preiswerteres bestellen.
  - In einem exklusiven, teuren Geschäft nach Sonderangeboten fragen.
  - Zwei verschiedene Strümpfe anziehen und so das Haus verlassen.

▶ Arbeitsblatt 10 (Abb. 5.26) zeigt zusätzliche Möglichkeiten auf, wie die Teilnehmer über die Therapiesitzungen hinaus weiter üben können. Die darin enthaltenen Vorschläge beziehen sich auch auf die Themenbereiche von Modul B und C.

5.2 Modul B: Allgemeine Fertigkeiten der Kommunikation

Zu den in diesem Modul vermittelten allgemeinen Fertigkeiten der Kommunikation zählen die Untermodule B1 **„Gesprächsführung“** (▶ Abschn. 5.1.5.5) und B2 **„Kontaktaufnahme“** (▶ Abschn. 5.2.1.6).

Soziales Kompetenztraining

Arbeitsblatt 10 **Sammlung häuslicher Übungen** **Seite 1**

SKT-Übungen I

Dieses Arbeitsblatt zeigt Ihnen zusätzliche Möglichkeiten auf, wie Sie über die Therapiesitzungen hinaus weiter üben können. Sie können die Übungen entsprechend ihrem individuellen Schwierigkeitsgrad auswählen und ggf. abgestuft durchführen.

Kontaktaufnahme

- Wünschen Sie einem Nachbarn im Treppenhaus einen schönen Tag.
- Sagen Sie laut und deutlich: *„Guten Tag"*, wenn Sie ein kleines Geschäft etc. betreten.
- Fragen Sie einen Passanten nach dem Weg/der Uhrzeit/einem bekannten Gebäude/einem Restaurant oder Café.
- Fragen Sie in der Pause eines Kursus oder eines Vortrags andere Teilnehmer nach ihrem Interesse am Thema/ihren Vorerfahrungen.
- Fragen Sie einen Kollegen, wie sein Wochenende war/nach seinen Urlaubsplänen/nach einem Restaurant- oder Kulturtipp oder nach einer Buchempfehlung.
- Fragen Sie den Busfahrer nach dem Fahrpreis für eine bestimmte Verbindung oder verabschieden Sie sich beim Aussteigen von ihm.
- Fragen Sie in einem Kaufhaus oder einem größeren Supermarkt danach, wo sich eine bestimmte Abteilung befindet.

Gesprächsführung/Aktives Zuhören

- Melden Sie sich telefonisch auf eine Stellenanzeige und informieren Sie sich über das Stellenprofil.
- Rufen Sie bei der Volkshochschule an und holen Sie sich Informationen zu einem Kursus ein.
- Informieren Sie sich in einem Reisebüro über ein bestimmtes Reiseziel, ohne dass Sie anschließend eine Buchung vornehmen lassen.
- Informieren Sie sich bei der Tourismuszentrale in einer von Ihnen ausgewählten Stadt über das dortige Besichtigungsangebot und Sehenswürdigkeiten.

Gesprächsführung/Persönliche Bewertungen erfragen

- Bitten Sie eine Verkäuferin, Stellung zu beziehen, welche der von Ihnen ausgewählten Waren ihr persönlich besser gefällt.
- Fragen Sie eine Person aus ihrem Umfeld (z. B. Freund/Familie/Kollegen) nach ihrer Meinung zu einem aktuellen Thema/nach einem Restaurant- oder Kulturtipp/einer Buchempfehlung.
- Fragen Sie in einem Buchladen einen Verkäufer nach seinem persönlichen Lieblingsbuch. Weitere Varianten: Blumen, Käsesorte, Kleidungsstück, Parfüm usw.
- Lassen Sie sich in einem Restaurant die Speisekarte erklären und/oder fragen Sie nach einer Empfehlung.

Abb. 5.26 Arbeitsblatt 10: Sammlung häuslicher Übungen

Soziales Kompetenztraining

Arbeitsblatt 10 **Sammlung häuslicher Übungen** **Seite 2**

SKT-Übungen II

Wünsche äußern/Forderungen stellen

- Bitten Sie eine Person in Ihrem Umfeld (z. B. Freunde/Familie/Kollege) um Unterstützung (z. B. am PC, bezogen auf eine Besorgung oder darauf, Ihnen etwas auszuleihen).
- Bitten Sie bei einer Bestellung in einem Restaurant um eine andere Beilage als in der Speisekarte vorgesehen.
- Lassen Sie sich auf der Straße (z. B. an der Bushaltestelle) von einem Passanten Geld wechseln.
- Bitten Sie den Busfahrer, Ihnen an einer bestimmten Haltestelle Bescheid zu geben, dass Sie nun aussteigen müssen.
- Bitten Sie in einem vollen öffentlichen Verkehrsmittel die Mitfahrenden, Sie durchzulassen (zu einem freien Sitzplatz/zur Tür).

Mittelpunktübungen

- Kommen Sie absichtlich etwas zu spät zu einer Veranstaltung.
- Stellen Sie während einer Mitarbeiterbesprechung/eines Elternabends/einer Museumsführung o. Ä. eine offene Frage.
- Rufen Sie in einem Restaurant oder Café laut nach dem Kellner.
- Lesen Sie anderen etwas vor (z. B. Freund/Familie/Seniorenheim).
- Gehen Sie regelmäßig in einen Chor/eine Laienschauspielgruppe/einen Literaturkreis.
- Schließen Sie sich einer Selbsthilfegruppe bezogen auf freies Sprechen an.
- Halten Sie während einer Feier oder einer anderen Einladung eine kleine Ansprache.

Unsicherheits- und Blamierübungen

- Informieren Sie sich während eines Restaurantbesuches über ein teures Gericht oder einen teuren Wein. Bestellen Sie anschließend etwas Günstigeres.
- Fragen Sie in einem exklusiven, teuren Geschäft nach Sonderangeboten.

Nein sagen/Sich abgrenzen

- Lassen Sie sich in einem Geschäft (z. B. Bekleidung/Juwelier) teure Kleidung oder teuren Schmuck zeigen, gehen Sie anschließend wieder, ohne etwas zu kaufen.
- Schlagen Sie einer anderen Person (z. B. Freund/Kollege/Familienangehörige) eine Bitte aus.

Andere Loben

- Loben Sie eine Verkäuferin für ihre freundliche Beratung.
- Loben Sie gut schmeckendes Essen (z. B. im Restaurant/den Partner/die Mutter).
- Loben Sie ein schönes Parfüm, Kleidungs- oder Schmuckstück, welches Ihnen gut gefällt (z. B. bei Freunden/Kollegen/Bekannten).

Abb. 5.26 (Fortsetzung)

5.2.1 Modul B1: Gesprächsführung

Dieses Modul umfasst Informationen und Übungen zu den Grundlagen der Gesprächsführung:

Grundlagen der Gesprächsführung

- Sender und Empfänger einer Botschaft,
- verbale und nonverbale Kommunikation,
- Kommunikationsquadrat nach Schulz von Thun,
- wie Missverständnisse entstehen.>

Theoretische Einführung: Sender und Empfänger einer Botschaft

Kommunikation findet grundsätzlich immer zwischen mindestens zwei Personen statt. Durch das Austauschen von **Botschaften** werden diese wechselseitig zum Sender und Empfänger ihrer gegenseitigen Äußerungen. Das heißt, der Sender erzählt oder berichtet, während der Empfänger ihm dabei zuhört. Durch seine Antwort wird der Empfänger einer vorhergehenden Botschaft zum Sender einer neuen Nachricht und der Sender der ersten Botschaft dementsprechend zum Empfänger der zweiten Botschaft (▶ Folie 17, ◘ Abb. 5.27).

Modell der Kommunikation

Theoretische Einführung: Verbale und nonverbale Kommunikation

Wir kommunizieren nicht nur durch unsere Sprache, sondern mit unserem ganzen Körper. Man unterscheidet zwischen:

- sprachlicher Kommunikation = verbaler Kommunikation und
- nichtsprachlicher Kommunikation = nonverbaler Kommunikation.

Die Bedeutung von nonverbalen Merkmalen im Rahmen der Kommunikation wird von vielen Menschen unterschätzt. Der bewusste Einsatz von Körpersprache ist Grundlage selbstsicheren Verhaltens und kann zu einer gesprächsfördernden Atmosphäre beitragen („aktives Zuhören", ▶ Abschn. 5.2.2).

Einsatz von Körpersprache

Übungen zur verbalen und nonverbalen Kommunikation

Übung 10: Zuordnung von Merkmalen verbaler und nonverbaler Kommunikation

Im Rahmen dieser einführenden Übung soll der Patient zuordnen, welche Begriffe und Merkmale zur verbalen und zur nonverbalen Kommunikation gehören.

Hinweise zur Umsetzung in der Einzeltherapie In der Einzeltherapie kann die ▶ Folie 18 (◘ Abb. 5.28) als Arbeitsblatt eingesetzt und gemeinsam mit dem Patienten erarbeitet werden.

Soziales Kompetenztraining

Folie 17 **Modell der Kommunikation** **Seite 1**

Sender und Empfänger einer Botschaft

Kommunikation findet immer zwischen mindestens zwei Personen statt.

Man unterscheidet zwischen:

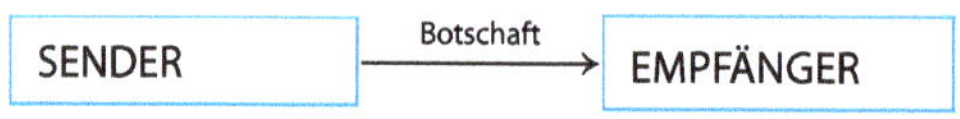

Im Verlauf eines Gesprächs werden die Beteiligten durch das Austauschen von Botschaften abwechselnd zum Sender und Empfänger.

Das Hören und Interpretieren ist abhängig von …

- … der Situation und den Rahmenbedingungen (z. B. privat, beruflich, Konflikt/Streit)
- … den eigenen Vorerfahrungen und …
- … den damit verbundenen Gefühlen, Gedanken und Bewertungen (innerer Dialog)

Unterschiede in der Wahrnehmung zweier Personen können zu Missverständnissen führen.

Abb. 5.27 Folie 17: Modell der Kommunikation

Soziales Kompetenztraining

Folie 18 **Verbale und nonverbale Kommunikation** **Seite 1**

Kommunikation findet mit dem ganzen Körper statt

Kommunizieren, das heißt das Austauschen von Botschaften, findet nicht nur mittels Sprache, sondern mit dem ganzen Körper statt.

Man unterscheidet zwischen:

- sprachlicher Kommunikation = **verbaler Kommunikation** und
- nichtsprachlicher Kommunikation = **nonverbaler Kommunikation**

VERBAL		**NONVERBAL**
– Formulierung		– Gestik
– Klang		– Mimik
– Modulation	versus	– Blickkontakt
– Sprechtempo		– Körperhaltung
– Lautstärke		– Distanz
– Artikulation		

Abb. 5.28 Folie 18: Verbale und nonverbale Kommunikation

Hinweise zur Umsetzung in der Gruppentherapie

- Zur Vorbereitung werden die folgenden Begriffe auf Moderationskarten geschrieben: Formulierung, Klang, Modulation, Sprechtempo, Lautstärke, Artikulation, Gestik, Mimik, Blickkontakt, Körperhaltung, Distanz.
- Die Überschriften „Verbal" und „Nonverbal" werden ebenfalls auf Karten geschrieben und an eine Moderationswand gepinnt.

Übungsanleitung

- Jeder Gruppenteilnehmer erhält zu Beginn der Übung eine oder mehrere der vorbereiteten Karten.
- Im Anschluss daran werden die Teilnehmer aufgefordert, ihren Begriff unter der richtigen Überschrift an die Moderationswand anzupinnen.
- Zum Abschluss der Übung werden die Zuordnungen in der Gruppe nachbesprochen und falls notwendig korrigiert.
- Anmerkung: Klang $\cong$ Betonung, Melodie; Modulation $\cong$ Höhe, Tiefe

Übung 11: Sicher, unsicher und unfreundlich wirkende Personen

Diese Übung beinhaltet die Vertiefung der Begriffe verbal und nonverbal, am Beispiel der Beschreibung von sicheren, unsicheren und unfreundlich wirkenden Personen

Hinweise zur Umsetzung in der Einzeltherapie Im Dialog mit dem Patienten werden entsprechend der Tab. 5.4 die Merkmale für unsichere, sichere und unfreundlich bzw. aggressiv wirkende Personen zusammengetragen.

Hinweise zur Umsetzung in der Gruppentherapie Die Tab. 5.4 kann ohne die in ihr aufgelisteten Merkmale auf ein Flipchart oder auf eine Moderationswand übernommen werden. Im Rahmen der Gruppensitzung kann die Tabelle dann gemeinsam mit den Teilnehmern ausgefüllt werden.

Expositionsübung 11: Verbale und nonverbale Merkmale

Auch im Rahmen von Expositionen in vivo lassen sich Übungen bezogen auf verbale und nonverbale Kommunikation durchführen. Diese Übungen können ebenfalls dem Bereich der Wahrnehmungs- und Diskriminationsübungen zugeordnet werden.

Ziel Das Ziel der Übung besteht in der Schulung der Wahrnehmungsfähigkeit des Patienten und in der Überprüfung eigener Normen und Befürchtungen.

Rahmenbedingungen Diese Übung sollte in einer belebten Straße, besser noch in einer Fußgängerzone durchgeführt werden. Sie unter-

Tab. 5.4 Lösungsvorschläge für Übung 11

Merkmale	Unsicher	Sicher	Unfreundlich bzw. aggressiv
Gestik	nervös, verhalten, reduziert	lebhaft, locker, aufgeschlossen, unterstreichend	ausladend, kraftvoll, Fäuste ballend, angespannt
Mimik	angespannt, u. U. an den Lippen kauend, mit den Augen blinzelnd	der Situation angepasst, zugewandt und entspannt	angespannt, Stirnfalte, Augen verengt
Blickkontakt	flatternd, ausweichend	angenehm zugewandt	starr, fixierend
Haltung	verschlossen, Schultern hochgezogen	aufrecht, gerade, Beine etwas auseinander	gerade, angespannt, „drohendes" Kinn
Distanz	weit weg	der Situation angemessen	verringert
Stimme/ Sprache	leise, stockend, zittrig, schnell, sich verhaspelnd	melodisch, mit Pausen, angemessen in der Lautstärke	laut, zischend, drohend, ohne Pausen

teilt sich in zwei aufeinander aufbauende Abschnitte, die nacheinander angeleitet werden.

Übungsanleitung

- **Im ersten Abschnitt** der Übung wird der Patient angeleitet, zunächst einmal etwa 5 Minuten lang umherzugehen und bei den ihm entgegenkommenden Personen auf Merkmale der drei nachfolgenden Kategorien zu achten:
  - unsicher,
  - sicher und
  - unfreundlich bzw. aggressiv.
- **In der anschließenden Zwischenbesprechung** wird mit dem Patienten erörtert, was er beobachten konnte. Dabei sollte darauf geachtet werden, auf der beschreibenden Ebene zu bleiben.
- **Im zweiten Abschnitt** dieser Übung wird der Patient angeleitet, seine zuvor getroffenen Einschätzungen zu überprüfen, durch konkrete Erfahrungen im Ansprechen einer sicher, unsicher oder unfreundlich/aggressiv wirkenden Person. Hierbei sind Abstufungen nach individuellem Schwierigkeitsgrad möglich (z. B. eher ältere Menschen oder eher Frauen bzw. Männer).

Übungsauswertung Im Mittelpunkt der sich an den zweiten Abschnitt anschließenden Nachbesprechung steht der Austausch mit dem Patienten, ob sich seine zuvor getroffenen Annahmen bezogen auf die Einschätzung der von ihm angesprochenen Personen in der Realität tatsächlich bewahrheitet haben oder nicht.

Hinweise zur Übungsanleitung

- Zumeist berichten Patienten an dieser Stelle, dass die Personen entgegen ihrer vorherigen Erwartung überwiegend freundlich und auskunftsbereit geantwortet hätten. Diese Erfahrungen können sich unterstützend auf die Risikobereitschaft des Patienten auswirken, andere Personen anzusprechen.
- Dem Patienten können von Seiten des Therapeuten während dieser Übungen bei Bedarf Veränderungsvorschläge zu seinem eigenen verbalen und nonverbalen Verhalten unterbreitet werden.

Beispiele für häusliche Übungen

Der Patient wird aufgefordert, in der kommenden Woche verstärkt darauf zu achten, welche verbalen und nonverbalen Merkmale der Kommunikation er bei sich selbst und anderen wahrnimmt.

Theoretische Einführung: Das Kommunikationsquadrat nach Schulz von Thun oder die vier Ebenen einer Äußerung

Wenn Menschen miteinander kommunizieren, sind nach dem Modell des **Kommunikationsquadrats** nach Schulz von Thun (1981) immer die nachfolgenden **vier Ebenen** mit im Spiel:

- Sachinhalt,
- Selbstkundgabe,
- Beziehungshinweis und
- Appell.

Vier Schnäbel und vier Ohren

Auch im Zusammenhang mit dem Kommunikationsquadrat unterscheidet man zwischen dem Sender und dem Empfänger einer Äußerung. Direkt (man bezeichnet dies als **explizit**) oder indirekt **(implizit)** sprechen wir also mit **„vier Schnäbeln"** und hören mit **„vier Ohren"**. Klarheit in der Kommunikation ist so gesehen eine vierdimensionale Angelegenheit. Alle „Ohren" und „Schnäbel" sind in ihrer Bedeutung als gleichwertig anzusehen. Von Mensch zu Mensch sind diese jedoch unterschiedlich stark ausgeprägt und sensibel. Bei Menschen mit sozialen Ängsten sind häufig das Beziehungsohr und das Appellohr besonders wachsam. Eine bildhafte Darstellung des Kommunikationsquadrats stellt ▶ Folie 19 (Abb. 5.29) dar.

Eine Übersicht über die Bedeutung der vier Ebenen einer Äußerung findet sich auf ▶ Arbeitsblatt 11 (◻ Abb. 5.30). Mehr zu den theoretischen Grundlagen dieses kommunikationspsychologischen Modells findet sich in Schulz von Thun (1981).

Bildrechte: [Urheberrecht beim Autor]

Soziales Kompetenztraining

Folie 19 **Kommunikationsquadrat nach Schulz von Thun (1981)** **Seite 1**

Die vier Seiten des Kommunikationsquadrats

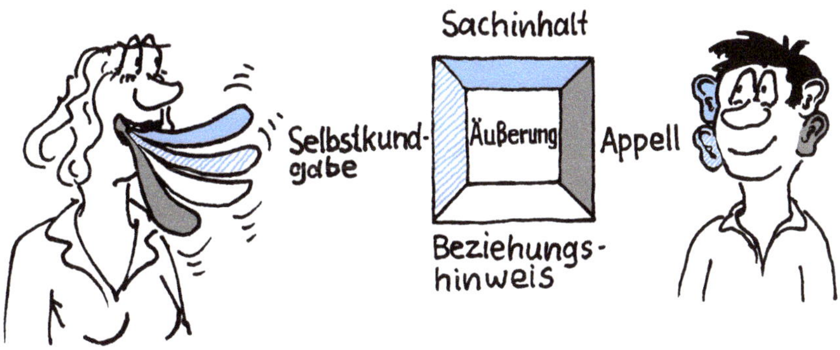

Der Sender spricht
mit seinen „**4 Schnäbeln**".

Der Empfänger hört
mit seinen „**4 Ohren**".

Abb. 5.29 Folie 19: Kommunikationsquadrat nach Schulz von Thun (1981). (Aus: Alsleben, Hand, Soziales Kompetenztraining, 1. Auflage 2006, Copyright Elsevier GmbH, Urban & Fischer, München)

Soziales Kompetenztraining

Arbeitsblatt 11 — **Kommunikationsquadrat – Bedeutung der vier Ebenen** — **Seite 1**

Das Kommunikationsquadrat: Übersicht über die Bedeutung der vier Ebenen einer Äußerung

SENDER – „vier Schnäbel"

Sachinhaltsschnabel
Sachinformationen:
- Worüber ich informiere
- Was ich mitteilen möchte

Selbstkundgabeschnabel
Selbstenthüllung:
- Was ich von mir persönlich zeige und zu erkennen gebe (Ich-Botschaft)
- Wie ich dastehe und auf den anderen wirke

Beziehungsschnabel
Eigene Haltung zum Gegenüber:
- Was ich von dir halte (Du-Botschaft)
- Wie wir meiner Meinung nach zueinander stehen (Wir-Botschaft)
- Wie ich mein Gegenüber und unsere Beziehung bewerte

Appellschnabel
Wirkungsabsicht:
- Wozu ich dich veranlassen möchte
- Was ich bewirken möchte
- So sollst du sollen (nicht) denken/handeln/fühlen

EMPFÄNGER – „vier Ohren"

Sachohr
Sachverständnis:
- Welche Informationen höre ich heraus?
- Worum geht es?
- Wie ist der Sachverhalt zu verstehen?
- Was will er mir mitteilen?

Selbstkundgabeohr
Persönliche Diagnostik:
- Was ist das für ein Mensch?
- Was zeigt er (bewusst oder unbewusst) von sich?
- Was geht in ihm vor?
- Wie fühlt er sich?
- Warum reagiert der andere so?

Beziehungsohr → ist sensibel und wachsam
Persönliche Betroffenheit:
- Wie behandelt er mich?
- Wie redet der mit mir?
- Wen glaubt er vor sich zu haben?
- Was hält er von mir?
- Wie steht er zu mir?

Appellohr
Gespürter Appelldruck:
- Was soll ich damit anfangen?
- Was möchte der andere von mir?
- Welche Erwartungen hat der andere an mich?
- Was soll ich seiner Meinung nach machen/denken/fühlen?
- Wie kann eine Lösung aussehen?

Weitere Informationen zum Kommunikationsquadrat finden Sie in: Schulz von Thun (2010) „Miteinander reden 1: Störungen und Klärungen". Reinbek, Rowohlt.

Abb. 5.30 Arbeitsblatt 11: Kommunikationsquadrat – Bedeutung der vier Ebenen

Übung 12: Vier Ebenen des Kommunikationsquadrats

Diese Übung beinhaltet ein Anwendungsbeispiel bezogen auf das Kommunikationsquadrat.

Eine Mutter sagt zu ihrer Tochter: „*Der Tisch ist noch nicht abgeräumt.*" Wie sich diese Äußerung mit Hilfe des Kommunikationsquadrats analysieren lässt und wie sie von der Tochter als Empfängerin verstanden werden könnte, zeigt ▶ Folie 20 (◻ Abb. 5.31).

Störungen zwischen Sender und Empfänger einer Botschaft

Wie in ▶ Folie 20 dargestellt, können Störungen zwischen Sender und Empfänger aufgrund ihrer unterschiedlichen Gewichtungen einer Äußerung entstehen. Zusätzlich können Missverständnisse auch dadurch ausgelöst werden, dass Sender und Empfänger mit unterschiedlichen Schnäbeln und Ohren kommunizieren. Der Schwerpunkt des Senders könnte beispielsweise auf dem Sachschnabel seiner Äußerung liegen, während der Empfänger aber hauptsächlich mit seinem Beziehungsohr hört und entsprechend reagiert, sodass seine Reaktion für den Sender aus diesem Grund nicht nachvollziehbar ist.

Bezogen auf das Beispiel in der Abbildung könnte das heißen, dass die Mutter sachlich feststellt, dass der Tisch noch nicht abgeräumt ist, die Tochter aber auf ihrem Beziehungsohr und Appellohr heraushört, dass ihre Mutter längst von ihr erwartet hätte, diesen abzuräumen. In diesem Fall könnte sie – für die Mutter nicht nachvollziehbar – äußern: „*Immer setzt du mich mit deinen Erwartungen unter Druck, das reicht mir schon lange!*"

Tipp

Um die Inhalte der vier Ebenen gemeinsam mit dem Patienten zu erarbeiten, kann das Anwendungsbeispiel von ▶ Folie 20 alternativ auch auf einem Flipchart visualisiert werden. Dazu wird die Äußerung zur Überschrift. In zwei Spalten wird darunter geschrieben: Sender/Mutter und Empfänger/Tochter. Entsprechend werden nachfolgend die vier Schnäbel und die vier Ohren auf das Flipchart gezeichnet. Dabei sollte auf genügend Platz zum Aufschreiben der mit dem Patienten zu erarbeitenden Antworten geachtet werden.

Übung 13: „Ist noch Kaffee da?"

Hinweise zur Umsetzung in der Gruppentherapie Im Rahmen einer Gruppentherapie kann Übung 13 als Einstieg noch vor der Übung 12 genutzt werden, um den Patienten den Sinn und Zweck des Kommunikationsquadrats nach Schulz von Thun (1981) nahezubringen. Sie wird im Vorfeld vom Therapeuten nicht näher kommentiert, damit die Patienten spontan darauf antworten können.

Soziales Kompetenztraining

Folie 20 **Kommunikationsquadrat – Beispiel** **Seite 1**

Ein Anwendungsbeispiel für das Kommunikationsquadrat

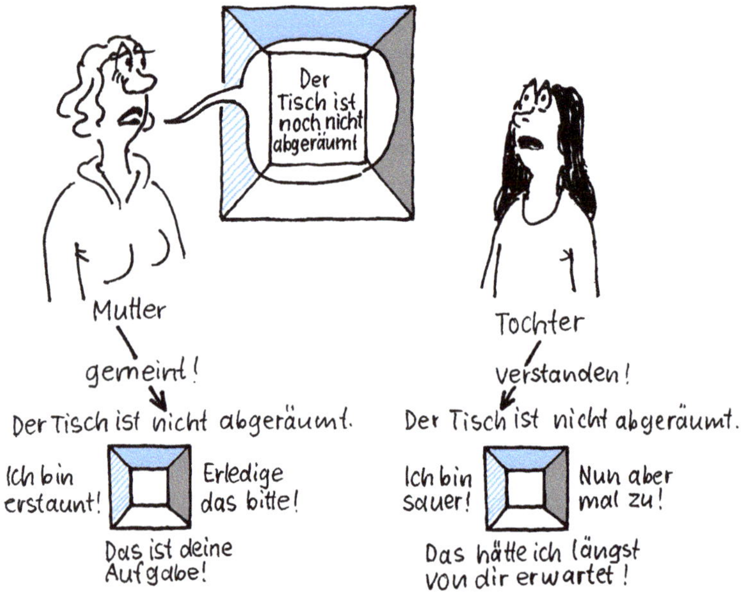

Abb. 5.31 Folie 20: Kommunikationsquadrat – Beispiel. (Aus: Alsleben, Hand, Soziales Kompetenztraining, 1. Auflage 2006, Copyright Elsevier GmbH, Urban & Fischer, München)

Übungsanleitung

- Der Therapeut setzt sich in die Mitte des Stuhlkreises und fragt die Patienten reihum: *„Ist noch Kaffee da?"* Die Patienten werden zuvor aufgefordert, spontan auf die Frage zu antworten.
- Die Antworten der Patienten lauten gewöhnlich: „Weiß ich nicht", „Ich sehe mal nach", „Ich koche gleich welchen", „Da musst du nachschauen", „Immer soll ich den Kaffee kochen", „Koch dir selber welchen" usw.
- An diesem Beispiel kann den Patienten verdeutlicht werden, dass ihre Reaktionen auf die Frage sehr unterschiedlich ausfallen, je nachdem, wie sie von ihnen aufgefasst wird, oder mit welchem der „vier Ohren" sie (nach Schulz von Thun) vom Empfänger gehört wird.
- Erst im Anschluss an diese Übung wird das theoretische Konstrukt des Kommunikationsquadrats näher erläutert.

Individuelle Unterschiede in der Kommunikation

Beispiele für häusliche Übungen

Der Patient wird aufgefordert, bis zur nächsten Sitzung darauf zu achten, welches der vier Ohren bei ihm selber am stärksten ausgeprägt ist und mit welchem Schnabel er vorzugsweise sendet.

Theoretische Einführung: Wie Missverständnisse entstehen

Das Hören und Interpretieren, aber auch die Reaktionen anderer Personen in sozialen Situationen sind abhängig von äußeren und inneren Bedingungen, also von dem Kontext, in dem sie stattfinden.

Innerer und äußerer Kontext

Beispiel

Beispiele für äußere und innere Rahmenbedingungen

- Äußere Rahmenbedingungen:
  - die **bestehende Situation** – z. B. ein privater oder ein beruflicher Kontext, eine Konfliktsituation;
  - das **Verhalten der Beteiligten** direkt in der Situation.
- Innere Rahmenbedingungen:
  - **Erfahrungen** aus vorangegangenen Situationen;
  - mit der Situation in Verbindung stehende **Gefühle;**
  - der innere Dialog – d. h. die eigenen **Gedanken und Bewertungen.**

Man spricht in diesem Zusammenhang von der **„doppelten Blickrichtung"** nach innen und außen, bezogen auf sich selbst und den Gehalt der Situation (Schulz von Thun 1998). Das Außerachtlassen der Bedeutung des inneren und äußeren Kontexts begünstigt die Entstehung zwischenmenschlicher Missverständnisse und Störungen. Um diese zu vermeiden, sollte man deshalb bei zwischenmenschlichen Irritationen nachfragen und sich vergewissern, ob man von seinem Gegenüber richtig verstanden wurde, und umgekehrt, ob der Gesprächspartner einen selber richtig verstanden hat.

Beispiel

Beispiele für Fragen zur Vermeidung von Missverständnissen

- Was genau möchten Sie von mir?
- Habe ich dich gerade richtig verstanden, meinst du dass…?

Beispiele für häusliche Übungen

Der Patient wird aufgefordert, nachzufragen, wenn er in der kommenden Woche in Gesprächssituationen verunsichert ist, ob er von seinem Gegenüber richtig verstanden wurde, und umgekehrt, ob er seinen Gesprächspartner richtig verstanden hat.

5.2.2 Modul B2: Kontaktaufnahme

Dieses Modul umfasst Informationen und Übungen

- zu offenen und geschlossenen Fragen,
- zu verstärkendem und nichtverstärkendem Verhalten in Gesprächssituationen,
- zum aktiven Zuhören sowie
- direkt zur Kontaktaufnahme.

Theoretische Einführung: Offene und geschlossene Fragen

Ziel ist es, dem Patienten den Unterschied zwischen offenen und geschlossenen Fragen zu vermitteln.

Offene Fragen lassen ins Gespräch kommen

Als **offene Fragen** werden Fragen bezeichnet, auf die mit mehr als nur mit „*Ja*" oder „*Nein*" gea ntwortet werden kann. Offene Fragen sind wichtig, um ein Gespräch am Laufen zu halten. Weil die meisten offenen Fragen mit dem Buchstaben „W" beginnen (z. B. wer, wo, wie, was, woher, weshalb, wieso…), werden sie auch als „**W-Fragen**" bezeichnet.

Beispiel

Beispiele für offene Fragen

- Wie spät ist es gerade?
- Wie gefällt Ihnen die Ausstellung?
- Wohin reisen Sie heute?

Geschlossene Fragen sind Fragen, auf die man einfach nur mit „*Ja*" oder mit „*Nein*" antworten kann. Diese Art von Fragen empfehlen sich, wenn lediglich eine kurze Antwort erwartet wird. Anderenfalls wirken geschlossene Fragen wie Gesprächskiller, indem sie verhindern, dass sich längere Dialoge entwickeln.

Beispiel

Beispiele für geschlossene Fragen

- Können Sie mir sagen, wie spät es ist?
- Gefällt Ihnen die Ausstellung?
- Verreisen Sie heute auch?

Die nachfolgende ▶ Folie 21 (Abb. 5.32) stellt die Merkmale offener und geschlossener Fragen einander gegenüber.

Soziales Kompetenztraining

Folie 21 **Arten der Fragestellung** **Seite 1**

Offene und geschlossene Fragen

Weil sie meistens mit dem Buchstaben „W" beginnen, werden offene Fragen auch „W-Fragen" genannt.

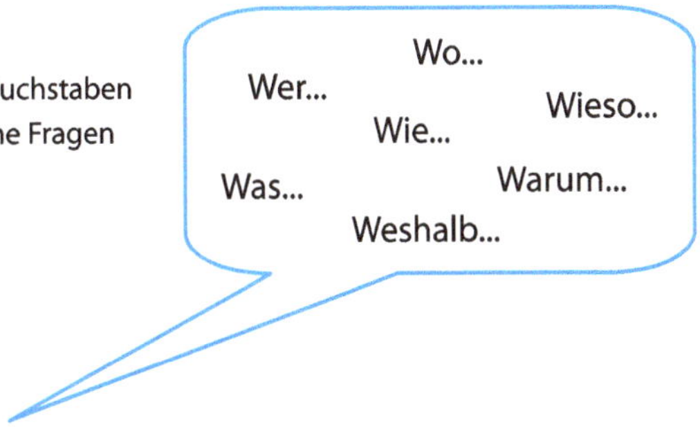

Offene Fragen = „W-Fragen"

- können nicht ausschließlich mit „Ja" oder „Nein" beantwortet werden
- halten ein Gespräch am Laufen

Geschlossene Fragen

- können oft nur mit „Ja" oder „Nein" beantwortet werden
- erschweren dem Gesprächspartner das Erzählen – „Gesprächskiller"
- sollten deshalb bei der Kontaktaufnahme und in der Gesprächsführung sparsam genutzt werden

Abb. 5.32 Folie 21: Arten der Fragestellung

Übungen zum Fragenstellen

Übung 14: Rollenspiel „Kontaktaufnahme im Zug – Offene Fragen stellen"

Ziel Das Ziel dieses Rollenspiels besteht darin, das Stellen offener Fragen zu üben.

Übungsanleitung

- In diesem Rollenspiel simuliert der Therapeut, dass er in einem Zugabteil sitzt.
- Der Patient versucht, mit ihm in Kontakt zu kommen und eine offene Frage zu stellen, um ein Gespräch zu beginnen.
- Der Therapeut reagiert dabei nur aktiv auf offene Fragen, geschlossene Fragen beantwortet er äußerst wortkarg.

Übungsauswertung In der Nachbesprechung wird mit dem Patienten zusammen ausgewertet, wie leicht oder wie schwer ihm das Stellen der offene Fragen gefallen ist.

Hinweise zur Umsetzung in der Gruppentherapie

- Zur Umsetzung dieses Rollenspiels im Rahmen einer Gruppentherapie sollten zwei Stühle vorbereitet werden, die sich in der Mitte des Stuhlkreises gegenüberstehen und ein Zugabteil darstellen sollen. Auf einem dieser Stühle sitzt der Therapeut.
- Nacheinander nehmen alle Gruppenmitglieder ihm gegenüber im Abteil Platz und versuchen, eine offene Frage zu stellen, um ein Gespräch zu beginnen.

Hinweise zur Übungsanleitung

- Bereits genannte Fragen dürfen von anderen Teilnehmern wiederholt werden.
- Bei Schwierigkeiten kann ggf. der nicht am Rollenspiel beteiligte Therapeut den Protagonisten unterstützen.

Beispiel zur Neubewertung dysfunktionaler Kognitionen

Die nachfolgende Tab. 5.5 zeigt typische Angst verstärkende Kognitionen, die im Zusammenhang mit dem Modul „Offene Fragen stellen" auftreten können, sowie Beispiele ihrer kognitiven Neubewertung.

Beispiele für häusliche Übungen

- Im Alltagsleben möglichst häufig offene Fragen stellen (z. B. in der Familie, im Freundeskreis, am Arbeitsplatz, beim Einkaufen).
- Das Arbeitsblatt „Übung zu offenen und geschlossenen Fragen" bearbeiten (▶ Arbeitsblatt 12, Abb. 5.33), Beispiele für Lösungen können der nachfolgenden Tab. 5.6 entnommen werden

Soziales Kompetenztraining

Arbeitsblatt 12 **Übung: Offene und geschlossene Fragen** **Seite 1**

Anleitung:

Wandeln Sie die geschlossenen Fragen in der nachfolgenden Tabelle in offene W-Fragen um (siehe Beispiel).

Überlegen Sie sich im Anschluss weitere eigene Beispiele und tragen Sie diese in die Leerzeilen der Tabelle ein.

Übung: offene und geschlossene Fragen

Geschlossene Fragen	Offene Frage
– Können Sie mir sagen, wie spät es ist?	– Wie spät ist es gerade?
– Können Sie mir sagen, wie ich zum Hauptbahnhof komme?	–
– Können Sie mir sagen, wo ich hier einen Buchladen finde?	–
– Ist das hier die Veranstaltung von Herrn Meier?	–
– Führen Sie diesen Pullover auch in anderen Größen?	–
– Geht Ihr Kind auch in die 4. Klasse?	–
– Sind Sie auch zum ersten Mal hier?	–
– Schmeckt Ihnen das Essen?	–
–	–
–	–
–	–

Abb. 5.33 Arbeitsblatt 12: Übung – Offene und geschlossene Fragen

Tab. 5.5 Kognitive Neubewertung negativer Gedanken 4

Typische Angst verstärkende Gedanken	Hilfreiche, ermutigende Gedanken
- Mir fällt sowieso nicht ein, was ich fragen könnte.	- Ich wähle ein Thema aus der Situation.
- Was ich sage, finden die anderen bestimmt langweilig.	- Ich bin nicht alleine verantwortlich für das Gespräch.
- Ohne etwas zu kaufen aus dem Geschäft zu gehen, ist unhöflich.	- Ich habe das Recht, mich zu informieren, ohne dass ich zum Kauf verpflichtet bin.

Tab. 5.6 Lösungen: Übung zu offenen und geschlossenen Fragen

Geschlossene Fragen	Offene Fragen
Können Sie mir sagen, wie spät es ist?	*Wie spät ist es gerade?*
Können Sie mir sagen, wie ich zum Hauptbahnhof komme?	*Wie komme ich von hier aus zum Hauptbahnhof?*
Können Sie mir sagen, wo ich hier einen Buchladen finde?	*Wo finde ich hier in der Nähe einen Buchladen?*
Ist das hier die Veranstaltung von Herrn Meier?	*Wessen Veranstaltung findet hier statt?*
Führen Sie diesen Pullover auch in anderen Größen?	*In welchen Größen führen Sie diesen Pullover?*
Geht Ihr Kind auch in die 4. Klasse?	*In welche Klasse geht Ihr Kind?*
Sind Sie auch zum ersten Mal hier?	*Wie häufig waren Sie schon hier?*
Schmeckt Ihnen das Essen?	*Wie schmeckt Ihnen das Essen?*

Theoretische Einführung: Verstärkendes und nichtverstärkendes Verhalten in Gesprächssituationen

Soziale Fertigkeit: Gesprächsverstärkendes Verhalten

Das Verhalten der Gesprächspartner in Gesprächssituationen kann sich verstärkend oder hemmend auf den Gesprächsverlauf auswirken. Die in der folgenden Übersicht aufgelisteten Merkmale gelten als verstärkend für die Aufrechterhaltung der Kommunikation.

Merkmale gesprächsverstärkenden Verhaltens

- Aufmerksamkeit auf den Gesprächspartner richten
- Aktiv zuhören (s. unten)
- Keine Beschäftigungen nebenbei durchführen, da diese vom Gespräch ablenken und Desinteresse bekunden

Die nachfolgende Übung stellt eine Einführung in diesen Themenbereich dar.

Übung zu verstärkendem und nichtverstärkendem Verhalten

Übung 15: Rollenspiel „Verstärkendes und nichtverstärkendes Gesprächsverhalten"

Ziel Ziel dieses Rollenspiels ist es, dem Patienten den Unterschied zwischen verstärkendem und nichtverstärkendem Gesprächsverhalten zu verdeutlichen.

Übungsanleitung

- Der Therapeut fordert den Patienten auf: „Ich würde mich freuen, wenn Sie mir erzählen, wie Ihr Tag bisher verlaufen ist. Schildern Sie mir bitte, was Sie heute bisher erlebt haben."
- Während der Patient erzählt, zeigt der Therapeut anfangs aktives Zuhören. Im Verlauf wechselt er zu einem passiven Gesprächsverhalten, indem er das gesprächsverstärkende Verhalten reduziert und sich mit anderen Dingen beschäftigt, beispielsweise das Fenster öffnet, sich einen Schuh zubindet oder Ähnliches. Dabei sollte er zwischenzeitlich bekunden: *„Erzählen Sie weiter, ich höre Ihnen zu."*
- Am Ende des Rollenspiels sollte der Therapeut noch einmal zum aktiven Zuhören zurückkehren.

Übungsauswertung

- Der Patient berichtet, was er wahrgenommen hat und wie er sich während der Übung gefühlt hat.
- Anhand der berichteten Beobachtung kann der Therapeut abschließend noch einmal die Merkmale von gesprächsverstärkendem Verhalten (s. oben) zusammenfassen.

Hinweise zur Umsetzung in der Gruppentherapie

- Der Therapeut und ein Patient sitzen sich in der Mitte des Stuhlkreises auf zwei Stühlen gegenüber.
- Welches Gruppenmitglied sich an diesem Rollenspiel beteiligen sollte, kann von Seiten der Therapeuten bereits vor der Sitzung festgelegt werden. Ein Auswahlkriterium kann sein, für welchen Teilnehmer es besonders hilfreich wäre, an der Mittelpunktübung teilzunehmen.
- Der Therapeut bedankt sich am Ende des Rollenspiels beim Patienten für dessen Mitarbeit.
- Hinterher erfolgt zunächst eine Auswertung mit dem am Rollenspiel beteiligten Patienten darüber, was er wahrgenommen hat und wie er sich während der Übung gefühlt hat. Erst danach wird die restliche Gruppe aufgefordert, ihre Beobachtungen mitzuteilen.

Theoretische Einführung: Aktives Zuhören

Aktives Zuhören ist unterstützend, um ein Gespräch am Laufen zu halten oder um Informationen einzuholen. Der Fokus des aktiv Zuhörenden richtet sich auf den Gesprächspartner, dem es die volle Aufmerksamkeit entgegenzubringen gilt. Dieses beinhaltet, die eigene Meinung zurückzuhalten und sich auf das Gehörte zu konzentrieren.

Regeln des aktiven Zuhörens

Die ▶ Folie 22 (◘ Abb. 5.34) beinhaltet die Regeln des aktiven Zuhörens, welche im nachfolgenden Text erläutert werden.

Das Stellen **offener Fragen** fordert den Gesprächspartner auf, zu einem Thema Stellung zu beziehen. **Füllwörter** wie z. B. *„hm"*, *„aha"*, *„interessant"*, *„erzähle weiter"* ermutigen ihn zum Weiterreden, da sie

Soziales Kompetenztraining

Folie 22 **Regeln des aktiven Zuhörens** **Seite 1**

Aktives Zuhören

Bei dem aktiven Zuhören ist die eigene Aufmerksamkeit auf den erzählenden Gesprächspartner gerichtet.

Verbale Regeln des aktiven Zuhörens:

- Offene Fragen stellen (W-Fragen)
- Den anderen ausreden lassen
- Füllwörter benutzen (z. B. *„aha"*, *„hmm"*, *„interessant"*)
- Verständnisfragen stellen (z. B. *„Habe ich Sie richtig verstanden, dass …"*)
- Das Gesagte zusammenfassen (z. B. *„Sie finden also, dass…"*)

Vermieden werden sollten:

- Verallgemeinerungen und Bewertungen (z. B. „Alle Hartz-IV-Empfänger sind arbeitsscheu")
- Kategorisierungen (z. B. „Norddeutsche sind weniger gesellig als Rheinländer")

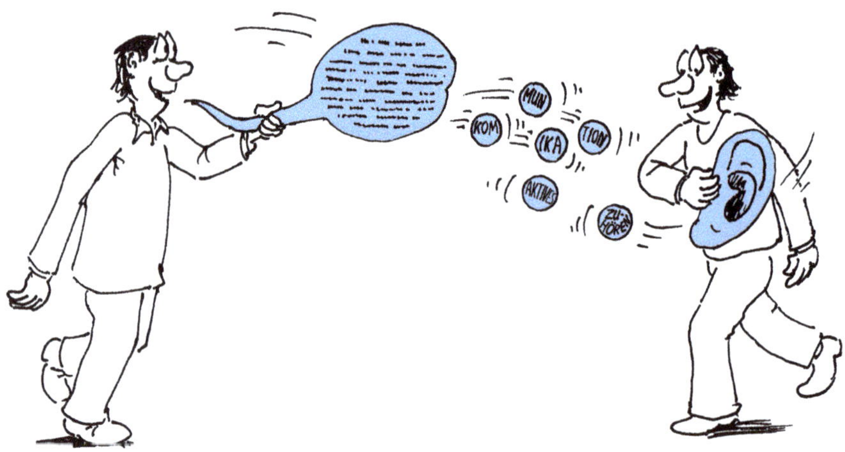

Nonverbale Regeln des aktiven Zuhörens:

- Blickkontakt aufnehmen
- Auf eine zugewandte Mimik und Körperhaltung achten
- Eine angemessene Distanz zum Gesprächspartner einhalten

Abb. 5.34 Folie 22: Regeln des aktiven Zuhörens. (Aus: Alsleben, Hand, Soziales Kompetenztraining, 1. Auflage 2006, Copyright Elsevier GmbH, Urban & Fischer, München)

ihm vermitteln, dass ihm sein Gesprächspartner aufmerksam zuhört. Auch den anderen **ausreden** zu lassen signalisiert Interesse. Das Zusammenfassen wichtiger Gesprächsaspekte aus der Perspektive des Zuhörenden hat sich als hilfreich erwiesen, um dem Gesprächsverlauf inhaltlich folgen zu können. *„Aha, Sie gehen also davon aus, dass ..., interessant.“* Eigene Unsicherheiten bezogen auf das Verständnis sollten vom Zuhörer hinterfragt werden: *„Habe ich Sie richtig verstanden, meinten Sie, dass ...?“*

Besonders im Gespräch mit wenig vertrauten Personen spielen Wertschätzung und Achtung eine wichtige Rolle. Beim aktiven Zuhören sollten daher **Verallgemeinerungen** und Kategorisierungen vermieden werden. Dazu zählen z. B. Worte wie: *„immer“* oder *„nie“*, Aussagen wie *„Frau Y ist immer sehr arrogant“* oder *„Das ist mal wieder typisch für ihn“*. **Wertende Urteile** über das vom anderen Mitgeteilte sollten nach Möglichkeit ebenfalls unterlassen werden.

Ein wiederkehrender **Blickkontakt** und eine gesprächsbereite und offen wirkende Mimik und Körperhaltung spielen bezogen auf die nonverbale Kommunikation im Rahmen des aktiven Zuhörens eine entscheidende Rolle. Zusätzlich kann ein aufmunterndes **Lächeln und Nicken** den Gesprächspartner zum Weiterreden ermutigen. Um für ein gutes Gesprächsklima zu sorgen, ist es darüber hinaus förderlich, auf eine für beide Gesprächspartner angemessene Distanz zu achten.

Durch den häufigen Gebrauch von Formulierungen, die ein *„man“* enthalten, wird in der Regel eine persönliche Stellungnahme vermieden. Das Gespräch läuft so Gefahr, auf einer unpersönlichen Ebene stattzufinden. Deshalb ist es ratsam, in der Gesprächsführung auf die direkte Form von Mitteilungen zu achten. Dies bedeutet, für sich selber zu sprechen und nicht für andere, das heißt von *„ich“* zu sprechen statt von *„man“*.

Kurze Gesprächspausen stellen einen Teil einer natürlich verlaufenden Unterhaltung dar. Menschen mit sozialen Ängsten fällt es in der Mehrzahl nicht leicht, diese auszuhalten. Sie neigen dazu, Pausen fälschlich als Desinteresse oder Ablehnung gegenüber ihrer eigenen Person zu bewerten. Diese aushalten zu lernen, hat sich deshalb als hilfreich erwiesen.

Hinweise zur Umsetzung in der Einzeltherapie

Im Rahmen einer Einzeltherapie lassen sich Übungen zum aktiven Zuhören am besten im Rahmen von häuslichen Übungen durchführen.

Hinweise zur Umsetzung in der Gruppentherapie

Eine Gruppentherapie bietet gute Übungsmöglichkeiten bezogen auf das aktive Zuhören. Einige solcher Übungen sind Bestandteil dieses sozialen Kompetenztrainings.

Übungen zum aktiven Zuhören

Übung 16: Aktives Zuhören in Zweiergruppen

Übungsanleitung

- Jeweils zwei Gruppenmitglieder befragen sich nacheinander etwa eine Minute lang zu ihrem heutigen Tagesablauf und achten dabei auf die Anwendung der Regeln des aktiven Zuhörens.
- Währenddessen geht der Therapeut umher und gibt den Teilnehmern bei Bedarf Unterstützung.

Übungsauswertung

- In der Übungsauswertung werden die Gruppenmitglieder nacheinander dazu befragt, ob es ihnen gelungen ist, aktiv zuzuhören und welche Regeln des aktiven Zuhörens sie angewendet haben.
- Auch der Befragte kann die Möglichkeit erhalten, sich dazu äußern, wie es dem Zuhörer gelungen ist, offene Fragen zu stellen.

Beispiel

Beispiele für Fragen zur Nachbesprechung

- Wie ist es Ihnen während der Übung ergangen?
- Wie ist es Ihnen gelungen, aktiv zuzuhören?
- Welche Merkmale des aktiven Zuhörens haben Sie genutzt?

Expositionsübung 12: Offene Fragen stellen im geschlossenen Raum

Rahmenbedingungen Um Expositionsübungen zum aktiven Zuhören einzuführen, eignet sich das Aufsuchen von geschlossenen Räumen, da offene Räume für den Patienten in der Regel eine größere Hürde darstellen. Gut geeignet sind beispielsweise öffentliche Verkehrsmittel.

Übungsanleitung Eine Fahrt mit öffentlichen Verkehrsmitteln lässt sich dazu nutzen, dass der Patient über das Üben des Blickkontakts hinaus Kontakt zu den mitfahrenden Personen aufnimmt und im Sinne einer kurzen Ansprechübung eine offene Frage stellt oder, wenn es ihm möglich ist, ein kurzes Gespräch beginnt, um so das aktive Zuhören zu üben.

Beispiel

Beispiele für offene Fragen

- Wie viele Stationen sind es noch bis zum Rathausplatz?
- Wo muss ich aussteigen, wenn ich in die Kunsthalle möchte?
- Wie lange dauert die Fahrt bis zum Hauptbahnhof?
- Wie spät ist es gerade?
- Wie gefallen Ihnen die öffentlichen Verkehrsmittel in dieser Stadt?

Übungsauswertung Die Auswertung dieser Übung erfolgt nach dem bereits bekannten Schema:

- Wie ist die Übung verlaufen?
- Wie waren die Reaktionen des Umfelds?
- Gab es einen Angstanstieg?
- Welche Gefühle, Gedanken, Körperreaktionen und Verhaltensimpulse traten auf?
- Konnten die Angstbewältigungsregeln angewendet werden?

Expositionsübung 13: Ein Beratungsgespräch führen

Ansprechübung

Rahmenbedingungen Bei dieser Übung handelt es sich um eine komplexe Ansprechübung in Form eines Beratungsgesprächs in einem dafür geeigneten Ladengeschäft oder Warenhaus, alternativ auch in einem Kundeninformationszentrum oder Ähnlichem.

Übungsanleitung Der Patient wird angeleitet, ein Geschäft seiner Wahl aufzusuchen und ein Beratungsgespräch zu führen. Währenddessen soll er die Regeln des aktiven Zuhörens anwenden, um Sachinformationen einzuholen.

Hinweise zur Übungsanleitung
- Mit Patienten, die besonders hohe Erwartungsängste aufweisen, sollte vorbesprochen werden, worüber sie sich beraten lassen wollen und welche offenen Fragen sie in diesem Rahmen verwenden möchten.
- **Wichtig ist der Hinweis** an den Patienten, dass er am Ende der Beratung nicht etwas kaufen sollte und nach Möglichkeit auch keine spätere Kaufabsicht äußern sollte. In diesem Zusammenhang kann es erforderlich sein, kurz mit dem Patienten zu erläutern, welche Möglichkeiten bestehen, ein Beratungsgespräch zu beenden.

Beispiel

Beispiele für Möglichkeiten, ein Beratungsgespräch zu beenden
Vielen Dank für Ihre Beratung…
- … das waren fürs Erste sehr hilfreiche Informationen.
- … ich möchte heute nichts kaufen.
- … ich kann mich nicht für einen Kauf entscheiden.

Im Hinblick auf den **Schwierigkeitsgrad** unterscheiden sich kleinere von großen Geschäften. Meistens wird die Beratung in einem kleineren Geschäft wegen seiner persönlicheren Atmosphäre vom Patienten als schwieriger empfunden, weshalb stärkere Erwartungsängste auftreten können.

Übungsauswertung Auch dieses Mal verläuft die Auswertung der Übung nach dem bereits bekannten Schema:
- Wie ist die Übung verlaufen?
- Gab es einen Angstanstieg?

- Welche Gefühle, Gedanken, Körperreaktionen und Verhaltensimpulse traten auf?
- Konnten die Angstbewältigungsregeln angewendet werden?
- Wie waren die Reaktionen des Umfelds?

Beispiele für häusliche Übungen

- Aktives Zuhören in allen Lebensbereichen anwenden.
- Sich telefonisch auf eine Stellenanzeige melden und Informationen über das Stellenprofil einholen.
- Bei der Volkshochschule anrufen und zusätzliche Informationen zum Kursprogramm einholen.
- Sich in einem Reisebüro über ein bestimmtes Reiseziel informieren, ohne anschließend eine Buchung vornehmen zu lassen.
- Sich bei der Tourismuszentrale einer ausgewählten Stadt über das Besichtigungsangebot und Sehenswürdigkeiten informieren.

Theoretische Einführung und einleitende Übungen: Kontaktaufnahme

Möglichkeiten der Kontaktaufnahme

Kontaktaufnahme in offenen und geschlossenen Räumen

Situationen in denen Kontaktaufnahme möglich ist, können unterteilt werden in Kontaktmöglichkeiten in offenen und geschlossenen Räumen. Die nachfolgende Übung führt in diesen Themenbereich ein.

Übung 17: Wo Kontaktaufnahme möglich ist

Diese einleitende Übung beinhaltet die Frage an den Patienten, wo Kontaktaufnahme überall möglich ist. Das Ziel dieser Beispielsammlung besteht darin, dem Patient die Einsicht zu ermöglichen, dass eine Kontaktaufnahme in nahezu jeder Alltagssituation möglich ist, was die nachfolgenden Beispiele verdeutlichen.

Beispiel

Beispiele für Möglichkeiten der Kontaktaufnahme

Beim Einkaufen, beim Warten an der Bushaltestelle, im Wartezimmer, auf einer Party, in einem Kursus oder Seminar, beim Sport, im Café oder Restaurant, im Park, auf einem Konzert, im Urlaub, in einer Warteschlange, auf der Straße, am Arbeitsplatz, in öffentlichen Verkehrsmitteln oder anderen Reisemitteln usw.

Merkmale gesprächsbereiten Verhaltens

Signale der Gesprächsbereitschaft

Nicht jeder Mensch ist offen für eine Kontaktaufnahme und damit gesprächsbereit. Anhand welcher Signale sich die Kategorien: „gesprächsbereit" und „nichtgesprächsbereit" unterscheiden lassen, zeigt die nachfolgende Tab. 5.7.

Übung 18: Signale der Gesprächsbereitschaft deuten

Ziel Der Patient soll lernen, Signale für gesprächsbereites Verhalten und nicht gesprächsbereites Verhalten zu unterscheiden.

Tab. 5.7 Signale der Gesprächsbereitschaft

Ein gesprächsbereites Gegenüber…	Ein nicht gesprächsbereites Gegenüber…
- … nimmt Blickkontakt auf - … zeigt eine offene, zugewandte … Körperhaltung - … lächelt oder nickt aufmunternd - … antwortet auskunftsbereit	- … vermeidet Blickkontakt - … zeigt eine abgewandte, in sich gekehrte Körperhaltung - … gesenkter Kopf, heruntergezogene Mundwinkel - … antwortet wortkarg oder gar nicht

Hinweise zur Umsetzung in der Einzeltherapie Im Rahmen einer Einzeltherapie können die Merkmale im Dialog mit dem Patienten erarbeitet werden.

Hinweise zur Umsetzung in der Gruppentherapie Die Umsetzung der Übung innerhalb einer Gruppentherapie bietet die Möglichkeit, ein Rollenspiel durchzuführen.

Rahmenbedingungen Zur Herstellung der Rollenspielsituation setzt sich der Therapeut in die Mitte des Stuhlkreises. Ihm gegenüber steht ein leerer Stuhl. Diese Situation soll ein Zugabteil darstellen.

Übungsanleitung

- Nacheinander werden zwei Gruppenmitglieder gebeten, mit im Abteil Platz zu nehmen und zu versuchen, Kontakt zum Therapeuten aufzunehmen.
- Dieser sendet in den beiden Durchgängen unterschiedliche verbale und nonverbale Signale der Gesprächsbereitschaft. Im ersten Durchgang zeigt er sich gesprächsbereit und im zweiten nicht gesprächsbereit.

Übungsauswertung Anschließend erfolgt ein Austausch mit den am Rollenspiel beteiligten Teilnehmern und danach mit den restlichen Gruppenmitgliedern. Diese werden befragt, welche Signale sie wahrgenommen haben bezogen auf: Blickkontakt, Haltung, Mimik, verbale Äußerungen usw.

Was es bei der Kontaktaufnahme weiterhin zu beachten gilt

Nicht nur die Aufmerksamkeit für Signale der Gesprächsbereitschaft kann die Kontaktaufnahme erleichtern. Auch die Art und Weise, wie wir uns einer Person nähern, hat Einfluss darauf, ob eine Kontaktaufnahme gelingt. Um eine fremde Person nicht zu erschrecken, sollte beim Ansprechen darauf geachtet werden, von frontal auf diese zuzugehen und Blickkontakt aufzunehmen, statt sich ihr von der Seite oder von hinten anzunähern.

Einstieg in ein Gespräch

Generell ist es wichtig, sich immer wieder zu vergegenwärtigen, dass nur 50 % der Verantwortung für das Zustandekommen eines Gesprächskontakts bei der eigenen Person liegen. Die anderen 50 % trägt der potenzielle Gesprächspartner. Denn längere Gespräche entstehen immer nur durch einen Wechsel zwischen Sender und Empfänger.

Die Gründe für eine nicht vorhandene Gesprächsbereitschaft liegen oft im Gegenüber selbst begründet. Dazu zählt beispielsweise, dass dieser gerade kein Interesse hat, sich zu unterhalten.

Auch im Hinblick auf das Zustandekommen von längeren Gesprächen sind einige Kontaktformeln zu beachten. Ein situationsbezogenes Thema auszuwählen erleichtert den Gesprächseinstieg. Hiermit sind Themen gemeint, die sich auf die aktuelle Situation beziehen. Der Platznachbar während einer Zugfahrt kann beispielsweise danach befragt werden, wie viele Stationen es noch bis zum eigenen Reiseziel sind.

Diesem einfach gewählten Gesprächseinstieg steht der Anspruch vieler Menschen gegenüber, ein intelligentes Gesprächsthema auswählen zu müssen. Die angestrengte Suche danach kann zu einer Erhöhung der inneren Anspannung führen. Gleichzeitig kann nicht davon ausgegangen werden, dass ein vermeintlich anspruchsvolles Thema den Gesprächspartner auch wirklich interessiert. Stattdessen führt das Grübeln über einen besonderen Gesprächseinstieg häufig dazu, dass die Möglichkeit der Kontaktaufnahme und damit auch eine wichtige Chance zum Üben verpasst werden.

Gesprächskiller

Um ein Gespräch am Laufen zu halten, sollten Gesprächskiller vermieden werden. Darunter versteht man im Allgemeinen Äußerungen und Verhaltensweisen, die dazu führen, dass der Gesprächsfluss ins Stocken gerät oder ganz abbricht. Gründe hierfür können sein, dass sich der Gesprächspartner nicht genügend wertgeschätzt fühlt, den Eindruck vermittelt bekommt, dass Desinteresse an einem Dialog besteht oder dass seine Meinung nicht gefragt ist. Gesprächskiller stellen somit praktisch das Gegenteil des aktiven Zuhörens dar. Die folgende Übersicht enthält eine Auflistung typischer Gesprächskiller.

Typische Gesprächskiller

- Geschlossene Fragen stellen
- Den anderen unterbrechen
- Den anderen bloßstellen oder abwerten
- Starre Normen oder „festgefahrene" Meinungen vertreten
- Wiederkehrende Verallgemeinerungen
- Monologe führen

Eine Zusammenfassung dessen, was es bei der Kontaktaufnahme, dem Gesprächseinstieg und dessen Fortsetzung zu beachten gilt, zeigt ▶ Folie 23 (■ Abb. 5.35).

Soziales Kompetenztraining

Folie 23 **Kontaktaufnahme** **Seite 1**

Kontaktaufnahme: Ein Gespräch beginnen und aufrechterhalten

Grundsätzlich ist es in jeder Situation möglich, Kontakt zu anderen Personen aufzunehmen!

Hilfreich, um ein Gespräch zu beginnen:

- Auf Signale der Gesprächsbereitschaft achten
- Von Vorne auf den Gesprächspartner zugehen
- Blickkontakt aufnehmen
- Offene Fragen stellen (W-Fragen)
- Ein situationsbezogenes Thema wählen (z. B. Wetter, Speisen, Musik)

Hilfreich, um ein Gespräch am Laufen zu halten:

- Sich öffnen/einbringen/zugewandt verhalten
- Von sich selber sprechen: „ich" statt „man"
- Aktives Zuhören einsetzen
- Gesprächskiller vermeiden

Bitte vergessen Sie nicht:

Beide Gesprächspartner tragen die gleiche Verantwortung für das Zustandekommen eines Gesprächs, jeder also nur 50 %.

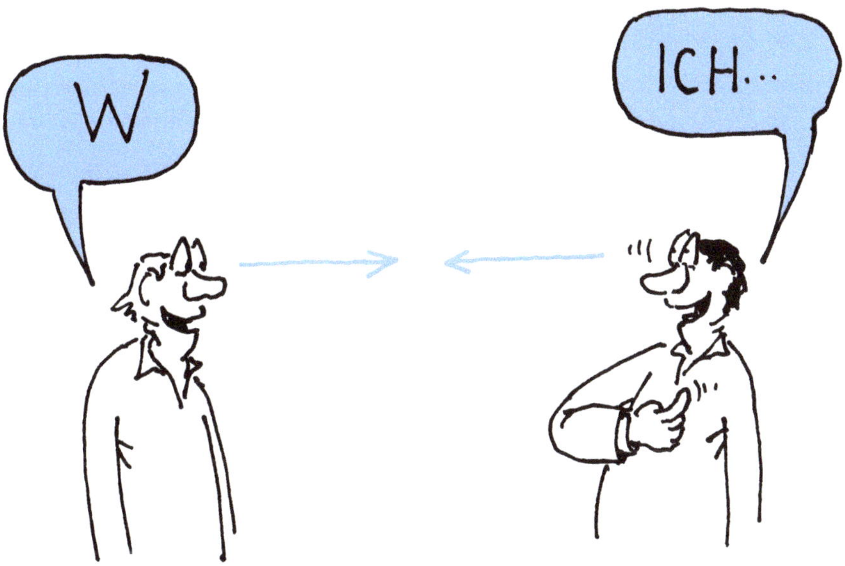

Abb. 5.35 Folie 23: Kontaktaufnahme. (Aus: Alsleben, Hand, Soziales Kompetenztraining, 1. Auflage 2006, Copyright Elsevier GmbH, Urban & Fischer, München)

Übung 19: Sammlung situationsbezogener Themen zur Kontaktaufnahme

Im Rahmen dieser Übung werden gemeinsam mit dem Patienten Beispiele für situationsbezogene Gesprächsthemen gesammelt.

Beispiel

Beispiele für situationsbezogene Themen

Das aktuelle Wetter; die Musik oder das Essen auf einer Party; die Frage danach, woher man den Gastgeber kennt; Spekulationen darüber, warum der Bus wohl gerade Verspätung hat; Sonderangebote im Supermarkt; die lange Warteschlange vor dem Bahnschalter; das Reiseziel von Mitreisenden; das Interesse an der Veranstaltung auf der man sich befindet; die Häufigkeit, mit der man Sport treibt usw.

Kontaktaufnahme zu Gruppen

Mitunter besteht in sozialen Situationen die Notwendigkeit, sich in ein bereits laufendes Gruppengespräch einzubringen. Eine besondere Herausforderung stellen für Menschen mit sozialen Ängsten Situationen dar, in denen die Anwesenden in Grüppchen zusammenstehen. In diesem Rahmen ist die Kontaktaufnahme häufig durch eine starke Erwartungsangst gekennzeichnet. Beispiele sind: Partys, Empfänge oder Veranstaltungs- und Seminarpausen. Die Bewältigung dieser Form der Kontaktaufnahme stellt einen weiteren Übungsbereich im Rahmen des sozialen Kompetenztrainings dar.

Eingangsformeln zum Einstieg in ein Gruppengespräch

Neben einer allgemeinen Begrüßung (*„Guten Tag, mein Name ist … “*) und der Möglichkeit, Blickkontakt zu den anwesenden Personen aufzunehmen, erleichtern sogenannte **Eingangsformeln** oder -fragen den Einstieg in ein Gruppengespräch.

Beispiel

Beispiele für Eingangsformeln oder -fragen in Gruppengesprächen

- Störe ich Sie?
- Darf ich mich dazustellen?
- Guten Abend, worüber unterhalten Sie sich gerade?
- Ich höre, Sie unterhalten sich über die Musik heute Abend, darf ich mich an dem Gespräch beteiligen?

Übungen zur Kontaktaufnahme

Übung 20: Rollenspiel zur Kontaktaufnahme in einer Partysituation

Ziel Das Ziel der Übung besteht darin, dass der Patient übt, sich in ein Gruppengespräch einzubringen, Kontakt aufzunehmen, und dabei auf Blickkontakt und das Anwenden einer Eingangsformel zu achten.

Hinweise zur Umsetzung in der Einzeltherapie Im Rahmen einer Einzeltherapie kann dieser Themenkomplex im Dialog mit dem

Patienten erarbeitet werden. Eine Vertiefung in Form eines Rollenspiels, in dem sich der Therapeut als Mitspieler zur Verfügung stellt, ist möglich.

Hinweise zur Umsetzung in der Gruppentherapie

- Die Teilnehmer teilen sich in zwei Untergruppen auf, welche nach Möglichkeit durch jeweils einen Therapeuten angeleitet werden.
- Vor jedem Übungsdurchgang sollte der Therapeut Ängste, Befürchtungen und andere Kognitionen erfragen und diese, falls erforderlich, gemeinsam mit dem Patienten neubewerten.
- Es hat sich als unterstützend erwiesen, die Formulierung im Vorfeld mit den Patienten festzulegen. Dabei sollte der Therapeut auf die Nützlichkeit und den Sinn von Standardformulierungen hinweisen.
- In der Vorbereitung kann der Therapeut, falls erforderlich, die Übung modellhaft vorspielen und anschließend zur Wiederholung der theoretischen Einführung die Teilnehmer fragen, was ihnen aufgefallen ist.

Übungsauswertung

- Nach jedem Durchgang findet eine Auswertung statt. Als Erstes wird der Protagonist nach seinen Erfahrungen im Rahmen der Übung befragt.
- Im Anschluss erfolgt durch die restlichen Gruppenmitglieder und den Therapeuten ein Feedback dazu, was positiv wahrgenommen wurde.
- Falls erforderlich, werden Veränderungsvorschläge erarbeitet und erneut im Rollenspiel erprobt oder eine kognitive Neubewertung angeleitet.

Expositionsübung 14: Kontaktaufnahme

Im Rahmen aller Übungen zur Kontaktaufnahme sollte gegenüber dem Patienten immer wieder betont werden, wie unterstützend sich ein freundlich-lächelnder Blickkontakt auswirken kann.

Freundlicher Blickkontakt

Ziel Das Ziel dieser einfachen Ansprechübung besteht darin, dass sich der Patient in der Kontaktaufnahme zu fremden Personen übt, ohne sich dafür zu entschuldigen.

Rahmenbedingungen Diese Übung sollte in einer belebten Straße oder Fußgängerzone durchgeführt werden.

Übungsanleitung

- Der Patient wird angeleitet, Kontakt zu einer ihm entgegenkommenden, fremden Person aufzunehmen und dieser eine offene Frage zu stellen, freundlich, aber ohne sich dafür zu entschuldigen.

- Es ist beispielsweise möglich, nach dem Weg oder nach der Uhrzeit zu fragen.
- Während der Übung soll der Patient auf körperliche Angstsymptome achten und auf seine Gedanken, Gefühle und Verhaltensimpulse.

Hinweise zur Übungsanleitung

- Mit Patienten, die eine geringe Erwartungsangst aufweisen, kann vereinbart werden, das sie die Übung mehrfach wiederholen, bevor eine gemeinsame Auswertung stattfindet.
- In der Arbeit mit stark sozialphobischen Patienten empfiehlt es sich, direkt nach jeder einzelnen Ansprechübung eine Nachbesprechung durchzuführen. Durch diese Intervention kann einem eventuell auftretenden Vermeidungsverhalten entgegengewirkt werden.

Übungsauswertung Die Auswertung der Übung verläuft nach dem bereits bekannten Schema:

- Wie ist die Übung verlaufen?
- Wie hat die angesprochene Person reagiert?
- Gab es einen Angstanstieg?
- Welche Gefühle, Gedanken, Körperreaktionen und Verhaltensimpulse traten auf?
- Konnten die Angstbewältigungsregeln angewendet werden?

Expositionsübung 15: Kontaktaufnahme mit Meinungsäußerung im offenen Raum

Ziel Das Ziel dieser komplexen Ansprechübung besteht, neben der Angstbewältigung und Realitätsüberprüfung, zusätzlich darin, eine direkte Rückmeldung einzufordern.

Rahmenbedingungen Diese Übung sollte in einer belebten Straße oder Fußgängerzone durchgeführt werden.

Übungsanleitung Der Patient wird angeleitet, eine fremde Person anzusprechen und zu einer Meinungsäußerung zu bewegen. Dazu werden ihm mehrere Übungsvorschläge unterbreitet, aus denen er eine Variante auswählt.

Beispiel

Beispiele für das Einfordern einer Meinungsäußerung

- Wo kann ich hier in der Nähe gut Fisch/regionale Spezialitäten/Kuchen essen?... Waren Sie selber schon einmal dort?... Wie sind die Preise?
- Welchen Buchladen/welchen Spielzeugladen/welchen Dekorationsladen können Sie mir hier in der Nähe empfehlen?... Wie gefällt Ihnen dort die Auswahl?... Wie sind Sie dort bisher beraten worden?
- Welche Sehenswürdigkeiten/welches Museum/welche Kirche kann ich mir hier in der Nähe ansehen?... Welche würden Sie mir besonders empfehlen?... Was gefällt Ihnen selbst dort am meisten?

Übungsauswertung Wieder verläuft die Auswertung der Übung nach dem bereits bekannten Schema:

- Wie ist die Übung verlaufen?
- Wie hat das Gegenüber reagiert?
- Gab es einen Angstanstieg?
- Welche Gefühle, Gedanken, Körperreaktionen und Verhaltensimpulse traten auf?
- Konnten die Angstbewältigungsregeln angewendet werden?

Expositionsübung 16: Kontaktaufnahme im geschlossenen Raum

Ziel Das Ziel dieser Übung besteht in der Kontaktaufnahme und dem Beginn eines Gesprächs in einem geschlossenen Raum, z. B. in einem Stehcafé, Restaurant oder Café.

Rahmenbedingungen Diese Übung sollte in einem Umfeld durchgeführt werden, in dem sich ausreichend (Steh-)Cafés oder (Schnell-) Restaurants befinden.

Übungsanleitung

- Der Patient wird angeleitet, ein Café oder ein Restaurant aufsuchen, sich zu einer fremden Person an den Tisch zu setzen und mit dieser ein kurzes Gespräch zu führen.
- Dabei solle er die Regeln der Kontaktaufnahme und der Gesprächsführung einhalten.

Hinweise zur Übungsanleitung

- Vielen sozialphobischen Patienten fällt diese Übung besonders schwer. Deshalb ist es ratsam, den Patienten aufzufordern, im Falle starker Erwartungsängste und Vermeidungsgedanken nicht zu lange abzuwarten und zu grübeln, sondern an den Treffpunkt zurückzukehren, um Unterstützung zu erhalten.
- Abhängig von der Ausprägung der Erwartungsangst, empfiehlt es sich, mit dem Patienten abzuklären, ob er ein (Steh-)Café oder ein (Schnell-)Restaurant aufsuchen möchte.
- Der Patient kann diese Übung dafür nutzen, sich selber ein alkohol- und koffeinfreies Getränk zu bestellen.
- Über den Verlauf aller Übungen zur Kontaktaufnahme gilt, dass der Patient dazu angehalten werden sollte, die von ihm ausgewählten Personen im Schwierigkeitsgrad zu variieren (z. B. nach Alter oder nach Geschlecht).
- Es ist ratsam, vor der ersten Übung aus diesem Modul gemeinsam mit den Patienten Möglichkeiten zu erarbeiten, wie er ein Gespräch wieder beenden kann.

Tab. 5.8 Kognitive Neubewertung negativer Gedanken 5

Typische Angst verstärkende Gedanken	Hilfreiche, ermutigende Gedanken
- Der andere hat bestimmt kein Interesse an mir.	- Das kann ich vorher gar nicht wissen.
- Der andere fühlt sich von mir belästigt.	- Es ist nicht meine Absicht jemanden zu belästigen, wenn er sich gestört fühlt, hat er die Möglichkeit es mir zu sagen.
- Es ist unhöflich, eine fremde Person anzusprechen.	- Ich werde mich freundlich verhalten, denn es ist nicht meine Absicht unhöflich zu sein.
- Ich werde bestimmt nur Unsinn reden.	- Es ist wichtig, dass ich es probiere.

Beispiel

Beispiele dafür, wie ein Gespräch wieder beendet werden kann

- Es war schön/angenehm/anregend, mich mit Ihnen zu unterhalten, aber leider…
  - … habe ich nun keine Zeit mehr.
  - … habe ich einen Termin/eine Verabredung/heute noch viel zu erledigen.
- Vielen Dank für die Unterhaltung, ich muss jetzt gehen.
- Ich danke Ihnen für die Informationen und wünsche Ihnen noch einen schönen Tag.

Übungsauswertung

- Wie ist die Übung verlaufen?
- Wie hat das Gegenüber reagiert?
- Gab es einen Angstanstieg?
- Welche Gefühle, Gedanken, Körperreaktionen und Verhaltensimpulse traten auf?
- Konnten die Angstbewältigungsregeln angewendet werden?

Beispiel zur Neubewertung dysfunktionaler Kognitionen

Die nachfolgende Tab. 5.8 zeigt typische Angst verstärkende Kognitionen, die im Zusammenhang mit dem Modul „Kontaktaufnahme" auftreten können und Möglichkeiten der kognitiven Neubewertung.

Beispiele für häusliche Übungen

- Einem Nachbarn im Treppenhaus einen schönen Tag wünschen.
- Beim Betreten eines kleineren Geschäfts o. Ä. laut und deutlich „*Guten Tag*" sagen.
- Einen Passanten nach dem Weg/der Uhrzeit/einem bekannten Gebäude/einem Restaurant oder Café fragen.
- Einen anderen Teilnehmer in einem Kursus oder während der Pause eines Vortrags nach seinem Interesse am Thema oder seinen Vorerfahrungen fragen.
- Einen Kollegen fragen, wie sein Wochenende war/nach seinen Urlaubsplänen/nach einem Restaurant- oder Kulturtipp oder nach einer Buchempfehlung.

- Einen Busfahrer nach dem Fahrpreis für eine bestimmte Verbindung fragen oder sich beim Aussteigen vom ihm verabschieden.
- In einem Kaufhaus oder einem größeren Supermarkt danach fragen, wo sich eine bestimmte Abteilung befindet.

5.3 Modul C: Spezielle Fertigkeiten der Kommunikation

Dieses Modul umfasst, neben einer Einführung in die Grundrechte der zwischenmenschlichen Kommunikation, die nachfolgenden speziellen Fertigkeiten der Kommunikation:
- C1: Abgrenzungsfähigkeit/Neinsagen (▶ Abschn. 5.3.1),
- C2: Forderungen stellen/Wünsche äußern (▶ Abschn. 5.3.2),
- C3: Kritik- und Konfliktfähigkeit (▶ Abschn. 5.3.3),
- C4: Ein Lob äußern und empfangen (▶ Abschn. 5.3.4).

Theoretische Einführung: Grundrechte in der zwischenmenschlichen Kommunikation

Recht auf Äußerung von Meinungen, Wünschen, Forderungen

In der Vermittlung von speziellen Fertigkeiten der Kommunikation empfiehlt sich eine allgemeine theoretische Einführung bezogen auf Grundrechte in der zwischenmenschlichen Kommunikation. In diesem Zusammenhang geht es darum, dem Patienten Einsicht zu vermitteln, dass jeder Mensch das Recht hat, seine eigene Meinung kundzutun, Wünsche zu äußern und Forderungen zu stellen. Das Gegenüber hat das gleiche Recht und darf sich abgrenzen bzw. eine Ablehnung kundtun. Diese bezieht sich in der Regel nicht auf die ganze Person, sondern auf die Ablehnung der Forderung **in diesem Moment**. Um der Mitteilung Nachdruck zu verleihen, ist es unterstützend, auf nonverbale und verbale Signale zu achten. Eine ausführliche Beschreibung wichtiger Grundrechte der Kommunikation beinhaltet das ▶ Arbeitsblatt 13 (◘ Abb. 5.36).

5.3.1 Modul C1: Abgrenzungsfähigkeit

Nein sagen ohne Rechtfertigung

Dieses Modul umfasst Informationen und Übungen zur Abgrenzungsfähigkeit, d. h. zum Neinsagen, ohne sich zu rechtfertigen.

Einleitende Fragen an den Patienten

Die folgenden Fragen eignen sich dazu, gemeinsam mit dem Patienten herauszuarbeiten, inwieweit er in der Lage ist, sich anderen gegenüber abzugrenzen.
- Welche Erfahrungen haben Sie damit gesammelt, sich abzugrenzen und nein zu sagen?
- Welche Befürchtungen und Gefühle nehmen Sie wahr, wenn Sie sich abgrenzen möchten?

Soziales Kompetenztraining

Arbeitsblatt 13 **Grundrechte der Kommunikation** **Seite 1**

Persönliche Grundrechte

Die folgenden sechs Rechte können als „persönliche Grundrechte" im Umgang mit anderen Menschen angesehen werden. Sie sind die Quintessenz aus vielen Grundrechten, die in Selbstsicherheits-Trainingsgruppen gesammelt wurden.

1. Ich habe das Recht, von anderen geachtet zu werden, ebenso wie auch ich andere achte und respektiere.
2. Ich habe das Recht auf meine eigenen Bedürfnisse und darauf, diese Bedürfnisse genauso wichtig zu nehmen wie die der anderen Menschen.
3. Ich habe das Recht, andere darum zu bitten (nicht es zu verlangen!), dass sie meinen Bedürfnissen nachkommen. Und das Recht selbst zu entscheiden, ob ich die Bedürfnisse oder Wünsche anderer Personen erfüllen möchte.
4. Ich habe das Recht auf meine individuellen Gefühle – und darauf, diese Gefühle zum Ausdruck zu bringen, ohne die Würde anderer zu verletzen (z. B. das Recht, mich müde, glücklich, niedergeschlagen, ärgerlich, einsam, albern usw. zu fühlen).
5. Ich habe das Recht, zu entscheiden, ob ich die Erwartungen anderer Menschen an mich erfüllen möchte oder nicht, solange ich damit nicht die Rechte anderer verletze.
6. Ich habe das Recht darauf, mir meine eigene Meinung zu bilden und diese Meinung offen zu äußern.

Besinnen Sie sich immer dann auf diese Grundrechte, wenn Sie Schwierigkeiten verspüren, für sich selber einzustehen. Sie sollen Sie ermutigen, neue Erfahrungen zu sammeln und Ihnen helfen, mehr Selbstvertrauen zu entwickeln.

Bei der Umsetzung dieser Grundrechte ist es wichtig, nicht nur die eigenen Interessen zu vertreten, sondern auch die Rechte anderer Personen zu achten und diese zu respektieren. Denn Einseitigkeit kann zu Ablehnung und Unverständnis in beide Richtungen führen.

Auch den Rahmen, den die Situation vorgibt, in der Sie sich für Ihre eigenen Rechte einsetzen wollen, sollten Sie bei der Entscheidung darüber, wie Sie sich verhalten, nicht außer Acht lassen. Dieses ist wichtig, weil unterschiedliche soziale Situationen voneinander abweichende Verhaltensweisen erfordern. Ein Gespräch mit Ihrem Chef stellt einen anderen situativen Rahmen dar als ein Gespräch mit Freunden. Was im Umgang mit Ihren Freunden angemessen ist, kann im Gespräch mit Ihrem Chef unangebracht sein und zu Unmut oder Missverständnissen führen.

Abb. 5.36 Arbeitsblatt 13: Grundrechte der Kommunikation

- Besteht für Sie ein Unterschied zwischen Ihren beruflichen und privaten Lebensbereichen?

Theoretische Einführung: Abgrenzungsfähigkeit

Sich abzugrenzen und eine Forderung oder einen Wunsch eines anderen abzulehnen, löst bei selbstunsicheren Menschen häufig den Drang aus, sich zu rechtfertigen, um sein Gegenüber nicht vor den Kopf zu stoßen. Diese Rechtfertigung liefert dem anderen jedoch Argumente, seine Forderung hartnäckig weiterzuverfolgen und neue Gründe vorzubringen, um sein Anliegen schließlich doch durchzusetzen. Die Auseinandersetzung mit den in ▶ Arbeitsblatt 14 (Abb. 5.37) aufgelisteten Thesen bietet eine Hilfestellung, um mehr Selbstvertrauen und den Mut zu entwickeln, sich abzugrenzen.

Übungen zur Abgrenzungsfähigkeit

Übung 21: Rollenspiel zum Neinsagen ohne Begründung

Hinweise zur Umsetzung in der Einzeltherapie Die nachfolgende Gruppenübung kann anlog im Rahmen einer Einzeltherapie durchgeführt werden. Dazu stellt sich der Therapeut als Rollenspieler zur Verfügung. Die anschließende Auswertung bezieht sich in diesem Fall auf die Erfahrungen des Patienten in den unterschiedlichen Rollen.

Hinweise zur Umsetzung in der Gruppentherapie In einer Gruppentherapie kann das Neinsagen im Rahmen verschiedener Übungen erprobt werden.

Übungsanleitung

- Jeder Gruppenteilnehmer äußert der Reihe nach einen Wunsch. Hierbei sollte es sich um ein einfaches sachbezogenes Anliegen handeln.
- Der Nächste in der Runde lehnt dieses Anliegen ab, indem er „*Nein*" sagt, ohne eine Begründung hinzuzufügen. Danach setzt er die Runde fort und formuliert seinen Wunsch an den nächsten Teilnehmer.

Beispiel für die Umsetzung des Rollenspiels Beispiel

A zu **B**: Fährst du mich nach der Sitzung nach Hause?

B: Nein.

B zu **C**: Bringst du mir einen Kaffee?

C: Nein.

Übungsauswertung

- Die Auswertung dieses Rollenspiels erfolgt einzeln mit jedem Gruppenteilnehmer.
- Die Patienten werden nach ihren Erfahrungen in beiden Rollen befragt: in der Rolle des Neinsagenden und desjenigen, der ein „*Nein*" entgegennimmt.

Soziales Kompetenztraining

Arbeitsblatt 14 **Thesen zum Neinsagen** **Seite 1**

- Nein zu sagen, fällt vielen Menschen sehr schwer. Oft entstehen im Anschluss Schuldgefühle. Denn tief in uns verwurzelt ist dieses „Immer-gefällig-sein-Wollen", dieses „Immer-nett-sein-Müssen", um damit Freundschaft oder Liebe zu erwerben. Nicht wenige Menschen benehmen sich täglich so, als wäre es für sie lebensbedrohlich, nicht ständig von menschlicher Wärme umgeben zu sein.
- „Nein" zu den richtigen Dingen zu sagen, bedeutet, dass Sie andere Dinge bejahen, die Sie lieber machen wollen, zu denen Ihnen aber bisher die Zeit und vielleicht auch die Kraft gefehlt haben.
- Sie selbst entscheiden über sich! Sie müssen nicht allem zustimmen. Ihre Toleranz gegenüber anderen Menschen hat ihre Grenzen. Sie allein bestimmen, wo diese Grenze für Sie verläuft.
- Sie brauchen nicht zu erklären, warum Sie Nein sagen. Denn sicher haben Sie Ihre Entschlüsse aus wohlüberlegten Gründen gefasst und sind dafür keine Rechenschaft schuldig. Werden Sie nach Ihren Gründen gefragt, so geschieht das mitunter nur, um Ihnen mit Gegenargumenten begegnen zu können und Ihren Entschluss zu Fall zu bringen.
- Sie haben das Recht, sich zu irren! Was Sie gestern gut gefunden haben, erweist sich heute vielleicht als weniger gute Idee, nachdem Sie diese von allen Seiten beleuchtet haben. Versuchen Sie deshalb nie so zu tun, als hätten Sie Ihre Meinung nicht geändert. Stehen Sie ein für das, was Sie gedacht, gesagt oder getan haben.
- Sie haben das Recht, Fehler zu machen! Nicht alle von Ihnen gefassten Entschlüsse können perfekt sein. Niemand ist perfekt und das Dasein als solches auch nicht. Seien Sie mutig. Lernen Sie, souveräner mit Ihren Schwächen und Fehlern umzugehen. Erlauben Sie sich, Fehler zu machen und stehen Sie dafür ein.
- Sie können es nicht allen Menschen recht machen und nicht bei allen beliebt sein. Es wird immer Personen geben, die gegen das, was Sie tun, etwas einzuwenden haben oder die Sie vielleicht überhaupt nicht mögen. Ist Ihnen jeder sympathisch, dem Sie begegnen? Manchmal neigen wir dazu, „unfehlbar sein" und „beliebt sein" unbewusst absolut gleichzusetzen. – Mögen Sie die Menschen am liebsten, die am meisten können? Oder finden Sie es sympathisch, wenn andere Personen zu ihren Fehlern stehen können? Lernen Sie, zu Ihrer Meinung zu stehen und zu Ihren Schwächen.
- Seien Sie auf Konsequenzen vorbereitet! Es ist leichter, sich anzupassen und zuzustimmen, nachzugeben, sich unterzuordnen, einsatzbereit zu sein usw. als zu widersprechen. Wenn Sie also damit anfangen, sich abzugrenzen, kann es passieren, dass Ihre Umgebung darauf erst einmal ärgerlich oder erstaunt reagiert. Nach einiger Zeit wird man Ihnen – ganz entgegen Ihren Befürchtungen – vermutlich Respekt entgegenbringen, wenn Sie Grenzen zu ziehen verstehen und auf eine annehmbare Art Nein sagen können.
- Lernen Sie selbst ein „Nein" anzunehmen! So wie Sie behandelt werden wollen, sollten Sie auch andere Menschen behandeln. Ein „Nein" bezieht sich meist nur auf die aktuelle Situation, nicht auf Ihre gesamte Person.

Abb. 5.37 Arbeitsblatt 14: Thesen zum Neinsagen

Beispiele für Auswertungsfragen Beispiel

- Was ist Ihnen schwerer gefallen, einen Wunsch zu äußern oder nein zu sagen?
- Welche Befürchtungen hatten Sie?
- Wie hat das „Nein" auf Sie gewirkt?

Expositionsübung 17: Beratungsgespräch – Neinsagen ohne Begründung

Diese Übung stellt eine erweiterte Wiederholung der zweiten Expositionsübung aus dem Modul „Aktives Zuhören" (▶ Abschn. 5.2.2) dar. In der ersten Übung konnte der Patient bereits Erfahrungen damit sammeln, ein Beratungsgespräch zu führen. Dieses Mal geht es darum, sich am Ende des Gesprächs gegen eine Kaufabsicht abzugrenzen.

Rahmenbedingungen Die Expositionsübung sollte in einem Umfeld mit verschiedenen Geschäften (Parfümerie, Buchladen, Elektrogeschäft, Schuhgeschäft etc.) durchgeführt werden, in denen die Möglichkeit besteht, sich beraten zu lassen.

Übungsanleitung

- Im Rahmen dieser Übung wird der Patient aufgefordert, in ein Geschäft zu gehen und ein ausführliches Beratungsgespräch zu führen.
- Dabei soll er die Regeln des aktiven Zuhörens anwenden.
- Bezogen auf die Beendigung des Gesprächs besteht die Übung darin, dass der Patient das Geschäft verlässt, mit dem Hinweis, dass er nichts kaufen möchte. Dabei soll er vermeiden, eine spätere Kaufabsicht in Aussicht zu stellen.

Beispiel, wie ein Beratungsgespräch beendet werden kann Beispiel

Vielen Dank für Ihre freundliche Beratung, aber nein, ich möchte nichts kaufen.

Hinweise zur Übungsanleitung Für den Fall, dass der Patient eine hohe Erwartungsangst aufweist, sich direkt im Rahmen eines Beratungsgesprächs abzugrenzen, kann die Übung abgewandelt werden. Alternativ kann ein Bekleidungsgeschäft aufgesucht werden, verbunden mit der Anprobe eines Kleidungsstücks. Im Anschluss an diese wird mit dem Patient vorbesprochen, das Geschäft mit einem Hinweis an den Verkäufer zu verlassen, dass er nichts kaufen möchte. Als Zusatz zur Begründung ist eine Äußerung möglich, wie beispielsweise: „*Das ist mir zu teuer.*"

Übungsauswertung Auch die Auswertung im Anschluss an diese Übung verläuft nach dem bereits bekannten Schema:

- Wie ist die Übung verlaufen?
- Ist es dem Patienten gelungen, Nein zu sagen?

Tab. 5.9 Kognitive Neubewertung negativer Gedanken 6

Typische Angst verstärkende Gedanken	Hilfreiche, ermutigende Gedanken
- Den anderen könnte mein Nein kränken/ärgern.	- Das ist nicht meine Absicht.
- Wenn ich Nein sage, wird mich der andere ablehnen.	- Ich habe das Recht, Nein zu sagen und dem anderen meine Grenzen aufzuzeigen.
- Es ist unhöflich, Nein zu sagen, wenn man mich um etwas bittet.	- Ich verhalte mich höflich und habe das Recht, Nein zu sagen.

- Wie hat der Verkäufer reagiert?
- Gab es einen Angstanstieg?
- Welche Gefühle, Gedanken, Körperreaktionen und Verhaltensimpulse traten auf?“
- War es möglich, die Regeln der Angstbewältigung anzuwenden?“

Beispiel zur Neubewertung dysfunktionaler Kognitionen

Die nachfolgende Tabelle beinhaltet Angst verstärkende Kognitionen, welche im Rahmen des Moduls „Abgrenzungsfähigkeit“ typischerweise auftreten können, sowie Beispiele für ihre Tab. 5.9 kognitive Neubewertung.

Beispiele für häusliche Übungen

- Sich in einem Geschäft (z. B. Bekleidung/Juwelier) teure Kleidung oder teuren Schmuck zeigen lassen und den Laden anschließend verlassen, ohne etwas zu kaufen
- Einer anderen Person (z. B. Freund/Kollege/Familienangehörige) eine Bitte abschlagen, der man auch tatsächlich nicht nachkommen möchte

5.3.2 Modul C2: Forderungen stellen und Wünsche äußern

Dieses Modul umfasst Informationen und Übungen zu den Kompetenzbereichen „Forderungen stellen“ und „Wünsche äußern“.

Theoretische Einführung: Forderungen stellen und Wünsche äußern

Eigenen Forderungen und Wünschen Nachdruck verleihen

Das Stellen von Forderungen beinhaltet, sachbezogen auf seinem Recht zu bestehen, während sich das Äußern von Wünschen auf das Mitteilen von emotionalen Bedürfnissen bezieht. Letztere richten sich in der Regel an vertraute Personen. Um einer Forderung Nachdruck zu verleihen, ist es hilfreich, auf einen angemessenen Tonfall und eine angemessene Mimik zu achten. Die Umsetzung dieser sozialen Fertigkeiten fällt selbstunsicheren Menschen häufig schwer, weil sie sich das Recht darauf selbst nicht einräumen. Stattdessen neigen sie dazu, sich den Wünschen anderer anschließen bzw. unterzuordnen. Dieses kann selbst dann der Fall sein, wenn die Wünsche des anderen nicht den eigenen Bedürfnissen entsprechen.

Hinweise zur Umsetzung in der Einzeltherapie

Im Rahmen einer Einzeltherapie lassen sich die nachfolgenden Übungen in modifizierten Rollenspielen durchführen, in denen sich der Therapeut als Rollenspieler beteiligt oder im Rahmen von häuslichen Übungen.

Hinweise zur Umsetzung in der Gruppentherapie

In einer Gruppentherapie kann auf die Gruppenteilnehmer als Rollenspielpartner zurückgriffen werden.

Übungen zum Stellen von Forderungen

Übung 22: Rollenspiel zum Stellen von Forderungen

Ziel Diese Übung wird auch als „Schallplatte mit Sprung" betitelt. Sie beinhaltet das Ziel. wiederholt eine Forderung zu stellen, der vom Gegenüber nicht nachgekommen wird. In diesem Fall die Forderung: *„Lass mich bitte ausreden!"*

Übungsanleitung

- In der Einführung in das Rollenspiel bietet es sich an, die Übungssequenz modellhaft vorzuführen. Wird die Gruppe von zwei Therapeuten begleitet, beginnt einer der Therapeuten damit, etwas zu erzählen, während der andere ihn dreimal hintereinander unterbricht. Woraufhin der Erzählende mit Nachdruck einwirft: *„Lass mich bitte ausreden!"*
- Im Anschluss an die Demonstration wird das Rollenspiel von den Patienten in Zweiergruppen mit wechselnden Rollen umgesetzt.

Beispiel zum Ablauf des Rollenspiels Beispiel

- **A** erzählt **B** über seinen heutigen Tagesablauf.
- **B** unterbricht **A**.
- **A** sagt daraufhin: *„Lass mich bitte ausreden!"* und nimmt seinen Gesprächsfaden wieder auf. **B** unterbricht **A** im weiteren Gesprächsverlauf noch weitere zwei Male.
- **A** behält die Schallplatte mit Sprung bei: „Lass mich bitte ausreden!" oder „Ich möchte ausreden!" oder „Unterbrich mich bitte nicht, ich möchte zu Ende erzählen!"
- Im Anschluss findet ein Rollenwechsel zwischen **A** und **B** statt.

Weitere Anwendungsbeispiele zeigt die nachfolgende ▶ Folie 24 (◘ Abb. 5.38).

Übungsauswertung Die Auswertung der Übung erfolgt abermals nach dem bekannten Schema.

Soziales Kompetenztraining

Folie 24 **Sich abgrenzen – Forderungen stellen** **Seite 1**

1. Sich abgrenzen/Neinsagen ohne Begründung

Um sich abzugrenzen oder eine Bitte abzulehnen, hat sich der Einsatz der „Schallplatte mit Sprung" bewährt. Damit ist gemeint, sich gegenüber dem anderen wiederholt abzugrenzen, Nein zu sagen, ohne dieses zu begründen.

Dazu ein Beispiel:

Frage 1: *„Kannst du mir 10 Euro leihen?"*

Antwort 1: *„Nein."*

Frage 2: *„Ach bitte, leihe mir doch 10 Euro!"*

Antwort 2: *„Nein, das geht nicht."*

Frage 3: *„Ich brauche das Geld aber unbedingt!"*

Antwort 3: *„Es bleibt bei meinem Nein."*

2. Forderung stellen

Die „Schallplatte mit Sprung" kann auch dazu genutzt werden, eine eigene Forderung zu verstärken, wenn der Gesprächspartner nicht auf diese reagiert.

Dazu ein Beispiel:

- *„Lass mich bitte ausreden!"*
- *„Ich möchte ausreden!"*
- *„Bitte lass mich ausreden!"*

Abb. 5.38 Folie 24: Sich abgrenzen – Forderungen stellen

Beispiel

Beispielfragen für die Nachbesprechung

- Was war schwieriger, sich nicht unterbrechen zu lassen oder den anderen zu unterbrechen?
- Welche Gedanken und Befürchtungen traten auf?
- Wurde während des Rollenspiels auf eine angemessene Tonlage und Mimik geachtet?

Übung 23: Rollenspiel zu „Forderungen stellen und sich abgrenzen"

Vorbereitungen Vor Beginn des Rollenspiels sind kleine Kärtchen mit verschiedenen Forderungen (▶ Arbeitshilfe 3, ◘ Abb. 5.39) vorzubereiten.

Übungsanleitung

- Alle Patienten ziehen eines der vorbereiteten Kärtchen.
- In Zweiergruppen versuchen die Patienten wechselseitig, ihre Forderung dreimal nacheinander mit eigenen Argumenten gegenüber dem anderen durchzusetzen.
- Das Gegenüber bleibt bei seinem „*Nein*", ohne eine Begründung zuzufügen. Danach findet nach einem Rollenwechsel eine zweite Runde statt.

Übungsauswertung Neben den bekannten Fragen werden die Patienten aufgefordert zu berichten, was ihnen schwerer gefallen ist, die Forderung mehrfach zu wiederholen oder bei ihrem „*Nein*" zu bleiben.

Theoretische Einführung: Sich abgrenzen bei Missachtung einer angemessenen Distanz

Abgrenzung bei Grenzüberschreitungen anderer

Im Alltag entstehen immer wieder Situationen, in denen die körperliche Nähe einer anderen Person als unangenehm erlebt wird. Viele Menschen trauen sich in so einem Augenblick nicht, sich gegenüber der Grenzüberschreitung abzugrenzen. Auf einer festlichen Veranstaltung ist in diesen Situationen zusätzlich häufig Alkohol mit im Spiel, wodurch Abgrenzungsversuche erschwert werden können. Im schwierigsten Fall weicht die sich eingeengt fühlende Person so weit zurück, bis sie irgendwann im wahrsten Sinne des Wortes mit dem Rücken an der Wand steht. Statt es über einen längeren Zeitraum schweigend zu erdulden, sich eingeengt zu fühlen, besteht die Möglichkeit, dem Gegenüber das Missfallen mitzuteilen und sich abzugrenzen.

Übungen zur Abgrenzung

Übung 24: Abgrenzung bei Missachtung einer angemessenen Distanz

Mit der Frage nach Beispielen dazu, wie es möglich ist, mehr Distanz einzufordern, können die Patienten an das nachfolgende Rollenspiel

Soziales Kompetenztraining

Arbeitshilfe 3 **Druckvorlage: Kärtchen für die Übung „Forderungen stellen und sich abgrenzen"** **Seite 1**

„Würdest du mich bitte heute Abend nach Hause fahren?"

„Würdest du bitte morgen den Dienst mit mir tauschen?"

„Würdest du mir bitte 10 Euro leihen?"

„Kannst du bitte Freitag bei mir babysitten?"

„Leihst du mir bitte dein Fahrrad?"

„Kochst du mir bitte einen Kaffee?"

„Borgst du mir bitte deinen schwarzen Koffer?"

„Bringst du mir bitte die Zeitung mit?"

Abb. 5.39 Arbeitshilfe 3: Druckvorlage – Kärtchen für die Übung „Forderungen stellen und sich abgrenzen"

herangeführt werden: *„Welche Möglichkeiten kennen Sie, mehr Distanz einzufordern, ohne den anderen zu kränken?"*

Gemeinsam mit den Gruppenteilnehmern werden Möglichkeiten zusammengetragen, wie man sich verhalten kann, wenn man sich körperlich bedrängt fühlt. Die Antworten werden auf einem Flipchart notiert. Das Flipchart kann als Unterstützung für die Patienten während des nachfolgenden Rollenspiels gut sichtbar platziert werden.

Beispiele für Antwortmöglichkeiten

Beispiel

- Nonverbal signalisieren, dass man sich gestört fühlt.
- Eine Forderung stellen: „Nimm bitte deine Hand weg, ich möchte das nicht."
- Sein Recht einfordern: „Bitte gehe einen Schritt zurück, ich brauche mehr Platz."

Wenn es gelungen ist, sich abzugrenzen, kann dem Gegenüber signalisiert werden, dass sich die Forderung lediglich auf die nicht eingehaltene Distanz bezog, nicht auf ihn als Person. Dazu kann eine zugewandt formulierte Bemerkung gewählt werden, wie beispielsweise: *„Ich freue mich auch, dich zu sehen"* oder *„Danke, so fühle ich mich besser, nun können wir uns weiter unterhalten"*. ▶ Folie 25 (Abb. 5.40) stellt die nonverbalen Fertigkeiten der Abgrenzungsfähigkeit dar.

Übung 25: Rollenspiel zur Abgrenzung bei Missachtung einer angemessenen Distanz

Da sich dieses Rollenspiel auf eine Partysituation bezieht, wird es auch als Partyübung bezeichnet.

Übungsanleitung

- Die Gruppe wird in zwei Hälften aufgeteilt und nach Möglichkeit von jeweils einem Therapeuten angeleitet. Dabei ist darauf zu achten, dass in den beiden Gruppen gleich viele Männer und Frauen sind.
- Der Therapeut erklärt in seiner Kleingruppe noch einmal genau, worum es bei dieser Übung geht, und stellt modellhaft dar, wie man sich abgrenzen kann.
- Nacheinander übernimmt jedes Gruppenmitglied die Rolle des distanzlosen Partygastes und desjenigen, der sich gegen die unerwünschte Nähe abgrenzt.
- Vor jedem Durchgang erfragt der Therapeut mögliche Befürchtungen und Erwartungsängste des Protagonisten. Diese werden gegebenenfalls gemeinsam mit dem Patienten kognitiv neubewertet. Falls erforderlich, kann während des Rollenspiels eine anleitende Unterstützung des Übenden erfolgen.

Beispiel für die Anleitung der Partyübung

Beispiel

Stellen Sie sich vor, Sie sind auf einer Party und werden von einer anderen Person bedrängt. Bei der Begrüßung oder während eines Gesprächs

Soziales Kompetenztraining

Folie 25 **Nonverbale Fertigkeiten zur Abgrenzung** **Seite 1**

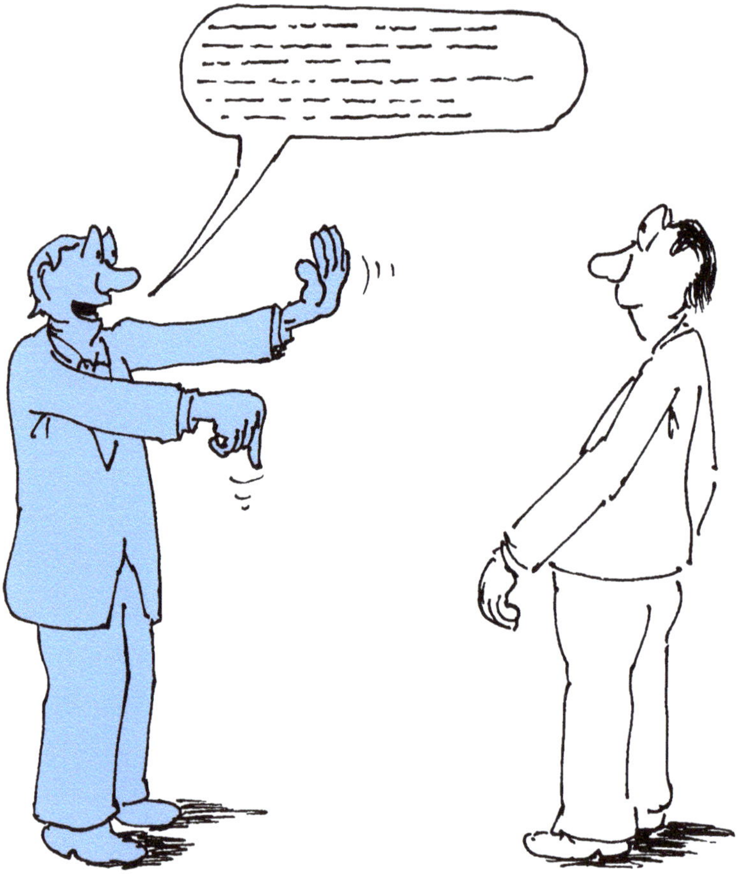

Abb. 5.40 Folie 25: Nonverbale Fertigkeiten zur Abgrenzung. (Aus: Alsleben, Hand, Soziales Kompetenztraining, 1. Auflage 2006, Copyright Elsevier GmbH, Urban & Fischer, München)

kommt Ihnen diese Person viel näher, als Ihnen lieb ist. Sie möchten diese Situation nicht weiter aushalten, sondern sich aktiv abgrenzen. Um dieses im Rollenspiel durchzuführen, teilen wir uns jetzt in zwei Gruppen auf.

Übungsauswertung

- Nach jedem Durchgang erfolgt mit den Protagonisten eine Nachbesprechung des Rollenspiels. Erfragt wird, wie sich der Protagonist während der Übung gefühlt hat und welche Erfahrungen er machen konnte.
- Erst im Anschluss erhalten auch die Mitspieler die Möglichkeit, sich zum Rollenspiel zu äußern. Sie können beispielsweise dazu befragt werden, was sie bezogen auf das Verhalten des Protagonisten als gut befunden haben und was geändert werden sollte.
- Falls erforderlich, findet an dieser Stelle abermals eine kognitive Neubewertung statt und falls angebracht, ein weiterer Rollenspieldurchgang.

Expositionsübung 18: Forderung stellen gegen die Norm

Ziel Das Ziel dieser Expositionsübung besteht neben der Anwendung des Angstbewältigungskonzepts darin, das Stellen einer Forderung gegen die Norm einzuüben. In der Vor- und Nachbesprechung besteht im Dialog mit dem Patienten die Möglichkeit, dessen soziale Normen zu überprüfen und zu erweitern.

Übungsanleitung

- Zur Durchführung dieser Übung werden dem Patienten verschiedene Beispiele aufgezählt, aus denen er einen Übungsvorschlag auswählen und anschließend umsetzen soll.
- Er wird an die Anwendung des Angstbewältigungskonzepts erinnert und dazu ermutigt, eigene soziale Normen zu überprüfen.

Beispiele für Übungsvorschläge

Beispiel

- Sich in einem Geschäft ein kleines Teil, das nicht mehr als 1 Euro kosten darf, als Geschenk einpacken lassen.
- Sich ein Buch oder eine Zeitschrift kaufen und diese unmittelbar danach wieder zurückgeben, dabei das zuvor bezahlte Geld zurückverlangen.
- In einer Warteschlange an der Kasse die voranstehenden Kunden bitten, mit nur einem Artikel vorgelassen zu werden.
- Sich beim Bäcker ein Brötchen kaufen und sich umentscheiden, unmittelbar nachdem die Ware bereits in eine Tüte verpackt wurde.
- Beim Wurstkauf darum bitten, dass die obere Wurstscheibe des Stapels weggelassen wird.
- Einen Verkäufer dazu bewegen, etwas anzuprobieren, weil er die gleiche Figur hat wie ein nicht anwesender Partner, den man beschenken möchte.

Tab. 5.10 Kognitive Neubewertung negativer Gedanken 7

Typische Angst verstärkende Gedanken	Hilfreiche, ermutigende Gedanken
- Es steht mir nicht zu, etwas einzufordern.	- Ich habe das Recht, meine Wünsche und Bedürfnisse zu äußern.
- Das könnte dem anderen nicht passen/zu viel werden/stören.	- Der Andere hat seinerseits das Recht zu entscheiden, ob er meiner Forderung nachkommen möchte.

Übungsauswertung Auch dieses Mal verläuft die Auswertung der Expositionsübung nach dem folgenden Schema:

- Wie ist die Übung verlaufen?
- Wie hat das Gegenüber reagiert?
- Kam es zu einem Angstanstieg?
- Welche Gefühle, Gedanken, Körperreaktionen und Verhaltensimpulse traten auf?
- Könnten die Angstbewältigungsregeln angewendet werden?

In der Auswertung sollte auf die Erweiterung enger sozialer Normen geachtet werden.

Beispiele zur Neubewertung dysfunktionaler Kognitionen

Die nachfolgende Tab. 5.10 zeigt typische Angst verstärkende Kognitionen, die im Zusammenhang mit dem Modul „Forderungen stellen" auftreten können, und Möglichkeiten zu kognitiven Neubewertung.

Beispiele für häusliche Übungen

In der Vorbesprechung der nachfolgenden häuslichen Übungen sollte der Patient daran erinnert werden, dass bei der Umsetzung der Übungen „der Ton die Musik macht".

- Im Alltag üben, Nein zu sagen ohne Begründung. Dabei die „Schallplatte mit Sprung" anwenden.
- Eine Person aus dem eigenen Umfeld (Freund/Familie/Kollege) um Unterstützung bitten (z. B. PC/Besorgung/sich etwas ausleihen).
- Im Rahmen einer Bestellung in einem Restaurant um eine andere Beilage bitten als in der Speisekarte vorgesehen.
- Sich auf der Straße (z. B. an der Bushaltestelle) von einem Passanten Geld wechseln lassen.
- Einen Busfahrer bitten, an einer bestimmten Haltestelle Bescheid zu sagen, dass man nun aussteigen müsse.
- Mitfahrende in einem vollen öffentlichen Verkehrsmittel bitten, durchgelassen zu werden (zu einem freien Sitzplatz/zur Tür).

5.3.3 Modul C3: Kritik- und Konfliktfähigkeit

Dieses Modul umfasst: Informationen und Übungen zum Umgang mit Kritik und Konfliktsituationen. Dabei steht die Anwendung der Regeln der konstruktiven Kritik im Vordergrund.

Theoretische Einführung: Umgang mit Kritik

Äußern und Annehmen von Kritik

Zur **Kritikfähigkeit** gehören das Äußern und das Annehmen von Kritik. Letzteres fällt vielen Menschen oft viel schwerer. Inwieweit wir in der Lage sind, Kritik zu äußern oder anzunehmen, ist von verschiedenen Faktoren abhängig. Zu diesen gehören unser eigenes Selbstbewusstsein und Selbstwertgefühl, das uns selbst zugestandene Recht, unsere Kritik anderen gegenüber zu äußern, sowie die Art und Weise, in der wir unsere Kritik formulieren. Die folgenden Fragen können den Einstieg in diesen Themenbereich gestalten.

Einleitende Fragen
- Was sind Ihre Erfahrungen im Umgang mit Kritik?
- Was fällt Ihnen schwerer, Kritik zu äußern oder Kritik anzunehmen?
- Wie gehen Sie mit Kritik um?
- Was hat sich für Sie im Umgang mit Kritik als hilfreich erwiesen?

Die Antworten können auf einem Flipchart notiert werden.

Hinweise zur Umsetzung in der Einzeltherapie

Im Gespräch mit dem Patienten kann anhand von individuellen Beispielen der Unterschied zwischen einer abwertend oder verallgemeinernd formulierten Kritik im Vergleich zu einer konstruktiv geäußerten Kritik erarbeitet werden.

Hinweise zur Umsetzung in der Gruppentherapie

Im Rahmen einer Gruppentherapie lässt sich der Unterschied zwischen einem Vorwurf und konstruktiver Kritik mithilfe eines Rollenspiels (▶ Übung 26) herausarbeiten.

Übung zum Umgang mit Kritik

Übung 26: Rollenspiel zur Unterscheidung zwischen einem Vorwurf und konstruktiver Kritik

Übungsanleitung Wenn möglich, demonstrieren zwei Therapeuten der Gruppe in einem kurzen Rollenspiel ohne vorherigen Kommentar oder Erklärungen den Unterschied zwischen abwertender, verallgemeinernder und vorwurfsvoller Kritik im Vergleich zu konstruktiver Kritik.

Beispiel

Beispiel aus einer Wohngemeinschaft

Vorwurf (abwertend und verallgemeinernd): „Immer lässt du dein dreckiges Geschirr in der Küche stehen, nie wäschst du ab, du bist wirklich ziemlich schlampig!"

Die Reaktion des Rollenspielpartners beinhaltet aufbrausende Empörung und Verteidigung.

Konstruktive Kritik (unterstützend und konkretisierend): „Gestern Abend habe ich mich beim Nachhausekommen darüber geärgert, dass du nach dem Kochen nicht abgewaschen hast. Es stört mich sehr, wenn bis zum nächsten Tag das schmutzige Geschirr in der Küche steht. Ich würde mir sehr wünschen, wenn du in Zukunft daran denkst, sofort abzuwaschen."

Die Reaktion des Rollenspielpartners beinhaltet ein verständnisvolles Annehmen der Kritik.

Übungsauswertung Fragen zur Auswertung des Rollenspiels:
- Was ist Ihnen an diesen beiden Beispielen aufgefallen?
- Kennen Sie selbst ähnliche Begebenheiten?

Anhand der Antworten der Teilnehmer werden die Unterscheidungen zwischen konstruktiver und vorwurfsvoller Kritik verdeutlicht.

Theoretische Einführung: Konstruktive Kritik

Merkmale konstruktiver Kritik

Konstruktive Kritik stellt eine direkte Form der Mitteilung dar. Sie umfasst folgende Merkmale: eine Ich-Botschaft, den direkten Bezug zu einer konkreten Situation, eine Gefühlsmitteilung (sich öffnen) und einen Veränderungsvorschlag.

Vermieden werden sollten in diesem Rahmen Verallgemeinerungen wie „immer", „ständig" oder „nie" (z. B. „*Nie räumst du auf*" oder „*Ständig benutzt du meine Zahnpasta*"); Abwertungen oder persönliche Angriffe (z. B. „*So jemand wie du wird das nie lernen*" oder „*Du bist wirklich das Allerletzte*") und Vorwürfe (z. B. „*Nie verstehst du mich*").

Diese Merkmale finden sich auf ▶ Folie 26 (◘ Abb. 5.41).

Tipp

Die in der ersten Sitzung festgelegten Gruppenregeln lassen sich an dieser Stelle im Hinblick auf das Äußern konstruktiver Kritik erweitern.

Übungen zur konstruktiven Kritik

Übung 27: Rollenspiel zur konstruktiven Kritik I

Ziel Das Ziel dieses Rollenspiels besteht darin, dass der Patient konstruktive Kritik zu äußern lernt, bezogen auf eine selbst erlebte Alltagssituation.

Soziales Kompetenztraining

Folie 26 **Konstruktive Kritik** **Seite 1**

Konstruktive Kritik beinhaltet eine direkte Form der Mitteilung:

- **Ich-Botschaft** statt Du-Botschaft – *von sich selbst sprechen*
- Sich auf eine **konkrete Situation** beziehen – *z. B. „gestern Abend", „heute in der Teambesprechung"*
- Eine **Gefühlsmitteilung** einbeziehen – *z. B. „das hat mich geärgert/gestört/gekränkt" o. Ä.*
- Einen **Veränderungsvorschlag** benennen – *z. B. „Ich wünsche mir, dass du in Zukunft..."*

Vermieden werden sollten:

- **Verallgemeinerungen** – *z. B. „immer, ständig, nie..."*
- **Abwertungen und persönliche Angriffe** – *z. B. „Du bist dumm und absolut unzuverlässig!"*
- **Vorwürfe** – *z. B. „Nie hörst du mir zu!"*

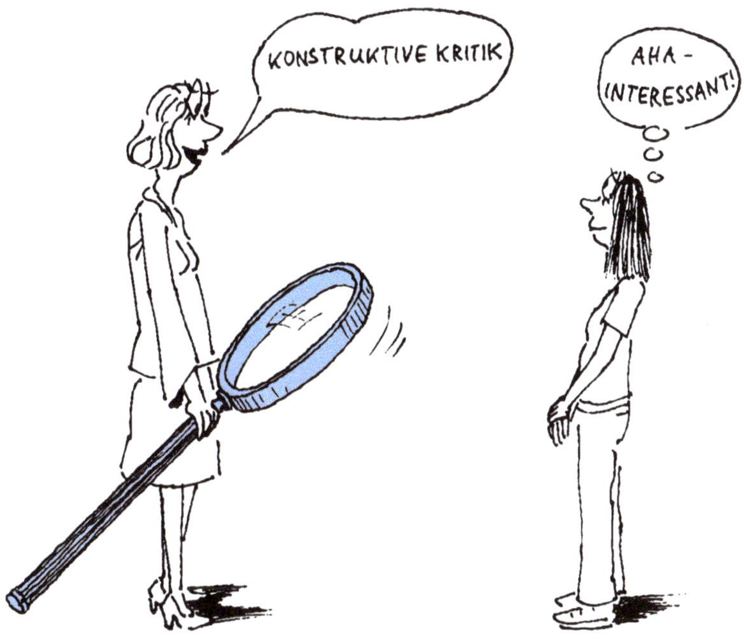

Abb. 5.41 Folie 26: Konstruktive Kritik. (Aus: Alsleben, Hand, Soziales Kompetenztraining, 1. Auflage 2006, Copyright Elsevier GmbH, Urban & Fischer, München)

Hinweise zur Übungsanleitung in der Einzeltherapie

- Der Patient wird aufgefordert, sich an eine Situation zu erinnern, in der er sich in den letzten Tagen nicht getraut hat, seine Kritik zu äußern.
- Der Therapeut stellt sich dem Patienten als Medium zur Verfügung, d. h. er nimmt die Kritik stellvertretend für die nicht anwesende Person an, ohne sie zu kommentieren.

Übungsauswertung Besprochen wird, wie sich der Patient bezogen auf die Kritikäußerung gefühlt hat und ob es ihm gelungen ist, alle Punkte der konstruktiven Kritik anzuwenden.

Hinweise zur Umsetzung in der Gruppentherapie

- Im Rahmen einer Gruppentherapie kann dieses Rollenspiel dem vorangegangenen Rollenspiel vorgeschaltet werden, da es einen geringeren Schwierigkeitsgrad beinhaltet.
- Der Therapeut setzt sich als Medium mit seinem Stuhl in die Mitte des Kreises.
- Die Gruppenteilnehmer setzen sich nacheinander auf den gegenüberstehenden Stuhl und äußern ihre konstruktive Kritik. Diese wird vom Therapeuten kommentarlos stellvertretend für die nichtanwesende Person angenommen.

Übungsauswertung

- Nach jedem Durchgang erfolgt eine Auswertung.
- Die Auswertung startet mit der Frage, wie sich der Patient bezogen auf die Kritikäußerung gefühlt hat.
- Daran schließt sich die Frage an die Gruppe an, ob im Rollenspiel alle Punkte der konstruktiven Kritik enthalten waren.

Übung 28: Rollenspiel zur konstruktiven Kritik II

Hinweise zur Umsetzung in der Gruppentherapie Die nachfolgende Übung wurde für die Anwendung im Rahmen einer SKT-Gruppentherapie konzipiert.

Übungsanleitung

- Jedes Gruppenmitglied wird der Reihe nach aufgefordert, konstruktive Kritik am Aussehen des Gruppenraums oder des Abteilungsflurs zu äußern.
- Der danebensitzende Gruppenteilnehmer fasst diese Kritik im Sinne des aktiven Zuhörens zusammen und benennt anschließend seinen eigenen konstruktiv formulierten Kritikpunkt.
- Der nächste Teilnehmer fasst das Gehörte zusammen und übt seinerseits konstruktive Kritik usw.
- Einer der Therapeuten beginnt modellhaft die Übung.
- Wiederholungen bereits genannter Kritikpunkte sind möglich, da es bei dieser Übung auf die Formulierungen und nicht auf die Inhalte ankommt.

Tab. 5.11 Kognitive Neubewertung negativer Gedanken 8

Typische Angst verstärkende Gedanken	Hilfreiche, ermutigende Gedanken
- Gegen den komme ich nicht an.	- Das kann ich vorher gar nicht wissen. - Ich bleibe konstruktiv.
- Ich könnte den anderen kränken/verletzten/verärgern.	- Das ist nicht meine Absicht. - Ich habe das Recht, Kritik angemessen zu äußern.

Tab. 5.12 Kognitive Neubewertung negativer Gedanken 9

Typische Angst verstärkende Gedanken	Hilfreiche, ermutigende Gedanken
- Der andere lehnt mich ab/mag mich nicht.	- Die Kritik bezieht sich auf die Sache, nicht auf meine ganze Person.
- Ich mache sowieso alles falsch.	- Alles ist eine Überinterpretation, jeder Mensch macht Fehler.

Übungsauswertung In der Nachbesprechung erfolgt, falls erforderlich, eine Korrektur nicht konstruktiv geäußerter Kritikpunkte durch die Patienten und den Therapeuten.

Expositionsübungen in vivo

Zu diesem Themenbereich ist uns keine Expositionsübung bekannt, da das Äußern von Kritik in der Regel situationsbezogen erfolgt bzw. im Rollenspiel eingeübt wird.

Beispiele zur Neubewertung dysfunktionaler Kognitionen

Die nachfolgenden Tabellen zeigen typische Angst verstärkende Kognitionen, die im Zusammenhang mit dem Äußern (Tab. 5.11) und Annehmen von Kritik (Tab. 5.12) auftreten können, sowie Beispiele für ihre kognitive Neubewertung.

Beispiele für häusliche Übungen

Im Alltag konstruktive Kritik üben, wann immer in der kommenden Woche der ernsthafte Wunsch besteht, Kritik zu äußern oder einen Konflikt auszutragen

5.3.4 Modul C4: Loben

Dieses Modul umfasst Informationen und Übungen bezogen auf die sozialen Fertigkeiten, ein Lob oder ein Kompliment auszusprechen oder anzunehmen.

Theoretische Einführung: Umgang mit Lob

Ein Lob oder ein Kompliment können dazu beitragen, das zwischenmenschliche Miteinander positiv zu unterstützen und zu fördern. Die Bereitschaft, ein Lob zu äußern, setzt eine annehmende und wertschätzende Haltung anderen Menschen gegenüber voraus. Das Loben kommt im Alltag der meisten Menschen viel zu kurz, da es vielen wesentlich schwerer fällt, zu loben als Kritik zu äußern.

Einleitende Fragen an den Patienten:
- Was fällt Ihnen leichter, andere zu loben oder ein Lob anzunehmen?
- Wozu ist Loben Ihrer Meinung nach wichtig?

Beispiel

Beispiele für mögliche Antworten
- Zu loben ist genauso wichtig, wie konstruktive Kritik zu äußern.
- Durch ein Lob unterstützt bzw. verstärkt man das Verhalten anderer.
- Es fördert das Miteinander und die Kontaktgestaltung positiv.

Äußern eines Lobs
Auch beim Loben oder beim Äußern eines Kompliments ist es hilfreich, einige Regeln zu beachten, die es dem Gegenüber erleichtern, das Lob einzuschätzen und anzunehmen. Ein zu global formuliertes Lob kann statt Freude vielmehr Verunsicherung oder Beschämung auslösen. Statt nach dem „Gießkannenprinzip ausgeschüttet" sollte ein Lob konkret formuliert werden und sich auf ein Detail beziehen.

Annehmen eines Lobs
Im Rahmen des Annehmens eines Lobes oder eines Kompliments sollen keine abmildernden Erklärungen geäußert werden, wie beispielsweise: *„Ach, das war gar nicht so teuer"* oder *„Das hat mir gar nicht viel Mühe bereitet"*. Es ist angemessen und ausreichend, ein Lob anzunehmen, indem man sich freundlich oder freudig dafür bedankt.

Die ► Folie 27 (▣ Abb. 5.42) beinhaltet eine Zusammenfassung wichtiger Aspekte des Lobens.

Übungen zum Loben

Übung 29: Rollenspiel zum Loben und Lobannehmen

Ziel Das Ziel dieses Rollenspiels besteht darin, zu üben, ein Lob zu äußern und anzunehmen.

Übungsanleitung
- Das Rollenspiel beinhaltet, dass jeder Gruppenteilnehmer reihum seinen Nachbarn lobt und dieser dieses Lob annimmt, ohne sich zu erklären.
- Gelobt werden soll eine **Äußerlichkeit**, die gefällt und auf die der andere Einfluss hat, also nicht Körperteile wie die Augen oder die Nase, sondern ein Kleidungsstück, Schmuck oder eine Brille.

Ein Lob äußern und annehmen

Soziales Kompetenztraining

Folie 27 **Ein Lob aussprechen und annehmen** **Seite 1**

Ein Lob aussprechen

- Eine Ich-Botschaft senden
- Eine Gefühlsmitteilung machen (z. B. *„Es schmeckt mir heute sehr gut"* oder *„Mir gefällt deine neue Bluse besonders gut"*)
- Sich auf ein Detail beziehen und ⚡ Verallgemeinerungen und Globalisierungen ⚡ vermeiden (beispielsweise statt: *„Du bist ein wunderbarer Mensch"* besser *„Ich mag deine herzliche Art"*)

Ein Lob annehmen

- Sich freundlich bedanken (z. B. *„Vielen Dank"*/*„Danke, das freut mich"*)
- Keine „lobmindernden" Erklärungen abgeben (beispielsweise: *„Den besitze ich schon lange"* oder *„Der war gar nicht teuer"*)

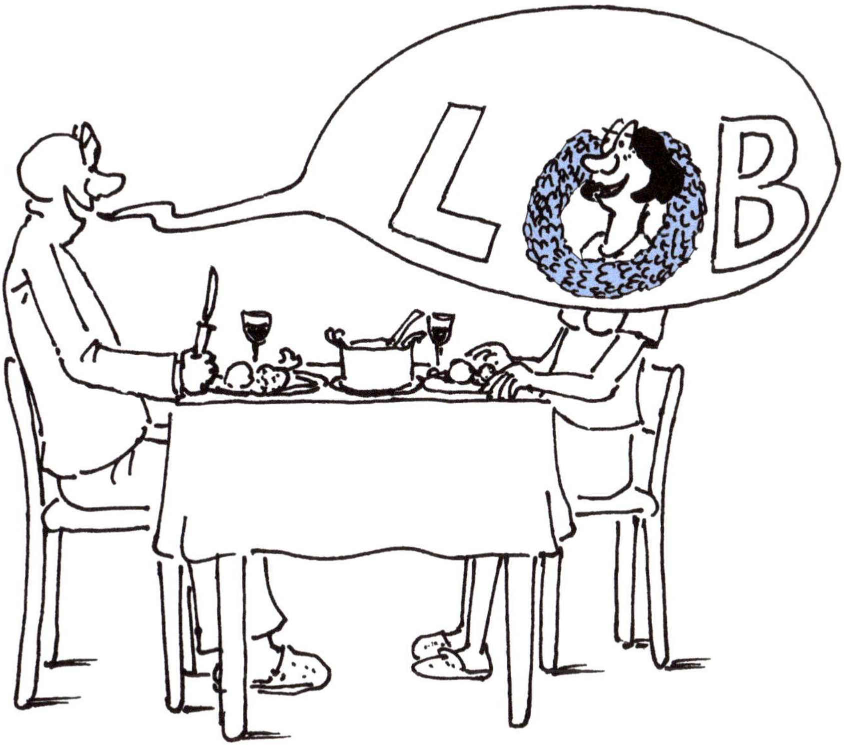

Abb. 5.42 Folie 27: Ein Lob aussprechen und annehmen. (Aus: Alsleben, Hand, Soziales Kompetenztraining, 1. Auflage 2006, Copyright Elsevier GmbH, Urban & Fischer, München)

Beispiel

Beispiel: Loben und ein Lob annehmen

A zu B: Mir gefällt die Farbe deines Pullovers, ich finde, dass sie dir wirklich gut steht.

B zu A: Vielen Dank, dass du das gesagt hast.

B zu C: Ich finde, du hast schöne Turnschuhe an.

C zu B: *Danke.* usw.

Hinweise zur Umsetzung in der Einzeltherapie

- In der Einzeltherapie kann das anschließende Rollenspiel nur in modifizierter Form durchgeführt werden.
- Der Patient wird aufgefordert, sich an eine Situation der letzten Tage zu erinnern, in der er sich nicht getraut hat, ein Lob zu äußern.
- Der Therapeut stellt sich dem Patienten als Medium zur Verfügung, d. h. er nimmt das Lob stellvertretend für die nicht anwesende Person an, ohne es zu kommentieren.

Übungsauswertung

- In der Nachbesprechung dieses Rollenspiels geht es darum, mit den Teilnehmern herauszuarbeiten, was ihnen schwerer gefallen ist, selber ein Lob auszusprechen oder ein Lob anzunehmen.
- In diesem Zusammenhang ist darauf zu achten, dass dysfunktionale Gedanken umbewertet und enge soziale Normen erweitert werden. Typisch für diese Übung sind Bewertungen und Gedanken wie: „*Das war gar nicht ernst gemeint, das hat der andere nur so gesagt. In Wirklichkeit gibt es an mir gar nichts zu loben.*"

Expositionsübung 19: Loben im offenen Raum

Rahmenbedingungen Diese Expositionsübung sollte in einer belebten Straße oder in einer Fußgängerzone durchgeführt werden.

Übungsanleitung Teil I

- Der Patient wird angeleitet, ca. 5 Minuten umherzugehen und sich in der Umgebung umzusehen und darauf zu achten, was ihm an anderen Personen besonders gefällt.
- Wichtig ist der Hinweis an den Patienten, dass er möglichst auf Details achten soll, z. B. ein Kleidungsstück, eine Tasche oder einen Regenschirm etc.

Übungsauswertung Teil I

- Der Patient wird gefragt, welche Details ihm an anderen aufgefallen sind, die ihm gefallen haben.
- Dabei ist gegebenenfalls darauf zu achten, Verallgemeinerungen (wie z. B. „gut angezogene Frauen") zu korrigieren.

Übungsanleitung Teil II Der Patient soll ein einfaches, direktes Lob an Passanten aussprechen und sich dabei auf ein Detail beziehen, das ihm auch wirklich gefällt.

Hinweise zur Übungsanleitung

- Um die Motivation für diese Übung zu erhöhen, sollte bereits zu Beginn der Vorbesprechung darauf hingewiesen werden, dass es sich bei dieser Übung um eine besonders schwere Übung handelt, dass diese aber eine gute Möglichkeit bietet, die Anwendung des Angstbewältigungskonzepts weiter zu vertiefen.
- Zusätzlich kann es erforderlich sein, den Patienten direkt anzuleiten oder die Übung modellhaft vorzumachen.
- Der Patient sollte den Hinweis erhalten, dass diese Übung nach Möglichkeit nicht im geschlossenen Raum durchgeführt werden sollte.
- Diese Übung geht häufig mit einer starken Erwartungsangst einher. Dieses hängt u. a. damit zusammen, dass der Patienten befürchtet, dass sein Lob als unehrlich oder grenzüberschreitend eingeschätzt werden könnte oder dass ihm berechnende Absichten unterstellt werden könnten. In der Regel fällt die Reaktion der angesprochenen Personen jedoch positiv aus.

Beispiele für Lobäußerungen im Rahmen dieser Übung Beispiel

- Mir gefällt Ihre Tasche besonders gut, das wollte ich Ihnen nur einmal sagen.
- Sie tragen einen ausgesprochen schönen Hut, der gefällt mir sehr.
- Die Farbe Ihrer Jacke steht Ihnen wirklich sehr gut.

Übungsauswertung Teil II Die Auswertung der Übung verläuft nach dem bereits bekannten Schema:

- Wie ist die Übung verlaufen?
- Wie hat die angesprochene Person auf das Lob reagiert?
- Gab es einen Angstanstieg?
- Welche Gefühle, Gedanken, Körperreaktionen und Verhaltensimpulse sind aufgetreten?
- Konnten die Angstbewältigungsregeln angewendet werden?

Beispiele zur Neubewertung dysfunktionaler Kognitionen

Die nachfolgende ◻ Tab. 5.13 zeigt typische Angst verstärkende Kognitionen, die im Zusammenhang mit dem Modul „Loben" auftreten können und Alternativen zu ihrer kognitiven Neubewertung.

Beispiele für häusliche Übungen

Im eigenen häuslichen Umfeld üben, ein Lob oder ein Kompliment zu äußern, z. B. in der Familie, am Arbeitsplatz, gegenüber dem Partner oder Freunden, beim Einkaufen usw. Zur Erhöhung der Motivation kann es unterstützend sein, genau festzulegen, wen der Patient wann loben möchte.

Tab. 5.13 Kognitive Neubewertung negativer Gedanken 10

Typische Angst verstärkende Gedanken	Hilfreiche, ermutigende Gedanken
- Ich könnte den anderen verunsichern. - Der andere denkt bestimmt, ich meine es nicht ehrlich.	- Ein Lob ist für die meisten Menschen etwas, worüber sie sich freuen. - Ich meine es ehrlich. - Ich kann keine Gedanken lesen.

5.4 Modul D: Allgemeine Ergänzungsmodule

Zu den allgemeinen Ergänzungsmodulen zählen das „Problemlösevorgehen in sieben Schritten" zur Analyse von sozialen Situationen, in denen der Patient mit seinem eigenen Verhalten unzufrieden ist, sowie ein Modul zur Erhöhung sozialer Aktivitäten.

5.4.1 Modul D1: Individuelles Problemlösevorgehen in sieben Schritten

Dieses Modul umfasst Informationen zur Anleitung des individuellen Problemlösevorgehens in sieben Schritten, welches im Rollenspiel durchgeführt wird.

Theoretische Einführung

Das „Individuelle Problemlösevorgehen in sieben Schritten" (▶ Arbeitsblatt 16) beinhaltet ein standardisiertes Rollenspielvorgehen. Es eignet sich besonders zur Bearbeitung individueller Anliegen, die vom Patienten eingebracht werden. In den ersten Schritten werden Schwierigkeiten in der Bewältigung sozialer Interaktionen analysiert, in den nachfolgenden Schritten werden stimmige Lösungen erarbeitet. Das nachfolgende Beispiel zeigt eine Auflistung von Problemsituationen, die mithilfe dieses Vorgehens bearbeitet werden können.

Bearbeitung individueller Anliegen

Beispiel

Beispiele für Problemsituationen, die sich mithilfe des „Individuellen Problemlösevorgehens" bearbeiten lassen

- Den Vorgesetzten um Urlaub/eine Gehaltserhöhung/die Genehmigung einer Fortbildung bitten.
- Einem Kollegen gegenüber Kritik äußern, weil er eine Aufgabe nicht wie vereinbart erledigt hat.
- Dem Partner gegenüber Ärger äußern, weil er eine kränkende Bemerkung gemacht hat.
- Sich der Mutter gegenüber abgrenzen, weil man ihrem Wunsch nicht nachkommen möchte, an einer Familienfeier teilzunehmen.

Problembeschreibung mithilfe des Situationstagebuches

Tagebuch zur Verhaltensanalyse

Zur Vorbereitung der Anliegenbearbeitung kann das sogenannte Situationstagebuch eingesetzt werden (▶ Arbeitsblatt 15, ◻ Abb. 5.43). Ähnlich wie die Mikroanalyse (▶ Abschn. 3.2.3)trägt das Tagebuch dazu bei, transparent zu machen, wie das Problemverhalten entstanden ist. Mit Hilfe dieses Tagebuchs leistet der Patient bereits zu Hause eine Vorarbeit zur Analyse seines Anliegens, das er in der nächsten Therapiesitzung bearbeiten möchte. Die folgende Übersicht beinhaltet die Gliederung des Situationstagebuchs. In der Einführung in das Problemlösevorgehen wird dem Patienten dessen Anwendung erklärt. In der Sitzung nach der Einführung sollte überprüft werden, wie der Patient mit dem Ausfüllen des Situationstagebuchs zurechtgekommen ist. Unklarheiten oder Schwierigkeiten sollten besprochen werden. Zusätzlich kann es erforderlich sein, dem Patienten Unterstützung bei der Problembeschreibung anzubieten.

Gliederung des Situationstagebuchs zur Problembeschreibung

- Ort, Zeitpunkt, Handlung, beteiligte Personen
- Gedanken, Bewertungen, Selbstgespräche
- Gefühle
- Körpersymptome
- Eigenes Verhalten in der Situation
- Nachwirkungen der Situation

Wie das Situationstagebuch ausgefüllt werden kann, zeigt das folgende Beispiel.

Beispiel

Beispiel zum Ausfüllen des Situationstagebuchs

- Ort, Zeitpunkt, Handlung, beteiligte Personen:
  Montag in der Mittagspause am Arbeitsplatz wurde ich von meinem Kollegen gefragt, ob ich mit ihm am nächsten Freitag die Schicht tauschen kann.
- Gedanken, Bewertungen, Selbstgespräch:
  Ich kann unmöglich seinen Spätdienst übernehmen, ich habe für diesen Abend eine Konzertkarte und freue mich seit Langem darauf, dorthin zu gehen. Wenn ich nicht mit ihm tausche, ist er bestimmt sauer auf mich, und ich muss die nächste Zeit seine schlechte Laune aushalten. Ich fühle mich unter Druck gesetzt und weiß nicht, wie ich mich verhalten soll.
- Gefühle:
  Unsicherheit, Hilflosigkeit, Angst vor Ablehnung
- Körpersymptome:
  Schwitzen an den Händen, Druck in der Brust, leichtes Herzrasen

Soziales Kompetenztraining

Arbeitsblatt 15 **Situationstagebuch** **Seite 1**

Situationstagebuch zur Problemanalyse sozialer Ängste

Datum: ______________

- **Ort, Zeitpunkt, Handlung, beteiligte Personen:**

- **Gedanken, Bewertungen, Selbstgespräch:**

- **Gefühle:**

- **Körpersymptome:**

- **Eigenes Verhalten in der Situation:**

- **Nachwirkungen der Situation:**

Abb. 5.43 Arbeitsblatt 15: Situationstagebuch

- Eigenes Verhalten in der Situation:
  Ich sage ihm, dass ich seinen Spätdienst gerne übernehme.
- Nachwirkungen der Situation:
  Ärger auf mich selbst, weil ich nicht zu meinen eigenen Wünschen stehe und ihm nicht gesagt habe, dass ich nicht tauschen kann. Enttäuschung, dass ich stattdessen das Konzert verpasse. Bin selber den Rest der Woche schlecht gelaunt und gehe dem Kollegen aus dem Weg.

Hinweise zur Umsetzung in der Einzeltherapie

Auch im Rahmen von einzeltherapeutischen Behandlungen können Rollenspiele eingesetzt werden, um den Patienten in der Weiterentwicklung seiner sozialen Kompetenz zu unterstützen. Dazu müssen die einzelnen Schritte des Rollenspiels geringfügig modifiziert werden. Der Therapeut stellt sich in diesem Fall als aktiver Rollenspielpartner zur Verfügung. Zudem kann der Patient zum Rollentausch angeregt werden, indem er kurzzeitig in die Rolle seines Konfliktpartners wechselt. Nach Abschluss eines Rollenspielschrittes kann es zudem erforderlich sein, auf die Metaebene zu wechseln, um so den Rollenspielprozess reflektieren zu können.

Hinweise zur Umsetzung in der Gruppentherapie

Die Durchführung des Problemlösevorgehens innerhalb einer Gruppentherapie bietet im Unterschied zur Einzeltherapie die Möglichkeit, die Gruppenteilnehmer als Mitspieler in das Rollenspiel einzubinden.

Anliegensammlung

Zu Beginn der Therapiesitzung werden die Anliegen der Gruppenteilnehmer gesammelt, die sie in die Sitzung mit einbringen wollen. Dazu werden die Notizen der potenziellen Protagonisten aus deren Situationstagebüchern vorgelesen.

Beispielfragen zur Anliegensammlung

Beispiel

- Welche schwierige Situation haben Sie sich notiert?
- Welche der aufgeschriebenen Situationen lassen sich im Rollenspiel umsetzen?
- Möchten Sie diese Problemsituation heute bearbeiten?

Anschließend wird entschieden, ob es möglich ist, die einzelnen Anliegen im Rollenspiel zu bearbeiten, und eine Auswahl für die aktuelle Sitzung getroffen. Zudem wird festgelegt, wie viel Zeit für die Bearbeitung der einzelnen Anliegen einzuplanen ist.

Durchführung des Problemlösevorgehens in sieben Schritten

Um die Patienten mit dem Ablauf und der Durchführung des Problemlösevergehens vertraut zu machen, sind in der Regel ein bis zwei Rollenspieldurchgänge erforderlich. Dazu sollten leicht zu bearbeitende Anliegen ausgesucht werden. Die Durchführung ist auf ▶ Arbeitsblatt 16 (◘ Abb. 5.44) dargestellt.

Während des Rollenspiels ist die **Haltung des Therapeuten** gegenüber dem Protagonisten motivierend und unterstützend. Dieser kann sich als Modell aktiv in das Geschehen einbringen, er übernimmt aber im Rollenspiel keine festgelegte Mitspielerrolle. Bei Bedarf coacht und unterstützt der Therapeut den Protagonisten direkt, z. B. durch „Zuflüstern". Jeder Rollenspieldurchgang kann mit Applaus der Gruppe und einer konstruktiven Auswertung abgeschlossen werden.

Umsetzung der Lösung ist Hausaufgabe

Der Protagonist, dessen Problem im Rollenspiel bearbeitet wurde, bekommt die Umsetzung der **Lösung als Hausaufgabe** aufgetragen. Mitunter ist dieses nicht möglich, beispielsweise wenn es sich um eine einmalige Problemsituation mit einer fremden Person handelte, welche im Nachhinein nicht noch einmal auf das Problem angesprochen werden kann. In diesem Fall wird der Protagonist aufgefordert, ähnliche Alltagssituationen zu nutzen, um neue Erfahrungen zu sammeln. Ebenso können die anderen Gruppenmitglieder im Rollenspiel Gelerntes in ihrem eigenen Alltag umsetzen.

5.4.2 Modul D2: Aufbau sozialer Freizeitaktivitäten

Ein wichtiger Bestandteil in der verhaltenstherapeutischen Behandlung der sozialen Phobie stellt der Aufbau von sozialen Freizeitaktivitäten dar. Denn Patienten mit ausgeprägten sozialen Ängsten und Defiziten leben oft sehr isoliert und vermeiden es, sozialen Aktivitäten nachzugehen. Diese auf- bzw. auszubauen stellt ein von den Betroffenen häufig genanntes Therapieziel dar. Außerdem bieten soziale Aktivitäten ein gutes Übungsfeld, um die im sozialen Kompetenztraining erworbenen Fertigkeiten zu stabilisieren und neue Erfahrungen zu sammeln bzw. zu vertiefen.

Freizeitaktivitäten als Übungsfeld

Zu Beginn des Aktivitätsaufbaus ist es in der Regel zunächst einmal erforderlich, dass die Patienten entdecken, was ihnen in ihrer Freizeit Spaß machen könnte und was sie begeistert. Beispiele für unterschiedliche Freizeitaktivitäten, unterteilt in Einzel- bzw. Gruppenaktivitäten, enthalten die nachfolgende Übersicht und das ▶ Arbeitsblatt 3 (◘ Abb. 5.3). Die Differenzierung von Freizeitaktivitäten in Einzel- bzw. Gruppenaktivitäten spielt besonders für Patienten mit ausgeprägten sozialen Ängsten und einem starken sozialen Rückzugsverhalten eine wichtige Rolle. Für sie kann es bereits schwierig sein, Freizeitaktivitäten alleine nachzugehen.

Soziales Kompetenztraining

Arbeitsblatt 16 **Problemlösung in sieben Schritten** **Seite 1**

Individuelles Problemlösevorgehen in sieben Schritten mit Rollenspiel

1. Schritt: Problem erkennen

- Beschreibung des Problems anhand des Situationstagebuchs.
- Darstellung des Anliegens als Rollenspiel in der Originalform, so wie es sich ereignet hat.
- Zuvor werden die Mitspieler vom Protagonisten ausgesucht und in ihre Rollen eingewiesen.

2. Schritt: Analyse des Problems

- Protagonist nimmt auf dem „heißen Stuhl" in der Mitte des Stuhlkreises Platz.
- Die anderen Teilnehmer stellen offene Fragen, die zum vertiefenden Verständnis des Anliegens dienen. Dazu setzen sie sich auf einen Stuhl ihm gegenüber.
- Abschließend fasst einer der Therapeuten das Anliegen bzw. die Problemschilderung noch einmal zusammen.

3. Schritt: Erarbeitung des Veränderungsziels

- Festlegung des Veränderungsziels: Was möchte der Protagonist verändern bzw. erreichen?

4. Schritt: Erarbeitung von Veränderungsschritten

- Fragen, die den Protagonisten bei der Festlegung von Veränderungsschritten unterstützen:
  - *Wie können Sie Ihren Veränderungswunsch umsetzen?*
  - *Welche verschiedenen Möglichkeiten haben Sie, Ihr Veränderungsziel zu erreichen?*
  - *Was wäre dazu hilfreich?*
  - *Welche Handlungsschritte sind erforderlich?*
- Falls erforderlich, erfolgt Unterstützung bezogen auf die Umsetzung, indem die anderen Gruppenteilnehmer oder die Therapeuten Lösungsmöglichkeiten modellhaft darstellen und der Protagonist anschließend seine Variante auswählt, wie er sich verhalten möchte.

5. Schritt: Durchführung der Veränderungsschritte

- Im zweiten Rollenspiel-Durchgang werden die Veränderungsschritte vom Protagonisten umgesetzt.
- Falls erforderlich, können die Therapeuten Unterstützung leisten, indem sie dem Protagonisten soufflieren, falls dieser ins Stocken gerät.
- Am Ende des Rollenspiels dürfen die restlichen Gruppenteilnehmer klatschen.

6. Schritt: Bewertung des Ergebnisses

- Als Erstes wird erfragt, wie zufrieden der Protagonist selber mit der Umsetzung der Lösungsalternative ist.
- Anschließend erfolgt Feedback und konstruktive Kritik aus der Gruppe: Was war gut? Was könnte noch ergänzt werden? Worauf sollte der Protagonist (noch) achten?
- Erst im Anschluss daran erhält der Teilnehmer ein (zusammenfassendes) Feedback von den Therapeuten.

7. Schritt: ggf. erneute Problemanalyse bzw. Festlegung weiterer Veränderungsvorschläge und Ziele

- Falls erforderlich werden noch einmal Veränderungen bzw. Korrekturen festgelegt.
- Die Veränderungen werden anschließend erneut im Rollenspiel umgesetzt.
- Erneutes Feedback.
- Der Protagonist bekommt die Hausaufgabe, das Resultat umzusetzen. Auch die anderen Gruppenteilnehmer können sich entscheiden, ob sie eine ähnliche Situation als Übung nutzen möchten.

Abb. 5.44 Arbeitsblatt 16: Problemlösung in sieben Schritten

Beispiele für Freizeitaktivitäten

- Einzelaktivitäten:
  - Ein Café oder Restaurant besuchen
  - Ins Konzert, Kino oder Theater gehen
  - Einen Vortrag besuchen oder an einer Führung teilnehmen (z. B. Stadtführungen, Museumsführungen)
  - Eine Ausstellung oder ein Museum besuchen
  - Einen Gottesdienst in einer Kirche besuchen
  - Auf einen Flohmarkt gehen
  - In einem Park spazierengehen
  - Eine Radtour machen
  - Ein Schwimmbad besuchen
  - Einen Stadtbummel in der eigenen oder einer fremden Stadt unternehmen
- Gruppenaktivitäten:
  - Sich mit Freunden, Bekannten, Familienmitgliedern oder Arbeitskollegen verabreden
  - Einen Kursus aus dem vielfältigen Angebot einer Volkshochschule oder ähnlichen Einrichtungen besuchen (z. B. Sprachen lernen, Kochen, Basteln, Kultur)
  - In einen Sportverein oder ein Fitnessstudio eintreten, um mit anderen gemeinsam Sport zu treiben
  - Sich einem Freizeitclub oder einer Selbsthilfegruppe anschließen
  - Sich einem Verein anschließen oder sich ein anderes Ehrenamt suchen, um sich zu engagieren
  - Sich einen Chor, eine Laienspielgruppe oder einen Literaturkreis suchen
  - Ein Inserat aufgeben, um nach Menschen zu suchen, die Interesse an gemeinsamen kulturellen Aktivitäten haben
  - An einem Spielenachmittag oder einem ähnlichen Angebot in einem Kulturzentrum teilnehmen
  - An einer geführten Wanderung teilnehmen

Um den Patienten darin zu unterstützen, seine Vermeidungsstrategien zu bewältigen, sollten konkrete Absprachen dazu getroffen werden, wann und wo er welche Aktivitäten durchführen möchte. Das Tagebuch sozialer Aktivitäten (▶ Arbeitsblatt 2, ■ Abb. 5.2) kann als Protokoll eingesetzt werden.

5.5 Modul E: Ergänzungsmodul im Rahmen einer Gruppentherapie

5.5.1 Modul E1: Erarbeitung eines individuellen Störungsmodells

Lebensgeschichtliche Entstehungsbedingungen und Hintergrundproblematik

Dieses Modul umfasst Informationen und Übungen zur Erarbeitung eines individuellen Störungsmodells, das den Patienten im Rahmen einer SKT-Gruppentherapie Einblick in die Entstehungsbedingungen und die Hintergrundproblematik ihrer sozialen Phobie gewährt.

Im Rahmen einer Einzeltherapie wird das Störungsmodell in der Regel bereits ausführlich am Ende der probatorischen Sitzungen besprochen. Auch im Rahmen der Vorgespräche für einen SKT-Gruppentherapie sollten gemeinsam mit dem Patienten Hypothesen zu den Entstehungsbedingungen und den aufrechterhaltenden Bedingung der Symptomatik besprochen werden.

Die Gründe für die Entstehung einer sozialen Phobie sind vielfältig und von Mensch zu Mensch verschieden (▶ Kap. 2). Nicht immer lässt sich für jeden Betroffenen eindeutig herausarbeiten, welche Faktoren im Einzelnen an der Entwicklung seiner sozialphobischen Symptomatik beteiligt waren. Das Störungsmodell unterstützt den Patienten darin, Einsicht in die lebensgeschichtlichen Entstehungsbedingungen seiner sozialen Phobie zu entwickeln. Außerdem stellt ein plausibel erarbeitetes Störungsmodell eine wichtige Grundlage dar, um gemeinsam mit dem Patienten Risikofaktoren herauszuarbeiten, die nach Ende der Behandlung ein Signal für eine erneute Zunahme der phobischen Symptome darstellen können. Dazu zählen beispielsweise ein verstärktes Vermeidungsverhalten oder ein erneuter sozialer Rückzug.

Die nachfolgende Übersicht enthält eine Auflistung von Beispielen für lebensgeschichtliche Entstehungsbedingungen, die zur Entwicklung einer sozialen Phobie beitragen können, es aber nicht zwangsläufig müssen.

Beispiele für Entstehungsbedingungen einer sozialen Phobie

1. Entstehungsbedingungen während der Kindheit und Jugendzeit
   a) Elternhaus/Erziehungsstil
      - Fehlendes Modell (Elternhaus/Schule)
      - Strenge, enge soziale Normen im Elternhaus
      - Wenig (emotionale) Unterstützung
      - Überbehütender oder rigider Erziehungsstil

- Trennungen, Traumata, Gewalterfahrungen

b) Kindergarten/Schule
- Ängstigende Erlebnisse
- Autoritätsängste
- Lernschwierigkeiten in der Schule
- Fehlende Anerkennung bzw. Erfolgserlebnisse
- Ausgeprägte Angst vor Ablehnung und/oder Strafe
- Vermeidung schwieriger Situationen
- Aggressives Verhalten oder „Kasperrolle“

c) Peergroup
- Wenige Kontakte innerhalb der Peergroup
- Hänseleien und Ausgrenzungen
- Soziales Rückzugsverhalten/Isolation

d) Intrapsychisch
- Schüchtern gehemmte Entwicklung
- Soziale Defizite
- Ausgeprägte Erwartungsängste
- Handicaps oder Behinderungen

2. Zusätzliche Entstehungsbedingungen im Erwachsenenalter

a) Leistungsängste
- Ausgeprägte Leistungsanforderungen und -ideale bezüglich der eigenen Person
- Abhängigkeit des Selbstwertgefühls von Erfolgserlebnissen
- Schutz vor Überforderung
- Fehlende Anerkennung und Erfolg

b) Belastungsfaktoren
- Stress und Überlastung am Arbeitsplatz
- Neuer Lebensabschnitt bzw. Rolle (Beruf/Elternschaft)
- Belastende Lebensereignisse, Krisen
- Kontaktabbrüche

c) Fortbestehende soziale Ängste und Defizite
- Selbstwertproblematik
- Sich anpassen statt eine eigene Meinung zu vertreten
- Konfliktscheues Verhalten
- Geringe Eigeninitiative
- Geringe Risikofähigkeit und/oder hohes Sicherheitsbedürfnis

d) Vermeintliche Copingstrategien
- Alkohol/Drogen/Medikamente

Hinweise zur Umsetzung in der Gruppentherapie

An dieser Stelle wird eine Möglichkeit vorgestellt, mit der sich im Rahmen der SKT-Gruppe gemeinsam mit den einzelnen Patienten ihr individuelles Störungsmodell erarbeiten lässt. Dazu werden die oben aufgeführten Entstehungsbedingungen einzeln auf Moderationskarten geschrieben und in der Mitte des Stuhlkreises auf dem Boden ausgebreitet. Sie dienen den Patienten als Orientierungshilfe, wenn sie in der Gruppenrunde davon berichten, wie sich aus ihrer persönlichen Sicht ihre sozialen Ängste und Defizite entwickelt haben. Dabei sollte jedem Patienten freigestellt werden, wie viel er erzählen möchte. Den anderen Teilnehmern kann die Möglichkeit zum Nachfragen eingeräumt werden. Am Ende der Schilderung des Störungsmodells wird das Gesagte noch einmal von den Therapeuten zusammengefasst und wohlwollend gewürdigt, was der Patient in seinem Leben trotz alledem bisher erreicht hat.

Im nächsten Schritt wird der Erzählende vom Therapeuten gefragt, was er selber vor diesem Hintergrund für sein weiteres Leben berücksichtigen möchte, im Sinne einer Rückfallprophylaxe bzw. bezogen auf Risikofaktoren für eine erneute Zunahme von soziophobischen Ängsten und Vermeidungsverhalten. Das Erarbeiten der Störungsmodelle sollte vorzugsweise im letzten Drittel der SKT-Gruppentherapie erfolgen. Da diese Arbeit für die Teilnehmer emotional anstrengend sein kann, ist es sinnvoll, nicht alle Störungsmodelle innerhalb einer Therapiesitzung zu erarbeiten, sondern diese über mehrere Gruppensitzungen zu verteilen.

Beispiel

Beispiel für die Anleitung der Erarbeitung eines individuellen Störungsmodells

Sie sehen auf den Karten, die in der Mitte liegen, eine Reihe verschiedener Entstehungsbedingungen für die Entwicklung einer sozialen Phobie. Nicht alle dieser Beispiele treffen für jeden von Ihnen zu. Wie sich eine soziale Phobie entwickelt hat, ist individuell sehr verschieden. Ich möchte Sie bitten, diese Beispiele einen Moment auf sich wirken zu lassen und zu überlegen, welche davon bei Ihnen persönlich zur Entwicklung Ihrer sozialen Ängste und Defizite beigetragen haben. Pause. Wer von Ihnen möchte anfangen zu berichten, wie seine eigenen Ängste und Unsicherheiten entstanden sind?"

5.6 Aufbau des Hamburger Sozialen Kompetenztrainings als Gruppentherapie

Dieser Abschnitt vermittelt die Gruppenstruktur des Hamburger Sozialen Kompetenztrainings. Dieses Gruppentherapiekonzept wird seit Jahrzehnten mit Modifikationen über den Zeitverlauf für ambulante Patienten in der ehemaligen Verhaltenstherapie-Ambulanz und heutigen Spezialambulanz für Angstspektrumsstörungen des Universitätsklinikums Eppendorf durchgeführt.

5.6.1 Indikationsstellung und Verhaltensanalyse

Nach Indikationsstellung und Motivationsanalyse erfolgt vor Gruppenbeginn eine ausführliche Verhaltensanalyse einschließlich Hypothesenrückmeldung zu den auslösenden und aufrechterhaltenden Bedingungen der Symptomatik und deren Funktionalität. Außerdem werden gemeinsam mit dem Patienten Veränderungsziele festgelegt, die dieser im Rahmen der Gruppenbehandlung erreichen möchte (▶ Abschn. 3.2.3). In dieser Behandlungsphase erfolgt zudem eine ausführliche Testdiagnostik. Zu diesem Zweck werden vom Patienten verschiedene Selbstrating-Fragebogen ausgefüllt und anschließend von den Therapeuten ausgewertet (▶ Kap. 11). Die Daten der Testung dienen der Überprüfung der klinischen Diagnose einschließlich möglicher komorbider Störungen. Weitere Messungen zum Therapieende und im ersten Jahr danach ermöglichen eine Bewertung und Kontrolle des Behandlungserfolgs.

Das Konzept der multimodalen SKT-Gruppentherapie des Hamburger Modells besteht strukturell aus zwei Therapiephasen.

5.6.2 Phase 1 der SKT-Gruppentherapie

In den Wochen 1, 3, und 5 findet jeweils eine Abendsitzung von 150 Minuten Dauer in der Klinik statt. In den Wochen 2, 4 und 6 wird jeweils eine Ganztagssitzung von 480 Minuten Dauer in der Hamburger Innenstadt (Exposition in vivo) abgehalten. **Inhalte** dieser Phase sind das Training von Basisfertigkeiten und speziellen Fertigkeiten der sozialen Kompetenz mithilfe theoretischer Inputs, standardisierten Rollenspielen und Übungen sowie Expositionen in vivo. **Schwerpunkt** ist einerseits die Erhöhung der sozialen Kompetenzen einschließlich der Wahrnehmungs- und Diskriminationsfähigkeit in Bezug auf die Selbst- und Fremdwahrnehmung. Andererseits wird den Patienten die Anwendung von Angstbewältigungsstrategien vermittelt. Dazu gehören neben der Realitätsüberprüfung die Neubewertung dysfunktionaler Kognitionen und die Erweiterung enger sozialer Normen und Werte. Damit sollen eine Reduzierung des Vermeidungsverhaltens gegenüber angstbesetzten Situationen und eine Verbesserung des Selbstwerterlebens erreicht werden.

Therapiebegleitend erhalten die Gruppenteilnehmer die tägliche Aufgabe, Übungen im Sinne der Therapie durchzuführen. Über diese gezielt abgesprochenen Hausaufgaben soll die Übertragung in den häuslichen Bereich erfolgen.

5.6.3 Phase 2 der SKT-Gruppentherapie

Nach einer Therapiepause von 2 Wochen schließt sich die zweite Phase der SKT-Gruppentherapie an. In der Pause beginnen die Patienten, Tagebuch zu führen über problematische soziale Situationen, mit denen sie in ihrem Alltag konfrontiert wurden. Dieses Verhaltenstagebuch dient als Arbeitsgrundlage für das „individuelle Problemlösevorgehen in sieben Schritten" (▶ Abschn. 5.4.1).

Die zweite Gruppenphase umfasst 3–6 weitere abendliche Therapiesitzungen von 150 Minuten Dauer, die in 14-tägigem Abstand in der Klinik stattfinden. Bei Bedarf ist eine Ausweitung des Behandlungsangebots für die ganze Gruppe möglich. Dazu können 3 weitere Sitzungen angeboten werden; der Abstand zwischen diesen Sitzungen kann auf 4 Wochen verlängert werden. Inhalt des zweiten Teils ist die Stabilisierung der im ersten Therapieteil neu erworbenen Kompetenzen und erreichten Veränderungsschritte. Dieses erfolgt durch individuelle Rollenspiele zu Problemsituationen aus dem Alltagsleben der Patienten, verbale Mittelpunktübungen, kognitive Strategien, den Aufbau sozialer Aktivitäten sowie die Erarbeitung von individuellen Störungsmodellen und Strategien zur Problembewältigung über das Ende der Gruppentherapie hinaus. Außerdem werden die Patienten immer mehr zur Übernahme der Rolle des „eigenen Therapeuten" ermuntert und erhalten Unterstützung im Umgang mit Misserfolgserlebnissen und Rückschlägen. Am Ende der zweiten Phase erfolgt eine individuelle Abschlussbilanz mit einem Ausblick auf weitere Veränderungsziele nach Ende der Gruppentherapie (▶ Arbeitsblatt 17, ◘ Abb. 5.45).

5.6.4 Nachbehandlungszeitraum

In einem Zeitfenster von 3, 6 und 12 Monaten nach Therapieende können dem Patienten Nachbehandlungstermine angeboten werden. Für die Patienten stellen sie ein motivierendes und unterstützendes Behandlungsangebot dar, auch nach Ende der SKT-Gruppe weiter aktiv an ihren Veränderungszielen zu arbeiten. Ihnen wird die Möglichkeit geboten, etwaige Schwierigkeiten im Rahmen der vertrauten Gruppe nachzubesprechen und Lösungen zu finden. Die Therapeuten erhalten einen Einblick in die Stabilität der Behandlungserfolge und können bei Bedarf weitere Therapieempfehlungen aussprechen. Falls gewünscht, können die Nachbehandlungstermine mit einer erneuten katamnestischen Testdiagnostik verbunden werden.

In ◘ Tab. 5.14 findet sich eine Übersicht über den Ablauf der SKT-Gruppentherapie nach dem Hamburger Modell.

Soziales Kompetenztraining

Arbeitsblatt 17 **Bilanz** **Seite 1**

Bilanz am Ende des sozialen Kompetenztrainings

Bitte nehmen Sie sich in Ruhe Zeit dafür, die nachfolgenden Fragen anhand einiger Stichpunkte zu beantworten und bringen Sie anschließend dieses Arbeitsblatt zum nächsten Termin wieder mit.

1. Was war für Sie in der SKT-(Gruppen-)Therapie hilfreich?
2. Was hat sich bei Ihnen durch die Teilnahme an der Gruppentherapie positiv oder negativ verändert?
3. Woran wollen Sie in Zukunft weiterhin arbeiten? Was sind Ihre weiteren Ziele?
4. Würden Sie noch einmal an der SKT-(Gruppen-)Therapie teilnehmen?
5. Was hätten Sie sich anders gewünscht?

Abb. 5.45 Arbeitsblatt 17: Bilanz

Tab. 5.14 Überblick über die SKT-Gruppe nach dem Hamburger Modell

Sitzung	Inhalt/Übungen
Vor Beginn der SKT-Gruppentherapie: - Indikationsgespräch und Verhaltensanalyse 2-mal 100 Minuten (▶ Kap. 3) - Optional: Prä-Testdiagnostik (▶ Kap. 11)	
Phase 1	
1. Sitzung: Kliniksitzung Dauer: 150 Minuten[a]	Übungen und Rollenspiele zur Erhöhung der Wahrnehmungs- u. Diskriminationsfähigkeit in sozialen Situationen (Modul A) Übung: 1–5 (Modul A) Wissensvermittlung zu Angst im Allgemeinen und zur sozialen Phobie (Modul A) Vermittlung von Angstbewältigungsstrategien (Modul A)
2. Sitzung: Exposition in vivo Dauer: 480 Minuten[b]	Ansprechübungen, Mittelpunktübungen, Anwendung des Angstbewältigungskonzepts, Erhöhung der Wahrnehmungs- u. Diskriminationsfähigkeit in sozialen Situationen (Modul A) Expositionsübung: 1–9 (Modul A)
3. Sitzung: Kliniksitzung Dauer: 150 Minuten[a]	Grundlagen der Kommunikation, verbale vs. nonverbale Kommunikation, Kontaktaufnahme zu Einzelnen und zu Gruppen, Gesprächsführung, aktives Zuhören (Modul B) Übung: 10–20 (Modul B)
4. Sitzung: Exposition in vivo Dauer: 480 Minuten[b]	Leichte und komplexere Ansprechübungen, Kontaktaufnahme, Beratungsgespräch (aktives Zuhören), Meinungsäußerung einholen, Unsicherheits- und Blamierübung (Modul B) Expositionsübung: 10–16 (Modul B)
5. Sitzung: Kliniksitzung Dauer: 150 Minuten[a]	Konstruktive Kritik, Nein sagen, Abgrenzungsfähigkeit, Forderungen stellen, Wünsche äußern, loben (Modul C) Übung: 21–29 (Modul C)
6. Sitzung: Exposition in vivo Dauer: 480 Minuten[b]	Komplexe Gesprächsführung, Nein sagen, Forderungen stellen, loben (Modul C) Expositionsübung: 17–19 sowie Übungen zu individuellen Schwerpunkten[c] (Modul C)
14-tägige Therapiepause/Situationstagebücher	
Phase 2	
7. Sitzung: Kliniksitzung Dauer: 150 Minuten	Bilanz der 1. Phase der SKT-Gruppe, Einführung in das „individuelle Rollenspielvorgehen in sieben Schritten" (Modul D) Individuelle Mittelpunktübungen, Übung 6–9 (Modul A) Aufbau sozialer Aktivitäten (Modul D)
8–11. Sitzung: Kliniksitzung Dauer: 150 Minuten	Rollenspielvorgehen in sieben Schritten (Modul D) Individuelle Mittelpunktübungen, Übung 6–9 (Modul A) Aufbau sozialer Aktivitäten (Modul D) Individuelle Störungsmodelle erarbeiten (Modul E)
12. Sitzung: Kliniksitzung Dauer: 150 Minuten	Rollenspielvorgehen in sieben Schritten (Modul D) Individuelle Mittelpunktübungen, Übung 6–9 (Modul A) Aufbau sozialer Aktivitäten (Modul D) Abschlussbilanz der SKT-Gruppe ggf. Post-Testdiagnostik
Nachbehandlungstermine 3, 6 und 12 Monate nach Therapieende	Dienen der Stabilisierung des Therapieerfolgs. Die Patienten berichten von ihrer weiteren Entwicklung nach Ende der SKT-Gruppe und haben die Möglichkeit, evtl. bestehende Probleme oder Schwierigkeiten anzusprechen

Anmerkungen: [a] Alternativ können die Inhalte dieser Sitzung auch über 3 Gruppensitzungen à 100 Minuten verteilt werden. Dieses ist beispielsweise ratsam, wenn die Gruppenteilnehmer aufgrund der Schwere ihrer Symptomatik nicht dazu in der Lage sind, während einer längeren Sitzungsdauer konzentriert mitzuarbeiten. [b] Entsprechend [a] kann die Dauer der Exposition auf 240 Minuten verkürzt werden und nach jeder dritten Kliniksitzung stattfinden. [c] Ein Teil der Sitzungszeit in der 3. Exposition in vivo kann den Patienten zur Verfügung gestellt werden, um innerhalb des geschützten Rahmens der Therapiegruppe individuell schwierige Situationen zu wiederholen.

Schwierige Situationen innerhalb des sozialen Kompetenztrainings

Brigitte Friedrich

H. Alsleben und I. Hand (Hrsg.), Soziales Kompetenztraining,
DOI 10.1007/978-3-7091-1080-5_6,

Dieses Kapitel richtet sich vor allem an die Gruppenleiter, die mit der Durchführung eines sozialen Kompetenztrainings bisher noch kaum Erfahrungen gesammelt haben. Wir möchten Ihnen Anregungen geben, wie Sie mit schwierigen Situationen innerhalb der Gruppensitzungen umgehen können. Dazu haben wir für Sie einige Beispiele ausgewählt, die unserer Erfahrung nach am häufigsten auftreten oder eine besondere Herausforderung an den Leiter darstellen.

Viele der schwierigen Situationen beinhalten Aspekte, die für alle Teilnehmer im Umgang mit ihrer Angststörung wichtig sein können. Beispiele sind Themen wie das Eingehen von Risiken, um Ängste zu bewältigen, oder das Entwickeln von Einsicht in die eigene Hintergrundproblematik. Daher ist es wichtig, bei der Thematisierung schwieriger Situationen nicht nur den betroffenen Teilnehmer anzusprechen, sondern auch die gesamte Gruppe mit einzubeziehen. Dieses erreichen Sie, indem Sie die anderen Gruppenmitglieder fragen: *„Kennen Sie diese Schwierigkeit auch, haben Sie schon einmal eine ähnliche Situation erlebt?"* Sie können auch Beispiele anderer aufgreifen, die Ihnen zuvor berichtet wurden: *„Frau X, Sie haben vorhin Ähnliches berichtet."* Das Einbeziehen aller Gruppenteilnehmer fördert deren Aufmerksamkeit innerhalb der Sitzung, auch wenn diese selber gerade nicht im Fokus stehen. Wir möchten Sie deshalb ermutigen, schwierige Situationen als Chancen zu betrachten, die eine Sitzung lebendig halten, statt sie möglicherweise zu fürchten und ihnen auszuweichen. Selbiges gilt für die Umsetzung dieses Behandlungskonzepts im Rahmen einer Einzeltherapie. Auch Einzeltherapeuten werden hier Anregungen für ihre Arbeit finden.

Schwierige Situationen sind Chancen

6.1 Umgang mit Fehlzeiten

6.1.1 Wiederholtes Fehlen

Situation Ein Patient fehlt wiederholt zu den Gruppensitzungen.

Es ist hilfreich, die Gruppenteilnehmer bereits in den Vorgesprächen darauf hinzuweisen, dass eine regelmäßige, kontinuierliche Teilnahme an den einzelnen Gruppensitzungen für den Erfolg der Behandlung wichtig ist. Sollten zu viele Fehlzeiten entstehen, ist es ratsam, in einem Einzelgespräch mit dem Patienten die Gründe hierfür zu erläutern und gemeinsam nach Lösungsmöglichkeiten zu suchen. Lassen sich diese nicht finden, kann es in Einzelfällen ratsam sein, den Teilnehmer aus der laufenden Gruppe herauszunehmen und zusammen nach alternativen Behandlungsmöglichkeiten zu suchen.

6.1.2 Häufiges Zuspätkommen

Situation Ein Teilnehmer kommt häufig zu spät zu den Sitzungen.

Klären Sie in einem Gespräch unter vier Augen mit dem Teilnehmer die Gründe für sein Zuspätkommen. Appellieren Sie zu seinem eigenen Nutzen und im Sinne der Gruppe an seine Pünktlichkeit.

6.2 Motivation

6.2.1 Angst vor der Gruppentherapie

Situation Ein Patient traut sich nicht zu, an einer Gruppentherapie teilzunehmen.

Viele Patienten mit sozialen Ängsten können sich kaum vorstellen, dass sie eine Gruppentherapie aufsuchen. Sie befürchten, dass ihre Ängste ihnen im Wege stehen werden, überhaupt zu einer Gruppe zu erscheinen, sich dort aufzuhalten, zu reden und sich an den Übungen oder Rollenspielen zu beteiligen. Klären Sie bereits im Vorgespräch die Risikobereitschaft, sich auf eine Gruppenbehandlung einzulassen (▶ Kap. 3). Erfragen Sie die konkreten Befürchtungen und Ängste und beleuchten Sie diese gemeinsam mit dem Patienten bezüglich ihres realistischen Inhalts. Nehmen Sie die Ängste des Patienten ernst und zeigen Sie Verständnis. Weisen sie aber gleichzeitig darauf hin, dass alle anderen Teilnehmer auch Patienten mit sozialen Ängsten sind, die ähnlich wie der Patient selbst wahrscheinlich unter erheblichen Erwartungsängsten vor der ersten Gruppensitzung leiden. Machen Sie deutlich, dass das Gruppensetting gerade für Patienten mit sozialen Ängsten und Defiziten ein hilfreiches und geschütztes Übungsfeld bietet, um Angstbewältigungsstrategien zu erlernen, soziale Defizite zu verringern und entsprechende Kompetenzen zu erweitern. Gehen

Gruppensetting: Geschütztes Übungsfeld

Sie ein auf die von dem Patienten angestrebten Behandlungsziele und verdeutlichen Sie an ihnen die Möglichkeiten, die das Gruppenvorgehen bietet. Stellen Sie vergleichend das Vorgehen im Rahmen einer Einzeltherapie dar und weisen Sie daraufhin, dass hier deutlich mehr Eigeninitiative und Übertragung in den realen Alltag erforderlich sind, um ein soziales Übungsfeld herzustellen.

Zeigen Sie zu guter Letzt auf, dass die Gruppe neben der gemeinsamen Arbeit an den sozialen Ängsten und Defiziten eine gute Möglichkeit bietet, voneinander zu lernen und sich bezüglich der gemachten Erfahrungen auszutauschen. Auch außerhalb der Gruppenbehandlung eröffnet sich den Teilnehmern die Möglichkeit, miteinander Kontakt aufzunehmen und das erlernte Selbsthilfepotenzial zu nutzen.

Besprechen Sie mit dem Patienten sehr konkret, was er machen kann oder ggf. mit seinen Angehörigen absprechen könnte, um sicherzustellen, dass er zu der ersten Gruppensitzung erscheint. Machen Sie deutlich, dass in der Gruppensitzung kein Zwang ausgeübt wird, die Therapeuten aber dazu da sein werden, Informationen zu vermitteln und die Patienten zur Mitarbeit anzuregen.

Einzeltherapie als Alternative anbieten

Sollte es im Vorgespräch nicht möglich sein, den Patienten für das Gruppenvorgehen zu motivieren und ihn trotz seiner Bedenken und Ängste zur Teilnahme zu bewegen, bitten Sie ihn, seine Entscheidung noch einmal bis zu einem gemeinsam festgelegten Termin zu überdenken. Lassen Sie ihm die Möglichkeit offen, sich ggf. alternativ für eine Einzeltherapie zu entscheiden. Wenn es trotz aller Motivationsversuche Ihrerseits nicht gelingt, den Patienten für ein Gruppenvorgehen zu bewegen, macht es wenig Sinn, daran festzuhalten, da der Patient wahrscheinlich nicht erscheinen oder nicht mitarbeiten wird.

6.2.2 Auslassen der häuslichen Übungen

Situation Ein Patient macht zum wiederholten Mal keine häuslichen Übungen. Als Begründung führt er an, keine Zeit gehabt oder sich nicht getraut zu haben zu üben.

Häusliches Üben ist notwendig

Für den Erfolg der Gruppentherapie ist es erforderlich, dass vom Patienten neben den konkreten Übungen und Verhaltensexperimenten innerhalb der Gruppensitzungen und den angeleiteten Übungen in vivo regelmäßig sogenannte häusliche Übungen durchgeführt werden. Die abgesprochenen Übungen leiten sich in der Regel aus den Inhalten der unterschiedlichen Therapiemodule ab und korrespondieren mit den individuellen Zielen des Patienten.

Machen Sie den Patienten auf die gemeinsamen Absprachen aus den Vorgesprächen aufmerksam. Erinnern Sie ihn daran, dass die Therapie nur dann Sinn macht, wenn zusätzlich zu den Übungen in den Gruppensitzungen eine Übertragung in den eigenen Alltag stattfindet. Fragen Sie den Patienten: „*Was genau haben Sie befürchtet, als*

Sie an die abgesprochene Übung gedacht haben?" (Gedanken/Gefühle). „*Was hat es Ihnen schwer gemacht, in die Situation zu gehen?*"

Erfragen Sie den Umgang mit der vorhandenen Erwartungsangst und die Anwendung des Angstbewältigungskonzepts. Erinnern Sie an die Möglichkeit den „Gedankenstopp" anzuwenden. Dieser beinhaltet, unrealistische Befürchtungen zu stoppen, die zum Angstanstieg und zur Vermeidung führen, und sich stattdessen auf die Realitätsüberprüfung zu konzentrieren.

Wenn der Patient darauf beharrt, dass er prinzipiell die Übung hätte durchführen können, wenn er nur genügend Zeit zur Verfügung gehabt hätte, klären Sie mit ihm ab, woran es gelegen haben könnte, dass ihm keine Zeit zur Verfügung stand, und fragen Sie ihn, was hilfreich sein könnte, um diese Zeit aufzubringen. Fragen Sie auch die anderen Gruppenteilnehmer nach ihren Erfahrungen oder Anregungen.

Weisen Sie ggf. auch auf die Selbstbestimmung und Selbstverantwortung des Patienten hin: „*Sie entscheiden, ob und wann Sie üben*" oder „*Sie üben für sich selbst und für Ihre Ziele*". Akzeptieren Sie die Haltung des Patienten, statt ihn zu bedrängen und unter Druck zu setzen. Sehen Sie dies als einen Hinweis auf ein Motivationsproblem, dessen Ursache möglicherweise in einer hohen Funktionalität der Symptomatik liegt (▶ Kap. 3).

6.2.3 Mangelnde Risikobereitschaft

Situation Ein Patient zeigt in Bezug auf Veränderungsschritte nur wenig Risikobereitschaft.

Beim Besprechen von häuslichen Übungen und Übungen innerhalb der Gruppensitzungen gibt es immer wieder Patienten, die sich nur äußerst zögerlich und mit geringer Risikobereitschaft auf Übungen einlassen. Erinnern Sie den Patienten an seine Veränderungsziele und weisen Sie ihn auch auf die begrenzte Anzahl an Therapiesitzungen hin. Äußern Sie Ihr Bedauern darüber, dass er durch das schnelle Verstreichen der Zeit nur wenige Möglichkeiten für sich nutzt, neue Erfahrungen zu erwerben und zu reflektieren.

Bezieht sich die geringe Risikobereitschaft auf Übungen und Verhaltensexperimente innerhalb der Gruppensitzung, fragen Sie direkt nach konkreten Befürchtungen und deren realistischer Einschätzung. Bieten Sie, falls erforderlich, ihre Unterstützung an, wenn sich der Patient dafür entscheidet, sich der Übungssituation auszusetzen. Konkretisieren Sie gemeinsam die in den Vorgesprächen festgelegten Therapieziele und hinterfragen Sie diese, wenn nötig. Fragen Sie den Patienten ganz konkret nach den möglichen Auswirkungen der Veränderungen auf die Familie oder den Beruf. Klären Sie an dieser Stelle, welche Hemmnisse vorhanden sind oder welche möglichen negativen Reaktionen im Umfeld, in der Familie oder im Beruf vorliegen oder befürchtet werden. Fragen Sie beispielsweise: "*Wie würde Ihr Partner*

Überprüfung der Therapieziele

reagieren, wenn Sie ... anders machen würden?" oder *"Bisher waren Sie ja eher zurückhaltend und schüchtern, was das Durchsetzen Ihrer Wünsche und Bedürfnisse betrifft. Was glauben Sie, sagt Ihre Familie/Ihr Partner dazu, wenn Sie sich da jetzt mutiger äußern würden?"*

Überprüfen Sie, ob eine paradoxe Intention (▶ Kap. 4) zu diesem Punkt möglich erscheint, um den Patienten zu mehr Risikobereitschaft zu bewegen. Beachten Sie dabei die grundsätzlichen Regeln für das Vorgehen bei einer paradoxen Intervention. Weisen Sie den Patienten darauf hin, dass er selbst die Entscheidung trifft, welche Veränderungen er im Rahmen der Gruppentherapie herbeiführt.

6.2.4 Terminschwierigkeiten

Situation Ein Patient mit Terminschwierigkeiten führt an, dass sein Arbeitgeber nicht wissen dürfe, dass er eine Therapie mache, und er deshalb nicht wisse, wie er für die Gruppe frei bekommen solle.

Befürchtung einer Stigmatisierung

Dieses Argument wird häufig von Patienten genannt, die eine Stigmatisierung befürchten, wenn am Arbeitsplatz bekannt wird, dass sie eine Psychotherapie machen. Hierfür ist Verständnis geboten. Schätzen Sie gemeinsam mit dem Patienten die Befürchtungen und Risiken ein. Fragen Sie ihn nach einer konkreten Vertrauensperson in der Firma, mit der er dieses Problem ansprechen könnte. Machen Sie darauf aufmerksam, dass die überwiegende Erfahrung in der Vergangenheit gezeigt hat, dass Arbeitgeber positiv auf die soziale Kompetenzverbesserung ihrer Mitarbeiter reagieren. Es ist allgemein üblich, dass auch Manager in Kommunikation geschult werden, um ihre Führungsqualitäten zu verbessern. Unterstützen Sie den Patienten, falls erforderlich, mit einem Rollenspiel darin, wie er sein Anliegen ganz konkret formulieren kann, ohne sich zu sehr zu offenbaren, aber gleichzeitig deutlich zu machen, dass die Behandlungstermine für ihn wichtig sind. Entlasten Sie den Patienten, indem Sie ihm vermitteln, dass für die mehrstündigen Übungstherapiesitzungen von Therapeutenseite eine Krankschreibung erfolgen kann und grundsätzlich die Möglichkeit besteht, sich ein Attest über den Hausarzt ausstellen zu lassen. Nehmen Sie seine Bedenken bezüglich des Arbeitsplatzes ernst, machen Sie aber gleichzeitig deutlich, dass nur dann eine Chance besteht, für die Termine frei zu bekommen, wenn der Patient versucht, sein Anliegen zur Klärung zu bringen.

6.3 Angstbewältigung

6.3.1 Starke phobische Symptome

Situation In der Gruppensituation treten beim Patienten starke phobische Symptome auf.

Jetzt sind Sie als Therapeut gefordert, den Patienten bei der Anwendung des Angstbewältigungskonzepts zu unterstützen und ihm zu ermöglichen, einen Angstabfall zu erleben. Anschließend können Sie mit ihm die Angst auslösende Situation analysieren.

Motivieren Sie ihn, auf keinen Fall die Gruppensituation zu verlassen, loben Sie ihn anschließend dafür, dass er nicht vermeidet und in der Situation bleibt.

Nutzung des Feedbacks durch die Gruppe

Häufig denken Patienten, dass ihr „Angstanfall" äußerst unangenehm aufgefallen ist. Fordern Sie deshalb den Patienten auf, sich ein Feedback aus der Gruppe zu holen. Bestehen z. B. unrealistische Befürchtungen, was andere über ihn denken könnten, so motivieren Sie ihn, diese ganz konkret zu überprüfen.

Im Rahmen von In-vivo-Übungen könnte er dieses umsetzen, indem er z. B. die Verkäuferin fragt: *„Was haben Sie gerade über mich gedacht, als ich die Ware eben umgetauscht habe? Kommt es häufiger vor, dass andere Personen gekaufte Ware zurückbringen?... Was denken Sie darüber?"*. Unterstützen Sie den Patienten durch Motivation und ggf. konkrete Anleitung dabei, seine unrealistischen Befürchtungen in den entsprechenden Situationen zu überprüfen und die bestehenden „Normen" (ob man, wie in diesem Beispiel, etwas umtauschen darf oder nicht) zu erweitern. Beziehen Sie ggf. die Gruppe mit ein. Fragen Sie sie konkret nach ähnlichen Erfahrungen oder „Denknormen" zu bestimmten Situationen.

6.3.2 Fokussierung auf körperliche Symptomatik

Situation Bei einem Patienten besteht eine ausgeprägte Fokussierung auf die körperliche Vegetativsymptomatik und wenig Einsicht in seine Ängste und Defizite: *„Wenn das Rotwerden nicht wäre, hätte ich keine Probleme."*

Einige Patienten lenken ihre Aufmerksamkeit ausschließlich auf ein körperliches Symptom und dessen Vorhandensein. Es fällt ihnen schwer, sich einzugestehen, dass unabhängig davon eine Reihe von sozialen Unsicherheiten, Ängsten und Defiziten bestehen. Diese können entweder schon lange bestehen oder aber durch das Meidungsverhalten in den verschiedensten sozialen Situationen, insbesondere Mittelpunktsituationen, entstanden sein. Dies gilt besonders für das Symptom „Rotwerden", häufig aber auch für eine Zittersymptomatik in Situationen, in denen feinmotorisches Handeln mit den Händen erforderlich ist, oder für übermäßiges Schwitzen.

Erklären Sie dem Patienten, dass das Erröten (Zittern, Schwitzen) ein physiologischer Vorgang ist, den wir nicht direkt beeinflussen können. Zeigen Sie den Zusammenhang auf, zwischen Angst machenden Gedanken (z. B. *„Jemand könnte mein Symptom sehen"*) und körperlicher Anspannung (s. Teufelskreis der Angst in ▶ Abschn. 5.1.2). Erarbeiten Sie mit dem Patienten ganz konkret die als bedrohlich erlebten Gedanken und wandeln Sie diese in hilfreiche, alternative Gedanken um (▶ Kap. 5 und ▶ Arbeitsblatt 9).

Neubewertung dysfunktionaler Gedanken

Machen Sie den Patienten, wenn möglich, bereits im Vorgespräch darauf aufmerksam, dass es in der Therapie darum gehen wird, trotz vorhandener Symptomatik – also obwohl er rot wird – Übungen durchzuführen, um wieder mehr Sicherheit in den zuvor vermiedenen Situationen zu erlangen. Zeigen Sie Verständnis dafür, dass es dem Patienten schwer fällt, das Symptom zu akzeptieren. Es geht letztlich im Rahmen der Therapie um eine Einstellungsveränderung, nämlich darum, souverän mit Schwächen umzugehen. Fragen Sie den Patienten ganz konkret, wie er es bewertet, wenn andere Menschen in seinem Umfeld rot werden. Führt dies bei ihm zur Ablehnung? Und wie hoch ist die Wahrscheinlichkeit, wegen des Rotwerdens abgelehnt zu werden? Welche Erfahrungen hat der Patient in diesem Zusammenhang bereits gesammelt?

Fragen Sie den Patienten konkret nach anderen Körperreaktionen, die als Zeichen von Aufregung und Unsicherheit zu werten sind, um deutlich zu machen, dass diese Reaktionen ebenfalls in Situationen auftreten, in denen das Rotwerden im Vordergrund steht oder unabhängig vom Erröten in anderen sozialen Situationen hervortreten.

6.3.3 Erwartungsangst bei Expositionen in vivo

Situation Ein Gruppenteilnehmer hat ausgeprägte Erwartungsangst während der Expositionssitzung.

Die Expositionssitzungen finden in der Regel dort statt, wo prinzipiell die meisten Übungsmöglichkeiten bestehen, wie beispielsweise eine Einkaufsstraße in einer Innenstadt mit Geschäften und Cafés. Klären Sie mit dem Patienten, ob sich seine Angst auf die vorgeschlagene Übung bezieht oder ob möglicherweise darauf, jemand Bekanntes (Kollege, Freund, Nachbarn) treffen zu können und dann nicht zu wissen, wie er sich erklären soll. Sollte Letzteres der Grund sein, ist es möglich, nach hilfreichen Erklärungen zu fragen, gleichzeitig aber darauf hinzuweisen, dass es sich um eine Befürchtung handelt, von der der Patient gar nicht wissen kann, ob sie auch wirklich eintritt.

Hinterfragen der Befürchtungen

Handelt es sich um ausgeprägte Erwartungsangst gegenüber der nächsten Übung, hinterfragen Sie die konkreten Befürchtungen des Patienten und lassen sie ihn diese auf ihren Wahrheitsgehalt einschätzen, etwa durch Fragen wie:

- *Wie würden Sie denn auf jemanden reagieren, was würden Sie von ihm denken, wenn Sie angesprochen werden würden?*
- *Wäre es möglich, dass andere ähnlich auf Sie reagieren oder über Sie denken, wie Sie das tun?*
- *Gäbe es noch andere Möglichkeiten, wie jemand denken/reagieren könnte?*
- *Wäre es Ihnen unter diesen Umständen möglich, Ihre Annahmen zu überprüfen?*

Fragen Sie den Patienten nach ähnlichen Situationen, in denen es ihm bereits gelungen ist, das Angstbewältigungskonzept erfolgreich anzuwenden und eine Angstreduktion zu erleben. Bieten Sie ihm ggf. an, ihn bei den Übungen zu begleiten oder aber eine Übung modellhaft vorzumachen.

6.3.4 Verstärktes Vermeidungsverhalten

Situation Schwierigkeiten im Umgang mit Misserfolgen führen bei einem Teilnehmer zu einem sich erneut verstärkenden Vermeidungsverhalten.

Die wiederholten Rückmeldungen von Patienten, dass sie bei den abgesprochenen Übungen Misserfolge erlebt haben, führen mitunter zu einem ungünstigen Klima innerhalb der Gruppe. Andere Gruppenmitglieder können dazu verleitet werden, ebenfalls den Blickwinkel stärker auf Schwierigkeiten bei den Übungen oder auf Rückschläge zu richten, statt in der Selbstbewertung eigene kleine Veränderungsschritte und positive Erfahrungen angemessen zu bewerten. Eine mögliche Intervention stellt das Hinterfragen der Misserfolgsbewertung dar. Dabei ist zu klären, ob es sich wirklich um einen hundertprozentigen Misserfolg handelt oder ob diese Einschätzung einer negativen, perfektionistischen Sichtweise geschuldet ist, welche einer kognitiven Neubewertung bedarf.

Hinterfragen der Misserfolgsbewertung

Auf jeden Fall ist es wichtig, mit der nötigen Sensibilität, aber auch konkreten motivierenden Interventionen das Gruppengeschehen zu leiten und zu lenken. Vermitteln Sie dem betroffenen Patienten, dass Misserfolge im Leben immer wieder vorkommen können und „normal" sind. Weisen Sie ihn darauf hin, dass er sich nicht davon abbringen lassen soll, weiter an der Verwirklichung eigener Ziele zu arbeiten. Mithilfe der Metapher „wie ein Kind laufen lernt" können Sie die Einsicht des Patienten unterstützen. Fragen Sie ihn dazu, ob er sich erinnern kann, wie Kinder laufen lernen. Erinnern Sie ihn daran, dass auch Kinder beim Hinfallen schmerzhafte Erfahrungen machen und dennoch immer wieder aufstehen müssen, um ihre Gehversuche fortzusetzen. Nur so erlangen sie zunehmend Sicherheit, verbunden mit dem Ergebnis, dass sie mit der Zeit laufen gelernt haben.

Verdeutlichen Sie auch, dass das Vermeidungsverhalten nur kurzfristig hilfreich erscheint, aber langfristig zu keiner positiven Veränderung beiträgt. Zeigen Sie Verständnis für die Frustration und motivieren Sie den Patienten zum weiteren Üben. Klären Sie in diesem Zusammenhang, inwieweit die durchgeführte Übung zu schwer war und ob es z. B. kleinschrittigerer Übungsschritte bedurft hätte.

Analysieren Sie gemeinsam mit dem Patienten, ob das Misserfolgserlebnis in seinem Vorgehen begründet lag oder aber die Übungsbedingungen ungünstig waren. Fragen Sie den Patienten, was aus seiner Sicht unterstützend für sein Vorankommen sein könnte. Sollte es ihm schwerfallen, dieses zu formulieren, beziehen Sie die Gruppe mit ein.

Bei sehr ungeduldigen Patienten, die sich schnelle Erfolge wünschen und mit sich äußerst kritisch umgehen, ist es erforderlich, das Tempo im Therapievorgehen zu drosseln, sie auf kleine Veränderungsschritte hinzuweisen und sie gezielt zum anerkennenden Umgang mit sich selbst und den durchgeführten Übungen anzuleiten (siehe „Erfolgstagebuch", ▶ Abschn. 5.1.1). Auch das Erinnern, sich selber anerkennend zu belohnen, kann in diesem Falle hilfreich sein.

Anerkennung der eigenen Erfolge

6.3.5 Starke Zurückhaltung in der Gruppe

Situation Ein Patient wartet in Runden grundsätzlich ab, bis alle anderen Gruppenmitglieder sich zu Wort gemeldet haben. Er zeigt eine starke Zurückhaltung, sich aktiv in die Gruppe einzubringen.

Sprechen Sie den Patienten im Einzelkontakt direkt auf sein Verhalten an und treffen Sie konkrete Absprachen, die es ihm möglich machen, sich aktiver in das Gruppengeschehen einzubringen. Darüber hinaus versuchen Sie das Gruppengeschehen so zu lenken, dass die Reihenfolge beim Befragen der Gruppenmitglieder wechselt. Ermuntern Sie den Patienten, sich auch einmal, im Sinne des Angstbewältigungskonzepts, als Erster zu äußern, um sein Vermeidungsverhalten zu reduzieren. Loben Sie den Patienten, wenn es ihm das nächste Mal gelingt, von sich aus aktiv zu werden.

Konkrete Absprachen

6.3.6 Schwierigkeiten mit der Übungssituation

Situation Ein Patient äußert während der Expositionssitzung den Einwand, dass es ihm schwer fallen würde, sich auf die Übung einzulassen, da es sich bei den einzelnen Übungen gar nicht um „echte" Anliegen handeln würde, sondern nur um „gespielte" Fragen oder Gespräche.

Manche Patienten neigen dazu, sich nicht wirklich auf die vorgeschlagenen Übungen einzulassen, weil sie in ihrer Einschätzung keine „echten" Anliegen beinhalten. Geben Sie dem Patienten grundsätzlich Recht mit seiner Einschätzung. Weisen Sie aber gleichzeitig darauf hin, dass es sich um Übungssituationen handelt, die prinzipiell als Alltagsanforderung vorkommen können. Formulieren Sie die bagatellisierende Bewertung, die Situation sei „nicht echt", als eine „Übung für den Ernstfall". Ermutigen Sie den Patienten dazu, die Übung durchzuführen. Machen Sie ihm deutlich, dass es wichtig ist zu üben, um das Vermeidungsverhalten aufzugeben und das Anwenden der Angstbewältigungsstrategien zu verfestigen. Um dies zu erreichen, ist es hilfreich, in verschiedenen Situationen des Alltags korrigierende Erfahrungen zu erleben, um bestehende rigide Normen zu hinterfragen und zu erweitern.

„Übung für den Ernstfall"

Sollte er weiter auf seinem Standpunkt beharren, bitten Sie ihn, selbst eine Übung vorzuschlagen, die aus seiner Sicht mehr Realitätscharakter hat, aber das gleiche Übungsthema beinhaltet.

6.3.7 Umgang mit negativen Reaktionen anderer

Situation Andere Personen zeigen negative Reaktionen während Mittelpunkts- und Ansprechübungen.

Bei den Expositionssitzungen in der Öffentlichkeit kommt es immer wieder vor, dass während der Übungen der Gruppe die Aufmerksamkeit von Passanten auf das Verhaltensexperiment gelenkt wird und diese Anzeichen von Interesse bis Unverständnis erkennen lassen. Versuchen Sie in einer solchen Situation selbstsicher und souverän das Geschehen zu moderieren. Äußern Sie, dass Sie als Gruppe etwas ausprobieren wollen, was sich aber nicht gegen die Passanten richten soll. Bitten Sie darum, dass man weitergehen möchte. Geben Sie keine detaillierten Erklärungen über das tatsächliche Vorgehen ab. Sollte sich ggf. eine eher aggressive Interaktion entwickeln, schützen Sie die Gruppe, indem sie sich gemeinsam zurückziehen.

Unangemessenes Verhalten anderer Personen erklären

Bei negativen Reaktionen einzelner Außenstehender im Verlauf einer Übung machen Sie dem betroffenen Patienten deutlich, dass es nicht möglich ist, das Verhalten anderer zu 100 Prozent vorherzusagen. Verdeutlichen Sie ebenfalls, dass es in der Bevölkerung viele Menschen gibt, die z. B. eher unsicher oder aggressiv und damit unangemessen reagieren. Erläutern Sie, dass der Patient durch sein situationsangemessenes Verhalten das gewünschte Verhalten anderer im zwischenmenschlichen Bereich zwar unterstützen kann, dass es aber keine Garantie dafür gibt, dass der andere immer freundlich reagiert. Fragen Sie den Patienten genau, was er als Reaktion seines Gegenübers wahrgenommen hat und wie er diese Reaktion bewertet. Fragen Sie weiter nach möglichen Alternativbewertungen wie z. B.: „*Der Passant hatte es sehr eilig; hatte sich vorher über etwas anderes geärgert; fühlte sich in seinen Gedanken gestört.*" Differenzieren Sie gemeinsam mit dem Patienten, inwieweit es sich um eine Reaktion gehandelt hat, die nicht ursächlich im Zusammenhang mit seiner Person zu bewerten ist. Ermutigen Sie den Patienten, die Übung zu wiederholen, um sich die Chance zu geben, eine korrigierende Erfahrung zu machen.

6.4 Probleme aufgrund von Hintergrundproblematik und Komorbidität

6.4.1 Mangelnde Introspektionsfähigkeit

Situation Der Patient zeigt wenig Introspektionsfähigkeit über sein Erleben in der Behandlung und die ablaufenden Prozesse (z. B. festgelegte Annahmen oder dysfunktionale Kognition).

Unterstützen Sie den Patienten darin, sich zu äußern, z. B. durch gezielte Fragen und Formulierungshilfen oder durch typische Fallbeispiele, die es ihm ermöglichen, Parallelen aus der eigenen Lebensgeschichte oder Problementwicklung zu erkennen. Äußern Sie Vermutungen über seine Kognitionen, indem Sie ihm z. B. mitteilen: *„Ich wäre ausgesprochen verärgert, wenn mir jemand so entgegengetreten wäre. Ich könnte mir vorstellen, dass es Ihnen vielleicht ähnlich geht."* Lassen Sie Ihre Vermutung als Frage stehen und den Patienten in Ruhe darüber nachdenken. Eine weitere Möglichkeit besteht darin, mit dem Patienten ein Verhaltensexperiment durchzuführen, indem Sie ihn bitten, die Augen zu schließen und selber eine Reihe von dysfunktionalen und negativen Gedanken laut zu äußern. Fragen Sie ihn anschließend, wie diese Äußerungen sich auf seine Stimmung oder körperliche Befindlichkeit ausgewirkt haben. Nun lassen Sie ihn erneut die Augen schließen und formulieren Alternativgedanken, die eher hilfreich erscheinen, um die Problematik zu bewältigen. Lassen Sie auch diese Äußerungen auf den Patienten wirken und fragen ihn noch einmal nach der Wirkung auf seine Stimmung und körperlichen Missempfindungen. Lassen Sie den Patienten das Erlebte vergleichen, um so zu erfahren, wie sich dysfunktionale Kognitionen auf seine Stimmung und körperliche Befindlichkeit auswirken können.

Dysfunktionale Kognitionen verdeutlichen

6.4.2 Alkohol oder Medikamente als Copingstrategie

Situation Ein Patient nutzt Alkohol und/oder Angst dämpfende Medikamente als Copingstrategie bis hin zur Suchtproblematik.

Die Teilnahme an der übungsorientierten SKT-Gruppe setzt bei einer bestehenden Alkohol- oder Medikamentenabhängigkeit eine bereits über längere Zeit stabil bestehende Abstinenz voraus (▶ Abschn. 3.1). Achten Sie bei Patienten, die Alkohol als Copingstrategie in Angstsituationen nutzen, darauf, dass Sie bereits in den Vorgesprächen grundlegende Absprachen bezüglich des Umgangs mit Alkohol treffen. Bitten Sie den Patienten, offen damit umzugehen und den Therapeuten eine Zunahme seines Alkoholkonsums oder einen Rückfall in jedem Fall anzuzeigen, um in einem zusätzlichen Einzelgespräch die Belastungssituation zu analysieren. Auch die Einnahme von Angst dämpfenden Medikamenten wie z. B. Benzodiazepinen stellt eine Kontraindikation für die intensive Grup-

Abklärung im Vorgespräch

pentherapie dar. Es ist ebenfalls bereits im Vorgespräch mit dem Patienten abzuklären, inwieweit diese Medikamente abgesetzt und z. B. durch ein Antidepressivum ersetzt werden können bzw. inwieweit eine Entzugsbehandlung im Vordergrund steht. Beides sollte in jedem Fall bereits im Vorfeld mit dem Patienten und dem behandelnden Arzt abgesprochen bzw. eingeleitet werden.

Bei einer sich abzeichnenden Suchtproblematik während der Gruppenbehandlung ist im Rahmen eines Einzelgesprächs zu klären, ob die Problematik vorher falsch eingeschätzt wurde oder ob die Gruppenbehandlung an sich eine zunehmende Überforderung darstellt. Sollte Letzteres der Fall sein, ist es notwendig, den Patienten nach Rücksprache aus der Gruppe herauszunehmen und ihm ein Einzeltherapieangebot, zumindest aber stützende Gespräche, anzubieten, bis eine weiterführende Therapiemaßnahme zur Verfügung steht. In der Gruppe sollte damit offen umgegangen werden in Form einer Rückmeldung, aber auch als Frage an die Gruppe, inwieweit einzelne Gruppenmitglieder ebenfalls Probleme mit Alkohol oder mit der Einnahme von Angst dämpfenden Medikamenten haben. Enttabuisieren Sie das Problem, sodass dies auch als Modell für andere Gruppenmitglieder dient.

6.4.3 Persönlichkeitsakzentuierungen

Situation Bei einem Patienten besteht eine ausgeprägte Persönlichkeitsakzentuierung (z. B. passiv-vermeidend, anankastisch, selbstunsicher).

Denken Sie daran, dass Persönlichkeitsakzentuierungen nur langsam veränderbar sind. Berücksichtigen Sie das und vermitteln Sie dies dem Patienten, wenn er sich ungeduldig zeigt. Zeigen Sie Verständnis und loben Sie ihn für seine Anstrengungen, denn er muss möglicherweise mehr Kraft und Überwindung aufbringen als andere Mitpatienten in der Gruppentherapie.

Passiv-vermeidende Grundstruktur

Ein Patient mit **passiv-vermeidenden Persönlichkeitsakzentuierungen** ist gefordert, beim Erreichen seiner Veränderungsziele im Rahmen der einzelnen Veränderungsschritte, sich immer wieder die bestehende passiv vermeidende Grundstruktur zu vergegenwärtigen und aktiv dagegen anzugehen. Hilfreich kann dabei sein, sich einen genauen Vorgehensplan mit festgelegten Übungen und Zeiten zu erstellen und sich unabhängig von der eigenen Stimmung und Befindlichkeit daran zu orientieren.

Perfektionistische Ansprüche

Ein Patient mit **anankastischen Persönlichkeitsanteilen** wird immer wieder mit seinen perfektionistischen Ansprüchen konfrontiert sein, was dazu führen kann, dass er bei Entscheidungen häufiger abwägt, was er noch berücksichtigen sollte, und sich so die Umsetzung von Therapieschritten und das Erreichen von gesetzten Therapiezielen erschwert. Dabei besteht oft eine Neigung zur Unzufriedenheit bezüglich des Erreichten, die mit einer übermäßig kritischen Haltung in der Bewertung eigener Verhaltensweisen bzw. Reaktionen anderer einhergeht. Machen Sie den Patienten darauf aufmerksam, dass es nicht möglich ist, das Verhalten anderer hundertprozentig vorherzusehen, und dass es weniger darum geht, im Vorfeld richtig oder falsch abzuwägen, sondern stattdessen zu lernen, ein überschaubares Risiko einzugehen. Nur so können neue Erfahrungen entstehen, die den Patienten bei der Veränderung enger Normen und eines hohen Sicherheitsbedürfnisses unterstützen. Es kann hilfreich sein, dem anankastischen Patienten symbolisch regelmäßig einige Tropfen „Leichtsinn" zu verschreiben, um in Situationen, in denen die zwanghafte abwägende Grundhaltung störend und behindernd sein könnte, schneller voranzukommen und damit einen Veränderungsschritt einzuleiten.

Ängstlich-unsichere Grundhaltung

Ähnliches gilt für die Patienten mit einer **selbstunsicheren Persönlichkeitsakzentuierung**, die bei jedem Veränderungsschritt das Für und Wider abwägen und in ihrer ängstlich-unsicheren Grundhaltung wenig Zutrauen in die eigene Leistung und Veränderungsmöglichkeit zeigen. Sie tun sich deshalb in der Selbstmotivation und in der Positivbewertung des bisher Erreichten schwer. Loben Sie ausdrücklich jeden Veränderungsschritt und den Versuch einer Übung. Leiten Sie den Patienten an, sich selbst Erfolge deutlich zu machen (siehe „Erfolgstagebuch" ▶ Abschn. 5.1.1).

6.4.4 Ausgeprägte dysfunktionale Kognitionen

Situation Ein Patient weist ausgeprägte negative dysfunktionale Kognitionen auf, die sich als wenig veränderbar erwiesen haben und zu massiven Grübelgedanken führen.

Gedankenstopp

Nutzen Sie die Methode des Gedankenstopps, indem Sie den Patienten auffordern, sich bei massiven Grübelgedanken beispielsweise ein typisches rotes Verkehrsstoppschild vorzustellen, welches ihn darin unterstützen soll, die Grübelgedanken zu unterbrechen. Machen Sie ihn darauf aufmerksam, dass er sich das rote Stoppschild vor Augen führen soll, wann immer ihm auffällt, dass er in massives Grübeln verstrickt ist, um bewusst die Gedanken auf die aktuelle Situation zu lenken und die Realität zu überprüfen. Machen Sie dem Patienten deutlich, dass es seine Entscheidung ist, wie er Dinge bewertet, und dass er letztlich die Wahl hat, den „Scheinwerfer" der Aufmerksamkeit auf negative Befürchtungen zu richten oder auf bereits positiv verlaufene Übungen zu achten.

In diesem Zusammenhang hat sich darüber hinaus bewährt, den betroffenen Patienten bei der Entwicklung hilfreicher Gedanken zur Angstbewältigung zu unterstützen (▶ Kap. 4 und 5).

6.4.5 Enge soziale Normen

Situation Stark ausgeprägte enge soziale Normen schränken den Patienten in seiner Risikobereitschaft ein, sich auf Expositionsübungen einzulassen.

Ziel: Erweiterung der Normen

Zeigen Sie Verständnis für die engen sozialen Normen, die bei dem Patienten vorherrschen. Machen Sie ihn auch darauf aufmerksam, dass diese möglicherweise in deutlichem Zusammenhang mit seiner Lerngeschichte stehen und von anderen Menschen durchaus anders eingeschätzt werden könnten. Ermutigen Sie ihn, dass es im Rahmen der Therapie darum gehen sollte, bestehende interne Normen zu erweitern, um Veränderungen zu bewirken. Nicht jede eigene Norm, die im Laufe der eigenen Lebensgeschichte ihre Berechtigung hatte, muss ein Leben lang fortbestehen. Im Gegenteil: Normen und Werte sind veränderbar. Fordern Sie den Patienten auf, zunächst einmal Mitpatienten bezüglich ihrer Sichtweise und sozialen Normen zu befragen. Weisen Sie auf die geschützte Situation in der Gruppe hin, in der Verhaltensexperimente durchgeführt werden können, um neue Erfahrungen zu sammeln. Fragen Sie nach Argumenten, die dafür sprechen, die eigenen Normen zu überprüfen. Leiten Sie den Patienten an, erst einmal in der Beobachterrolle zu bleiben, um seine Annahmen und Ängste zu überprüfen. Machen Sie eine Übung ggf. modellhaft vor, um den Patienten zu motivieren, diese Übungen anschließend selbst durchzuführen.

6.4.6 Depressive Komorbidität

Situation Neben der sozialen Phobie besteht bei dem Patienten eine ausgeprägte Depression im Vordergrund seiner Symptomatik.

Antidepressiva

Bereits im Vorgespräch ist abzuklären, inwieweit bei dem Patienten eine depressive Komorbidität besteht (▶ Kap. 3). In einem solchen Fall ist es sinnvoll, bereits im Vorfeld mit dem Patienten eine antidepressive Medikation zu besprechen und über den Nervenarzt verordnen zu lassen oder die Behandlung im Rahmen einer gestuften (Einzel-)Therapie durchzuführen.

Motivieren Sie den Patienten für eine antidepressive Medikation, indem Sie ihm erklären, dass der Therapieerfolg deutlich davon begünstigt wird, wie aktiv er sich in der Therapie für Veränderungen einsetzt, und dass ein antidepressives Medikament ihn darin unterstützen und damit zum Therapieerfolg beitragen könne (▶ Kap. 7).

Während der Gruppentherapie sollten Sie darauf achten, dass der Patient ausreichend Aktivitätsaufbau umsetzt. Erarbeiten Sie mit dem Patienten den Zusammenhang zwischen Stimmungstiefs und Misserfolgen sowie der Zunahme von Zufriedenheit bei erfolgten Aktivitäten und vereinbaren Sie mit ihm konsequent das tägliche Umsetzen von Übungen, und sei es lediglich das Verlassen des Hauses.

6.5 Von Patienten mit sozialer Phobie und deren Angehörigen häufig gestellte Fragen

6.5.1 Was hilft mir, meine Ängste zu bewältigen?

Grundsätzlich ist zur Behandlung der sozialen Phobie zu sagen, dass heute mehrere wirksame Behandlungsmethoden existieren. Als erfolgreiche Methoden haben sich erwiesen:
- die Psychotherapie und hier insbesondere die Verhaltenstherapie, deren Wirksamkeit bei der sozialen Phobie wissenschaftlich nachgewiesen wurde;
- antidepressive Medikamente, die nicht zur Gewöhnung führen und nicht abhängig machen und deren Wirksamkeit auch bei der sozialen Phobie überprüft wurde;
- eine Kombination aus psychotherapeutischen und psychopharmakologischen Behandlungsmaßnahmen.

Üben in angstbesetzten Situationen

Grundsätzlich aber gilt, dass insbesondere bei der sozialen Phobie eine erfolgreiche Behandlung nur dann möglich ist, wenn eine aktive Mitarbeit in Form konsequenter Übungen in angstbesetzten Situationen erfolgt.

Wenn Sie sich schrittweise den Angst machenden Situationen aussetzen und das Angstbewältigungskonzept richtig anwenden, werden Sie positive Erfahrungen im Bereich der sozialen Kompetenz und dem Umgang mit anderen Menschen machen, indem Sie die Situation bewältigen. Zumeist können Sie feststellen, dass vorher getroffene Einschätzungen bezogen auf negative Reaktionen anderer sich nicht bewahrheiten. Dabei ist es häufig wichtig, nochmals zu hinterfragen, ob es Ihnen nur an Mut fehlt, bestimmte Situationen aufzusuchen, oder aber sich im Laufe des Lebens Defizite bezüglich der Fertigkeiten der sozialen Kompetenz entwickelt haben, sodass es wichtig sein wird, diese im Rahmen einer Gruppenbehandlung durch Vermittlung gezielter Informationen und Übungen im Rollenspiel sowie Übungen im Alltagsleben aufzubauen.

Analysieren Sie als Erstes die Situationen, in denen Ängste auftreten, überprüfen Sie dann, ob Ihnen diese Situationen nur schwer fallen oder ob Sie sie ganz vermeiden. Erstellen Sie dann eine Hierarchie der Angstsituationen und legen Sie ganz konkret fest, welche Ziele Sie erreichen wollen.

Achten Sie beim Üben in angstbesetzten Situationen darauf, dass Sie kleine Schritte wählen und die Übungen mehrmals wiederholen, bis Sie sich etwas sicherer fühlen. Legen Sie ein Übungstagebuch an, in dem Sie festhalten, was und wie Sie mit welchem Ergebnis geübt haben (▶ Arbeitsblatt 6).

Da es sich bei den Übungen in den angstbesetzten Situationen um ein recht anstrengendes Vorgehen handelt, ist es wichtig, sich für das Erreichte hinterher zu loben, um den Erfolg auch ausreichend zu würdigen. Sie können auch mit Familienmitgliedern oder Freunden absprechen, dass diese Ihnen nach der Durchführung von Übungen ein kleines Geschenk machen, welches auch ein Verhaltensgeschenk (z. B. den Abwasch zu übernehmen) sein kann.

Denken Sie grundsätzlich daran, dass Vermeidung die Angst aufrechterhält, und achten Sie in Zukunft darauf, dass Sie diese aufgeben, setzen Sie auf kleine, aber konsequente Veränderungsschritte und wenden Sie die „Zehn Regeln der Angstbewältigung" an.

6.5.2 Wie kann ich lernen, ohne Angst zu sein?

Es ist verständlich, dass Sie den Wunsch haben, frei von Ängsten zu sein, wo diese Sie doch in Ihrer Lebenssituation behindern oder im privaten bzw. beruflichen Werdegang blockieren. Bedenken Sie aber, dass es im Leben immer wieder Situationen gibt, die uns Angst machen, weil wir nicht genau vorhersagen können, wie andere in bestimmten Situationen oder auf uns reagieren werden oder wie eine Situation tatsächlich ablaufen wird.

Angst war in der Entwicklung der Menschheit immer auch ein guter Motor, um uns in der Evolution voranzubringen oder aber bei bestimmten Situationen wie Prüfungen oder im Straßenverkehr für besondere Aufmerksamkeit zu sorgen. Dabei ist es wichtig, zu überprüfen, ob es sich um eine reale Gefahr handelt oder ob Sie es mit übersteigerten Befürchtungen zu tun haben.

Wenn keine reale Gefahr besteht, dann können Sie sich der Situation aussetzen, indem Sie sich der Herausforderung annähern, in der Therapie Erlerntes anwenden und neue Erfahrungen im Umgang mit anderen Menschen sammeln. Je häufiger Sie sich den Herausforderungen stellen, desto besser wird sich Ihr Zutrauen in neue soziale Situationen entwickeln. Sie werden merken, wie sich Ihre (Erwartungs-)Angst von Mal zu Mal verringert und Sie mehr Zuversicht und Sicherheit in Ihre Fertigkeiten der sozialen Kompetenz entwickeln. Wichtig im Umgang mit Rückschritten oder Misserfolgen ist, sich nicht zu schnell entmutigen zu lassen. Denken Sie daran, dass Sie beim Lernen einer Sprache auch konsequent Vokabeln üben und die Sprache anwenden müssen, um Sicherheit beim Sprechen zu erwerben.

Ziel: Angstbewältigung – nicht Angstfreiheit

Es geht also nicht darum, völlig angstfrei zu sein, und auch nicht darum, zukünftig nie wieder Angst zu haben, sondern darum, übersteigerte Angst als eine Herausforderung zu sehen, die es zu bewältigen gilt.

6.5.3 Was kann ich machen, damit ich nicht mehr rot werde (schwitze/zittere)?

Viele Menschen, die rot werden oder schwitzen, erleben dies als unangenehm und gehen davon aus, dass andere Menschen dies genauso bewerten und ihnen als Schwäche auslegen könnten. Es ist nur verständlich, dass jemand, der davon betroffen ist, versucht, diese Symptome zu unterdrücken, um nach seiner Einschätzung möglichst nicht negativ aufzufallen. Da wir willentlich nicht auf unsere Körpersymptome Einfluss nehmen können, werden angstbesetzte Situationen häufig vermieden. So entsteht ein Teufelskreis aus Angst und Vermeidung in Verbindung mit der Annahme, die anstehende Situation aufgrund des Rotwerdens oder Schwitzens nicht bewältigen zu können. Ob die anderen Menschen das Rotwerden oder Zittern ebenso negativ bewerten wie Sie selbst, wissen Sie aber nicht, weil Sie dieses nicht mehr überprüfen. Vielleicht haben Sie noch Erinnerungen aus Ihrer Schulzeit, als das Rotwerden vor der Klasse Hänseleien und Gelächter nach sich gezogen hat, und glauben, dass auch heute noch so eine Reaktion möglich sein könnte. Dabei ist es nicht wahrscheinlich, dass in der jetzigen „Erwachsenenwelt" so kindisch reagiert wird. Aufgrund der bestehenden Vermeidung und Ihrer Angst haben Sie den Blick dafür verloren, worauf es in einer Kontaktsituation mit anderen noch ankommt, z. B. das Auftreten, die Gesprächsführung und die Inhalte des Gesprächs. Häufig wird die kleine Schwäche des Rotwerdens von anderen als ganz sympathisch bewertet und gut toleriert. Es geht also darum, das Meidungsverhalten in Situationen, in denen das Rotwerden oder Zittern üblicherweise auftritt, aufzugeben und eine Einstellungsänderung zu erreichen.

Fragen Sie sich: *„Was denke ich selbst, wenn ich das Rotwerden bei anderen bemerke? Ist dieser Mensch deshalb für mich ablehnenswert oder ein Schwächling?"* Überprüfen Sie Ihre Annahmen und Befürchtungen, durch andere Menschen negativ bewertet zu werden, indem Sie sich vermehrt sozialen Situationen aussetzen, obwohl Sie rot werden oder zittern. Gehen Sie sogar so weit, dass Sie sich das Symptom „rot werden" vornehmen, statt es zu unterdrücken. Konzentrieren Sie sich weniger auf Ihre körperlichen Missempfindungen und beobachten Sie stattdessen, wie Sie die Situation in Bezug auf die soziale Kompetenz bewältigen und andere auf Sie reagieren.

Akzeptanz eigener Schwächen

Gehen Sie souverän mit Ihrer Schwäche um. Je weniger Angst Sie vor dem Auftreten des Symptoms haben, umso weniger wird die typische physiologische Reaktion bei Stress oder Angst auftreten, und damit reduziert sich indirekt auch das Symptom.

Gehen Sie mutig in alle Situationen des Alltags, die Ihnen wichtig sind. Achten Sie dabei mehr auf die Anwendung der Angstbewältigungsstrategien und Tipps zur Verbesserung der sozialen Kompetenz und entwickeln Sie eine zunehmende Gelassenheit gegenüber Ihrem Rotwerden.

Ein typischer Denkfehler ist, dass Sie glauben, dass ein bestimmtes Problem (Zittern, Rotwerden) zwangsläufig immer wieder auftritt, doch dies ist kein Naturgesetz. Es könnte durchaus auch anders kommen. Ein weiterer Denkfehler ist auch, zu glauben, dass andere Menschen Ihr persönliches Problem auf jeden Fall wahrnehmen. Dies muss nicht so sein. Viele persönliche Auffälligkeiten werden von anderen gar nicht wahrgenommen. Oder wissen Sie aus dem Kopf, wer wann und in welcher Situation errötet ist oder gezittert hat?

Wenig hilfreich ist es auch, wenn Sie glauben, dass sichtbare Ängstlichkeit von anderen negativ und als Zeichen von Schwäche etc. gewertet wird. Es könnte durchaus auch sein, dass Mitmenschen eher mitfühlend reagieren und es mutig finden, dass Ihre Schwäche zum Ausdruck kommt. Versuchen Sie also mit Hilfe der Spaltentechnik (► Arbeitsblatt 9), Ihre Annahmen und Befürchtungen zum Rotwerden auf ihren Wahrheitsgehalt hin zu überprüfen.

Beispiel

Beispiel

Sie sind in einer Gruppensituation und denken: *„Wenn ich gleich dran komme, werde ich rot werden, stottern und nicht in der Lage sein, ein Wort herauszubringen."*

Alternativgedanken: *„Ich habe mich gut auf dieses Thema vorbereitet, wenn ich dran komme, konzentriere ich mich auf die Beantwortung der Frage, und wenn ich dabei rot werde, beeinträchtigt das nicht meine Wissensleistung."*

6.5.4 Wie finde ich den richtigen Therapeuten?

Es ist für Patienten oft sehr schwer, sich in der Vielzahl des Angebots von Psychotherapien unterschiedlicher Ausrichtung zurechtzufinden. Über ortsansässige Psychotherapeuten und deren Ausrichtung informiert Sie Ihre Krankenkasse oder psychosoziale Beratungsstellen am Wohnort. Auch das Internet hat sich als Hilfsmittel bei der Suche nach einem Psychotherapeuten bewährt. In vielen Bundesländern bieten Psychotherapeutenkammern regionale Suchportale an.

In einem oder mehreren Vorgesprächen wird dann geklärt, inwieweit ihre Veränderungswünsche und die mit der Therapie verbundenen Ziele von dem aufgesuchten Psychotherapeuten und seiner Behandlungsmethode hilfreich unterstützt werden können.

Fragen Sie den Psychotherapeuten nach seiner Therapieausrichtung (z. B. Verhaltenstherapie, tiefenpsychologisch fundierte Psychotherapie), seinen Behandlungsschwerpunkten, seiner Vorgehensweise und Einschätzung des Erfolgs. Denken Sie daran, dass Sie mit dem Psychotherapeuten ein Arbeitsbündnis eingehen wollen, um gemeinsam an einer Veränderung Ihrer Probleme zu arbeiten, und dass es deshalb darauf ankommt, eine gemeinsame Arbeitsgrundlage zu entwickeln und sich verstanden und akzeptiert zu fühlen. Überprüfen Sie, ob es Ihnen eher darum geht, Verständnis für Ihre

Problematik zu entwickeln, die Problematik vergangenheitsorientiert und aufarbeitend zu beleuchten, oder aber ob Sie jemand sind, der eine handlungs- und problemlöseorientierte Unterstützung benötigt und genügend Motivation und Risikobereitschaft mitbringt, um im Zusammenhang mit der Problematik Veränderungen anzugehen. Im ersten Fall erscheint eine tiefenpsychologisch orientierte Therapie eher für Sie geeignet, im zweiten Fall eine Verhaltenstherapie.

Tiefenpsychologisch orientierte Therapie oder Verhaltenstherapie

6.5.5 Wann sind Medikamente ratsam?

Häufig spielt begleitend zur sozialen Phobie auch eine depressive Komponente eine Rolle. Nicht selten erleben Betroffene ihre Ängste und Unsicherheiten so hinderlich und blockierend in der Lebensführung oder in der beruflichen Entwicklung, dass sie darüber zunehmend verzweifelt, lustlos und antriebslos werden. Es ist zu erwarten, dass mit dem Erfolg der Psychotherapie auch diese Symptome rückläufig sind. Häufig aber sind die depressiven Symptome wie Antriebs- und Lustlosigkeit sowie Stimmungstiefs so gravierend und im Vordergrund stehend, dass sie sich auf die Psychotherapie behindernd auswirken und das Herbeiführen von Veränderungen deutlich erschweren. Wenn Sie also neben den sozialen Ängsten und Defiziten in der Kontakt- und Beziehungsgestaltung mit anderen bemerken, dass Sie häufig niedergeschlagen sind, dazu neigen schnell zu weinen, antriebs- und lustlos den Alltag beginnen, sich durch Schlafstörungen beeinträchtigt fühlen, zum Grübeln neigen oder aber eher pessimistischer Grundstimmung sind, dann sollten Sie bereits vor Psychotherapiebeginn mit Ihrem behandelnden Arzt über die Möglichkeit einer antidepressiven Medikation sprechen, um den Therapieverlauf günstig zu beeinflussen. Spätestens aber dann, wenn Sie trotz Erfolgen in der Psychotherapie bemerken, dass sich das Ausmaß der Depression nur wenig verändert, sollten sie eine solche Beratung in Betracht ziehen.

Therapiebegleitende Mediaktion

Medikamente können bewirken, dass Sie weniger ängstlich, angespannt und verzweifelt sind; sie können Ihre Angst reduzieren. Dabei haben sich besonders die selektiven Serotonin-Wiederaufnahmehemmer (SSRI) bewährt, die neben einer guten antidepressiven Wirkung auch einen Angst reduzierenden Effekt aufweisen. Für andere Medikamente wie z. B. Benzodiazepine, Betablocker, trizyklische Antidepressiva, Neuroleptika oder auch pflanzliche Mittel ist die Wirksamkeit nicht ausreichend nachgewiesen, und bei den Benzodiazepinen erfolgt zwar ein sofortiger Wirkungseintritt, sie können jedoch abhängig machen (▶ Kap. 7).

Bei der Therapie der sozialen Phobie kommt es aber entscheidend darauf an, die empfohlenen Medikamente über eine längere Zeit (mindestens mehrere Wochen) hinweg regelmäßig einzunehmen und zu berücksichtigen, dass ein Wirkungseintritt frühestens nach 2–3 Wochen zu beobachten ist. Die Medikamente benötigen, genau wie eine Psychotherapie, einige Zeit, um stabile Veränderungen herbeizuführen.

Eine medikamentöse Behandlung allein löst aber in der Regel nicht Ihre Probleme, denn wenn Sie jahrelang unter sozialen Ängsten gelitten haben und bestimmte Situationen von Ihnen immer wieder vermieden wurden, haben sich bei Ihnen vermutlich Probleme in der Lebensführung eingeschlichen, die eine Veränderung auf der Verhaltensebene erforderlich machen. Die Verminderung Ihrer Angst und Depression, die durch ein Medikament erzielt werden kann, versetzt Sie aber in die Lage, vorher noch vermiedene soziale Situationen leichter anzugehen.

6.5.6 Wann ist es sinnvoll, eine Selbsthilfegruppe aufzusuchen?

Eine Selbsthilfegruppe bietet Ihnen die Möglichkeit, regelmäßig mit anderen Betroffenen zusammenzukommen, sich auszutauschen wie auch gegenseitig Hilfestellung auf dem Weg zur Verwirklichung von Veränderungszielen zu geben (▶ Kap. 9).

Nicht selten ist es so, dass Menschen mit sozialen Ängsten nur wenige Sozialkontakte aufweisen. Die Vorstellung, sich in eine Gruppe zu begeben, ist für sie angstbesetzt. Deshalb bietet gerade eine Selbsthilfegruppe ihnen ein sehr gutes Forum, sich mit anderen auszutauschen und Kontakte zu knüpfen und aufrechtzuerhalten. Selbsthilfegruppen können parallel zur Psychotherapie aufgesucht werden. Gerade für Menschen mit sozialen Ängsten ist es außerordentlich wichtig, auch nach einer erfolgreichen Verhaltenstherapie kontinuierlich weiter zu üben, um eine dauerhafte Angstreduktion zu erreichen. Die Selbsthilfegruppe bietet ihnen ein permanentes Übungsfeld, insbesondere zum Thema Kontaktaufnahme und Beziehungsgestaltung, Verbesserung der Selbstwahrnehmung, Realitätsüberprüfung und in Bezug auf den Abbau von Redeängsten.

Sinnvoll während der Therapie und im Anschluss

Empfehlenswert erscheinen Selbsthilfegruppen, die problemlösungsorientiert arbeiten, strukturiert in den Gruppensitzungen vorgehen, unterstützende Gruppenregeln beachten und sich thematisch mit dem Thema „soziale Ängste“ auseinandersetzen.

Für Betroffene, die eher passiv vermeidende Persönlichkeitszüge aufweisen und sich schwer tun, sich immer wieder aufs Neue selbst zu motivieren, erweisen sich die regelmäßigen Treffen in der Selbsthilfegruppe als aktivierende und unterstützende Maßnahme.

6.5.7 Sollte ich ein Entspannungstraining lernen?

Das Erlernen von Entspannungsverfahren wie z. B. der progressiven Muskelentspannung nach Jacobson stellt eine wichtige Interventionsstrategie innerhalb der verhaltenstherapeutischen Behandlung von Angsterkrankungen dar (▶ Kap. 8). Sie findet heute in vielen Modifikationen ihre Anwendung und ist das in der Verhaltenstherapie am häufigsten genutzte Entspannungsverfahren mit wissenschaftlich belegter Wirksamkeit. Grundsätzlich ist es Ihnen überlassen, ob Sie zusätzlich zur verhaltenstherapeutischen Gruppentherapie ein Entspannungstraining erlernen. Gerade für Menschen mit Angststörungen erscheint es sinnvoll, ihre erhöhte körperliche Anspannung zu verringern. Wenn Sie noch einmal an das Zusammenspiel von erhöhter Anspannung, Stress und dem Auftreten von Angst zurückdenken, so erscheint es hilfreich, das Niveau der körperlichen Anspannung zu senken. Zum einen erhöhen Erwartungsängste und wiederkehrende Angstanfälle die innere Anspannung, zum anderen bewirken krankheitsbedingte Sorgen und Nöte, z. B. Zukunftsängste bezüglich einer beruflichen Einschränkung, ebenfalls ein erhöhtes Anspannungsniveau. Dauerhaft erhöhte Anspannung wiederum kann erheblich zur Aufrechterhaltung von Angststörungen beitragen. Es ist bekannt, dass Gefühle von Angespanntheit, Nervosität und Angst im Zusammenhang mit muskulärer Anspannung stehen, sodass sich, wann immer Sie die genannten Gefühle wahrnehmen, Ihre muskuläre Anspannung erhöht. Schon allein negative Gedanken können diese Gefühle auslösen und so die muskuläre Anspannung steigern. Wenn Sie sich jetzt noch einmal vorstellen, dass Sie in einer Stunde ein Referat halten müssen, kann es sein, dass Ihre muskuläre Anspannung aufgrund der bestehenden Erwartungsangst schon im Vorfeld zunimmt. Wenn Sie trainiert haben, Ihre muskuläre Anspannung über die progressive Muskelentspannung zu senken und zusätzlich über sogenannte hilfreiche Gedanken ebenfalls dazu beitragen, dass das Anspannungsniveau nicht weiter ansteigt, haben Sie gute Voraussetzungen geschaffen, die Situation des Referathaltens gut zu bewältigen.

Wichtig: Senkung des Anspannungsniveaus

Grundsätzlich sollten Sie aber wissen, dass es, um eine gute Wirksamkeit des Entspannungstrainings zu erzielen, notwendig ist, die Entspannungsübungen über einen längeren Zeitraum etwa zweimal täglich zu trainieren. Man geht von einer Übungsdauer von etwa 12 Wochen aus. Sind Sie nach einer Zeit des Übens in der Lage, die Langform erfolgreich anzuwenden, so kann das Verfahren verkürzt werden. Die bisher geübten Muskelgruppen werden zusammengefasst. Damit wird der Entspannungszustand in erheblich kürzerer Zeit herbeigeführt.

6.5.8 Wie kann ich meinen Partner (meinen Sohn/Freund) unterstützen?

Dies ist eine wichtige Frage, die sich pauschal nur schwer beantworten lässt. Generell gilt, dass Angehörige dem betroffenen Angstpatienten möglichst nicht zu viel abnehmen sollten, um nicht zu dessen Vermeidungsverhalten beizutragen. So wäre es ungünstig, wenn Sie Ihren

Angehörigen in Situationen, in denen er Angst hat, immer begleiten würden bzw. für ihn das Gespräch führen oder das Anliegen vortragen würden. Er hätte damit kaum Chancen zu erfahren, dass er diese Situation auch allein meistern könnte. Ermuntern Sie Ihren Angehörigen also, sich angstbesetzten Situationen allein auszusetzen, z. B. ein wichtiges Telefonat mit der Behörde zu führen, sich gegenüber ungerechtfertigten Anforderungen durch die Eltern oder im Beruf abzugrenzen oder aber laut nach dem Kellner zu rufen und um die Rechnung zu bitten.

Besprechen Sie, wie viel Freizeitaktivitäten Sie gemeinsam machen wollen und was Sie auch allein unternehmen wollen. Dies gilt z. B. für sportliche Aktivitäten oder aber für Treffen mit Freunden.

Loben Sie Ihren Partner für neue Erfahrungen, sagen Sie ihm, dass es Ihnen gefällt, wie er an sich arbeitet.

Zum Üben ermuntern

Helfen Sie bei Übungen ganz konkret, indem Sie ihn unterstützen, die Zeit zu finden, um mindestens einmal täglich eine Stunde lang üben zu können oder Übungen mehrfach zu wiederholen. Überlassen Sie grundsätzlich dem Betroffenen die Entscheidung darüber, welche Situation er üben möchte. Ermuntern Sie Ihn aber, die Übungen nicht vorzeitig abzubrechen. Begleiten Sie Ihren Angehörigen ggf. bei seinen Übungen. Besprechen Sie sehr konkret vor, wie lange Sie dabei bleiben wollen, sodass genügend Raum für das Üben alleine bleibt. Dies gilt insbesondere für den Moment der hohen Erwartungsangst und dem dann häufig geäußerten Wunsch nach direkter Unterstützung sowie dem Bedürfnis nach Sicherheit. Hier sollten Sie Verständnis zeigen, dennoch aber nicht von dem verabredeten Begleitplan abweichen, damit genügend Raum für den Betroffenen bleibt zu lernen, seine Ängste alleine zu meistern. Verunsichern Sie den Partner nicht durch voreilige Zweifel an der Richtigkeit des Behandlungsvorgehens. Zeigen Sie sich ihm gegenüber geduldig.

Bei allen Unterstützungswünschen denken Sie auch daran, dass Sie durch die soziale Phobie Ihres Partners möglicherweise selbst in Ihrer Lebensführung eingeschränkt sind, was nicht dazu führen sollte, dass Sie sich den Ängsten des Partners anpassen, das Vermeidungsverhalten des Partners mittragen und so ein gemeinsames Vermeiden bestimmter sozialer Situationen stattfindet. Leben Sie Ihre Wünsche nach Kontakt und Freizeitverhalten aus, zeigen Sie modellhaft, was möglich ist, und machen so deutlich, dass die Ängste Ihres Angehörigen zu bewältigen sind. Versuchen Sie aber grundsätzlich, Ihren Partner zu verstehen und die bestehenden Ängste und Befürchtungen nicht als Einbildung oder Lächerlichkeit abzutun. Sprechen Sie offen über die Ängste und Befürchtungen, die konkret vor einzelnen Situationen bestehen. Erfragen Sie, wie in bestimmten Situationen empfunden wird, welche Gedanken eine Rolle spielen und was als Unterstützung gewünscht wird. Halten Sie sich an die Absprachen.

6.5.9 Welche Rolle spielen negative Erfahrungen in der Kindheit bei der Entwicklung sozialer Ängste?

Bei der Entwicklung von sozialen Ängsten spielen negative Erfahrungen in der Kindheit eine große Rolle, etwa das Erleben von Hänseleien in der Schule durch Mitschüler oder abwertende Äußerungen durch Familienmitglieder (Vater oder Mutter). Weitere Entstehungsbedingungen können eine geringe Unterstützung und Förderung zur Selbstständigkeit innerhalb der Familie sein sowie Gewalterfahrungen.

Geringes Selbstwertgefühl

Alle aufgeführten Punkte können zu einem gering ausgeprägten Selbstwertgefühl führen, das mit Unsicherheiten und Zweifeln gegenüber der eigenen Person und den vorhandenen Fähigkeiten einhergeht. Dies führt wiederum zu geringem Zutrauen in die Bewältigung neuer Situationen und Anforderungen sowie im Umgang mit Gleichaltrigen und begünstigt das Vermeidungsverhalten. Durch fehlende Übung werden so bestehende Unsicherheiten verstärkt, und aufgrund befürchteter negativer Konsequenzen (z. B. abgelehnt oder ausgelacht zu werden) entsteht dann Angst (▶ Kap. 2 und 5).

6.5.10 Wie kann ich lernen, mit Misserfolgen umzugehen?

Rückschläge gehören dazu

Misserfolge und Rückschläge gehören in der Psychotherapie und im Leben dazu. Eine Verbesserung verläuft in der Regel nicht ausschließlich linear. In der Bewältigung sozialer Ängste kommt es vor allem darauf an, sich den eigenen Angst auslösenden Situationen zu stellen und sie zu bewältigen und nicht darauf, keine Angst mehr zu verspüren. Betrachten Sie die Misserfolge und Rückschläge nicht als persönliches Versagen, sondern als eine Herausforderung, nochmals zu überprüfen

- ob Sie die geplanten Übungen bezogen auf den Schwierigkeitsgrad richtig eingeschätzt haben,
- ob Sie die Angstbewältigungsstrategien richtig angewendet haben,
- ob Sie den Zeitpunkt, z. B. für das Ansprechen eines Problems, günstig ausgewählt haben (Ort, Zeitpunkt, anwesende Personen) und
- ob Ihr Umgang mit Ihrer Erwartungsangst erfolgreich war.

Lassen Sie sich nicht irritieren und betrachten Sie es nicht als Rückschlag, wenn sich über eine längere Zeit des Übens keine neuen Erfolge einstellen. Es ist als großer Erfolg zu werten, wenn es Ihnen gelingt, die bereits erreichten Veränderungen konsequent aufrechtzuerhalten. Wenn Sie bestimmte Veränderungsziele bereits erreicht haben, kann es Geduld erfordern, weitere Verbesserungen zu erzielen. Es ist nur natürlich, dass Sie – je besser es Ihnen geht – in der Alltagsbewältigung weniger darauf achten, gezielt zu üben, weil Sie Vieles schon in Ihren Alltag integriert haben. Überprüfen Sie aber auch, ob Sie möglicherweise zu selten oder zu kurz üben oder ggf. keine neuen weiteren Ziele haben.

Es kann passieren, dass Sie nach einer Reihe von erfolgreichen Situationen in eine schlechte Phase geraten, in der Sie das Gefühl haben, dass Ihnen Dinge, die Ihnen vorher schon leichter gefallen sind, wieder sehr viel schwerer fallen, ggf. sogar misslingen oder dass das Zutrauen so gering ist, dass Sie die bevorstehende Situation gar nicht erst angehen. Überdenken Sie in diesem Fall, ob nicht zusätzliche Belastungsfaktoren das Stressniveau insgesamt erhöht haben, wie z. B. eine Erkältung oder erhöhte Anforderungen am Arbeitsplatz oder aber eine Streitsituation mit einer Freundin oder dem Partner. Diese zusätzlichen Anforderungen können das Anspannungsniveau ganz allgemein erhöhen, gleichzeitig aber zu Verunsicherung in der Lebenssituation führen, sodass Sie sich insgesamt schlechter fühlen als sonst und Ihnen die Übungen schwerer fallen. Versuchen Sie dann trotzdem keine Unterbrechungen bezogen auf das regelmäßige Üben entstehen zu lassen, weil Ihnen sonst die fehlende Kontinuität das Üben noch zusätzlich erschweren könnte. Versuchen Sie grundsätzlich, Ihre Übungen unabhängig von guten oder schlechten Phasen wie geplant durchzuführen, um so auch anhaltende Erfolge zu erzielen. Analysieren Sie, wie und warum es zu dem Misserfolg gekommen ist und ob Sie wirklich Einfluss darauf hatten. Denken Sie daran, dass es immer wieder Situationen geben kann, auf die Sie nicht vorbereitet sind und in denen Sie dann nicht optimale Leistungen zeigen können. Denken Sie in solchen Phasen im Alltag im Sinne der Selbstfürsorge immer wieder daran, kleine Pausen einzuplanen, um einer Überforderung vorzubeugen.

Misserfolge analysieren

Nehmen Sie Rückschläge und Misserfolge nicht persönlich. Machen Sie sich klar, was Sie schon alles erreicht haben, hüten Sie sich vor allgemeinen Selbstabwertungen und halten Sie Ausschau nach hilfreichen unterstützenden Maßnahmen, die es Ihnen möglich machen, speziell in den Situationen, in denen der Misserfolg auftrat, weitere Übungen durchzuführen, um letztlich doch erfolgreich zu sein. Thomas Edison sagte: „*Ich bin 6000 Mal gescheitert, bevor die Glühbirne zu dem wurde, was sie werden sollte.*" Loben Sie sich allein für den Versuch, auch wenn er nicht geklappt hat.

6.5.11 Was ist der Unterschied zwischen einer Verhaltenstherapie und einer tiefenpsychologisch fundierten Therapie?

Der Unterschied besteht zum einen in der unterschiedlichen Herangehensweise. Die Verhaltenstherapie ist eher gegenwarts- und handlungsorientiert, während die zu den analytischen Therapieverfahren zählende tiefenpsychologisch fundierte Psychotherapie eher darauf basiert, das Problem und seine Entwicklung zu verstehen, die Lebensgeschichte aufzuarbeiten und über sich selbst und eigene Erfahrungen und Beziehungen zu reflektieren. Das maximale Kontingent an bewilligungsfähigen Behandlungsstunden ist innerhalb einer tiefenpsychologischen Behandlung höher als in einer Verhaltenstherapie (100 vs. 80 Stunden).

Die Verhaltenstherapie ist in der Regel eine Kurzzeittherapie mit bis zu 30 wöchentlichen Sitzungen (bei komplexeren Störungen ggf. auch länger). Sie stellt unter allen Psychotherapieverfahren die Therapieform dar, deren Wirksamkeit im Hinblick auf Angsterkrankungen wissenschaftlich am besten nachgewiesen werden konnte. Basis der Behandlung ist die Verhaltens- und Bedingungsanalyse, in der in ausführlichen Gesprächen zwischen Patient und Therapeut die krankheits- und lebensgeschichtliche Entwicklung erarbeitet wird, um daraus abzuleiten, welche Faktoren als auslösend und aufrechterhaltend für die bestehende Problematik anzusehen sind und welche Konsequenzen (Behinderung im privaten und beruflichen Alltag und in Beziehungen) daraus entstanden sind. Abhängig davon können dann z. B. bei der sozialen Phobie unterschiedliche Therapiemaßnahmen zur Anwendung kommen:

Beste Wirksamkeit bei Angsterkrankungen: Verhaltenstherapie

- Anleitung zur Selbstbeobachtung und Verbesserung der Selbstwahrnehmung;
- Übungen in den angstbesetzten Situationen mithilfe eines vorher erlernten Angstbewältigungskonzepts;
- Vermittlung theoretischer Informationen zur Verbesserung der sozialen Kompetenz und Einüben von neuen Verhaltensweisen im Rollenspiel sowie in realen Situationen des Alltags;
- Arbeit an den blockierenden und wenig hilfreichen Gedanken, um sich mutiger neuen Situationen (z. B. Kontaktaufnahme, Reden in der Gruppe, Führen von Auseinandersetzungen) aussetzen zu können;
- Unterstützung beim Aufbau von sozialen Aktivitäten und Kontakten;
- Erlernen eines Entspannungsverfahrens, um zusätzlich das Anspannungsniveau zu senken.

Berücksichtigen Sie bei Ihrer Entscheidung, dass in jedem Fall eine aktive Mitarbeit Ihrerseits unumgänglich ist und es Ihnen eine gesunde Portion Risikobereitschaft erleichtern wird, Veränderungen umzusetzen und Ihre Therapieziele zu verwirklichen.

Medikamentöse Behandlung der sozialen Phobie

Michael Rufer und Aba Delsignore

H. Alsleben und I. Hand (Hrsg.), Soziales Kompetenztraining,
DOI 10.1007/978-3-7091-1080-5_7,

Die soziale Phobie kann nicht nur verhaltenstherapeutisch, sondern auch medikamentös oder mit einer Kombination von beiden Verfahren erfolgversprechend behandelt werden. Für die medikamentöse Behandlung der sozialen Phobie sind bestimmte Antidepressiva die anerkannte Behandlung erster Wahl, welche auch dann gegen Angstsymptome wirken, wenn keine zusätzliche Depression vorliegt. Im Folgenden werden die in der Praxis häufig bei sozialen Ängsten verschriebenen Medikamente kurz vorgestellt (Tab. 7.1).

7.1 Antidepressiva

Medikamente der ersten Wahl: SSRI und SSNRI

Von den vielen Antidepressiva, die auf dem Markt sind, werden am häufigsten **selektive Serotonin-Wiederaufnahmehemmer (SSRI)** zur Behandlung der sozialen Phobie eingesetzt. Deren Wirksamkeit konnte vielfach nachgewiesen werden. Auch für eine andere Gruppe von Antidepressiva, die selektiven **Serotonin-Noradrenalin-Wiederaufnahmehemmer (SSNRI)**, finden sich überzeugende Belege für deren Wirksamkeit bei der sozialen Phobie. Alternativ ist eine Behandlung mit **reversiblen Monoaminoxidase-Hemmern (RIMA)** möglich, auch wenn die Ergebnisse kontrollierter Studien widersprüchlich sind.

Diese modernen Antidepressiva sind insgesamt meist relativ gut verträglich. Unerwünschte Wirkungen treten vor allem in den ersten 2 Wochen auf, z. B. Übelkeit, innere Unruhe oder Schlafstörungen, während die positive Wirkung auf die Ängste oft erst nach 2–3 Wochen eintritt. In dieser ersten Zeit ist von Seiten der Patienten Durchhaltevermögen erforderlich, um eventuell auftretende unerwünschte Wirkungen (wenn sie nicht zu stark sind) zu ertragen. Ein guter Kontakt zwischen Arzt und Patient ist in dieser Zeit besonders wichtig. Es empfiehlt sich, mit einer niedrigen Medikamentendosis zu beginnen und diese erst nach einigen Tagen stufenweise zu steigern. So können Nebenwirkungen manchmal ganz vermieden werden oder treten weniger ausgeprägt auf. Bei Langzeitbehandlungen können bei SSRI und SSNRI sexuelle Dysfunktionen ein Problem darstellen.

Tab. 7.1 Häufig verschriebene Medikamente zur Behandlung der sozialen Phobie

Medikamente	Dosisempfehlung
Antidepressiva	
Selektive Serotonin-Wiederaufnahmehemmer (SSRI), z. B.	
Escitalopram (Cipralex)	10–20 mg/Tag
Paroxetin (z. B. Seroxat)	20–50 mg/Tag
Sertralin (z. B. Zoloft)	50–150 mg/Tag
Serotonin-Noradrenalin-Wiederaufnahmehemmer (SSNRI)	
Venlafaxin (z. B. Trevilor)	75–225 mg/Tag
Reversible Monoaminoxidase-Hemmer (RIMA)	
Moclobemid (z. B. Aurorix)	300–600 mg/Tag
Trizyklische Antidepressiva (TZA), z. B.	
Clomipramin (z. B. Anafranil)	50–150 mg/Tag
Andere Medikamente	
Antikonvulsiva	
Pregabalin (z. B. Lyrica)	300–600 mg/Tag
Benzodiazepine, z. B.	
Alprazolam (z. B. Tafil)	1–6 mg/Tag
Betablocker, z. B.	
Atenolol (z. B. Tenormin)	10–60 mg/Tag

Die älteren, sogenannten **trizyklischen Antidepressiva (TZA)**, sind ebenfalls gut wirksam. Insgesamt ist die Häufigkeit von Nebenwirkungen bei den TZA jedoch größer als bei moderneren Antidepressiva wie den SSRI oder SSNRI.

Auch wenn Antidepressiva nicht abhängig machen, können beim Absetzen nach längerer Einnahme unangenehme (entzugsähnliche) Absetzphänomene auftreten, z. B. Schwindel oder Schlafstörungen. Beim Beenden einer antidepressiven Medikation sollte deshalb die Dosis immer schrittweise reduziert werden.

7.2 Andere Medikamente

7.2.1 Benzodiazepine

Benzodiazepine nur kurzzeitig anwenden

Benzodiazepine wirken schnell beruhigend und vermindern akute Ängste. Diese Medikamente haben allerdings mehrere Nachteile: Sie machen müde, verschlechtern die Lern- und Konzentrationsfähigkeit, sind nicht antidepressiv wirksam und es besteht, jedenfalls bei einer mehrwöchigen Einnahme, die Gefahr einer Abhängigkeitsentwicklung. Benzodiazepine sollten daher, wenn überhaupt, nur für kurze Zeit verordnet werden. Sie können in den ersten 1–2 Wochen als Ergänzung einer antidepressiven Medikation angewendet werden, wenn in dieser Zeit innere Unruhe und/oder Schlafstörungen auftreten.

7.2.2 Antikonvulsiva

Das Antikonvulsivum Pregabalin, ein Kalziumkanalmodulator, ist bei der sozialen Phobie wirksam, wird aber relativ selten eingesetzt. Die Wirksamkeit ist weniger gut belegt im Vergleich zu den SSRI/SSNRI. Ungünstig ist die fehlende Wirkung auf Depressionen, da die soziale Phobie nicht selten mit einer depressiven Begleitsymptomatik einher geht. Mögliche Nebenwirkungen sind vor allem Sedierung und Schwindel.

7.2.3 Betablocker

Betablocker können vegetative Symptome vermindern, die im Zusammenhang mit sozialen Ängsten auftreten können, beispielsweise Zittern und Schwitzen. Die Wirksamkeit bei der sozialen Phobie ist aber fraglich. Ein Behandlungsversuch kann bei einer klar begrenzten Angstsymptomatik (z. B. bei Redeangst vor Publikum) im Einzelfall überlegt werden. Das Medikament sollte dann 30–60 Minuten vor dem spezifischen Ereignis (z. B. Vortrag) eingenommen werden.

7.2.4 Neuroleptika

Neuroleptika (z. B. Fluspi, Imap, Atosil) werden gelegentlich bei sozialen Phobien eingesetzt, zum Teil mittels wöchentlicher Injektionen. Sie wirken aber nicht gut gegen die Ängste, sondern eher allgemein dämpfend. Hinzu kommt, dass neben unangenehmen kurzfristigen Nebenwirkungen, wie z. B. Müdigkeit oder Muskelsteife (Rigor), auch langfristig Nebenwirkungen auftreten können, beispielsweise Bewegungsstörungen (Dyskinesien). Von einem Gebrauch dieser Medikamente zur Behandlung von sozialen Phobien ist daher abzuraten.

7.2.5 Pflanzliche Präparate

Es gibt bisher keine pflanzlichen Präparate, für welche die Wirksamkeit bei der sozialen Phobie nachgewiesen werden konnte. Daher ist eine Behandlung der sozialen Phobie mit pflanzlichen Präparaten nicht zu empfehlen. Da einige Präparate einen positiven Einfluss auf allgemeine Ängstlichkeit, Anspannung, innere Unruhe, Nervosität und Stimmung haben (z. B. Johanniskraut), kann im Einzelfall, bei nur leichten sozialen Ängsten, ein Behandlungsversuch unternommen werden. Zu beachten ist allerdings, dass auch bei pflanzlichen Präparaten unerwünschte Wirkungen auftreten können, beispielsweise Lichtempfindlichkeit oder schädliche Wechselwirkungen mit anderen Medikamenten.

7.3 Dauer der Behandlung

Benzodiazepine sollten, wie erwähnt, möglichst nur für wenige Tage bis maximal etwa 3 Wochen verordnet werden, da sonst das Risiko einer Abhängigkeitsentwicklung besteht. Im Unterschied dazu kann die Behandlung mit einem Antidepressivum, wenn es gut vertragen wird, über Monate bis Jahre fortgeführt werden. Ob dies allerdings sinnvoll ist, muss im Einzelfall regelmäßig kritisch überprüft werden.

Die Entscheidung bezüglich des Fortführens oder schrittweisen Absetzens eines Medikaments sollte immer sorgfältig mit dem Patienten besprochen werden, unter Berücksichtigung seiner Erfolge im Umgang mit seinen Ängsten, eventuellen weiteren psychischen Belastungen und seiner sozialen Situation.

Verhaltenstherapie vermindert das Rückfallrisiko bei Absetzen der Medikation

Wenn die Behandlung allein mit Medikamenten durchgeführt wurde, ist das Risiko hoch, dass nach dem Absetzen die Ängste wieder stärker werden bzw. erneut auftreten. Aus diesem Grund ist eine zusätzliche Verhaltenstherapie immer zu empfehlen. Diese bewirkt, dass Rückfälle nach Absetzen des Medikaments sehr viel seltener auftreten, da die Patienten im Rahmen der Exposition den Umgang mit Angstsymptomen erlernen.

7.4 Medikamente zusätzlich zur Verhaltenstherapie

Die alleinige Verhaltenstherapie ist die Behandlung der ersten Wahl bei der sozialen Phobie. Insbesondere langfristig ist diese deutlich wirksamer als die medikamentöse Behandlung.

In mehreren Studien konnte gezeigt werden, dass die Gabe eines Antidepressivums in Ergänzung zur Verhaltenstherapie keinen zusätzlichen Nutzen bringt. Die Kombination ist also nicht wirksamer als die alleinige Verhaltenstherapie.

Indikationen für die Kombinationstherapie

Allerdings ergeben sich in der Praxis dennoch einige Indikationen für eine solche Kombinationstherapie, insbesondere:

- Wenn eine Verhaltenstherapie trotz intensiver Durchführung mit regelmäßigen Sitzungen nicht ausreichend wirksam ist.
- Wenn zusätzlich zu den sozialen Ängsten eine schwere depressive Symptomatik vorliegt.
- Bei einer sehr schweren Angstsymptomatik, durch welche eine Verhaltenstherapie verhindert wird (z. B. weil die Patienten nicht aus dem Haus gehen und/oder nicht belastbar genug für eine Verhaltenstherapie sind).

Noch eindeutiger ist die Empfehlung bezüglich der Kombination einer Verhaltenstherapie mit Benzodiazepinen. Es ist bekannt, dass die Einnahme von Benzodiazepinen für den Erfolg einer Verhaltenstherapie ungünstig ist. Da diese Medikamente die Angst dämpfen, können neue Erfahrungen im Umgang mit diesen Ängsten in der Verhaltenstherapie nicht ausreichend gemacht werden. Von daher sollten Benzodiazepine vor Beginn oder in der ersten Phase einer Verhaltenstherapie (nachdem den Patienten erste nichtmedikamentöse Angstbewältigungsstrategien vermittelt wurden) schrittweise abgesetzt werden. Wenn das nicht möglich ist, weil schon eine Benzodiazepinabhängigkeit besteht, sollte primär die Suchtproblematik behandelt werden, kombiniert mit einer Verhaltenstherapie der Ängste.

Entspannungsverfahren

Barbara Karwen

H. Alsleben und I. Hand (Hrsg.), Soziales Kompetenztraining,
DOI 10.1007/978-3-7091-1080-5_8,

In diesem Kapitel geben wir Ihnen einen Überblick über die Wirkungsweise von Entspannung. Den theoretischen Hintergrund zur progressiven Muskelentspannung stellen wir nur kurz dar und legen den Schwerpunkt auf die Durchführung des Verfahrens innerhalb des sozialen Kompetenztrainings. Um Patienten in das Verfahren einführen zu können, sollte der Therapeut mit dem Verfahren zumindest so weit vertraut sein, dass er es selber anwenden und die einzelnen Übungen demonstrieren kann. Um die Möglichkeit des Verfahrens optimal nutzen zu können, wären jedoch vertiefte Kenntnisse wünschenswert. Innerhalb der verhaltenstherapeutischen Weiterbildungen gehört die progressive Muskelentspannung zu den vermittelten Standardmethoden. Darüber hinaus gibt es eine Vielzahl von Weiterbildungsangeboten zu dem Verfahren. Zur Erweiterung der theoretischen Kenntnisse gibt es ausführliche Fachliteratur. Innerhalb der Gruppe werden Sie aufgrund der knappen Zeit nur kurz auf Geschichte und Wirkungsweise des Verfahrens eingehen können. Vielmehr müssen Sie sich auf die praktische Anwendung konzentrieren, für die wir auf den folgenden Seiten einen Leitfaden geben.

Tipp

Die für die Gruppenteilnehmer relevanten Informationen zur progressiven Muskelentspannung enthält der Patientenratgeber „Stärker als die Angst" von Rufer, Alsleben und Weiss (2011).

8.1 Wirkungsweise von Entspannungsverfahren

In dem Abschnitt „Was ist Angst" (▶ Abschn. 5.1.2) wurde auf die biologischen Aspekte von Angst und die Bedeutung von Stress zur Entstehung von Angsterkrankungen eingegangen. Es wurde beschrieben, dass eine allgemein erhöhte körperliche Anspannung das Auftreten von Angstanfällen begünstigt. Darüber hinaus verursachen oder verstärken Angsterkrankungen die innere Anspannung in zweierlei Weise: Zum einen erhöhen Erwartungsängste und wiederkehrende Angstanfälle das Anspannungsniveau. Zum anderen bewirken im

Zusammenhang mit der Krankheit auftretende Sorgen und Nöte, z. B. Zukunftsängste, berufliche Einschränkungen und Beziehungsprobleme, ebenfalls eine erhöhte innere Spannung. Dauerhaft erhöhte Anspannung wiederum kann erheblich zur Aufrechterhaltung von Angststörungen beitragen. Außerdem kann diese Überforderung des vegetativen Nervensystems Folgeerkrankungen verursachen. Demzufolge ist es sinnvoll, dieser Überforderung entgegenzuwirken, also die innere Anspannung zu senken. Entspannungsmethoden haben das Ziel, den Entspannungszustand willentlich zu erzeugen. Sie können daher zur Reduktion psychophysiologischer Spannungszustände und zur Bewältigung von Angstsituationen nutzbar gemacht werden. Zu den Entspannungstechniken gehören neben der progressiven Muskelentspannung das autogene Training, Biofeedback und Yoga. Der Entspannungszustand ist durch einen gesenkten biologischen Energieumsatz gekennzeichnet. Eine Entspannungsreaktion geht mit Veränderungen der Körperfunktionen einher (▶ Übersicht).

Willentliche Erzeugung des Entspannungszustands

Entspannungsreaktion

- Neuromuskuläre Veränderungen
  - Abnahme des Tonus der Skelettmuskulatur
  - Veränderung der Reflextätigkeit
- Kardiovaskuläre Veränderungen
  - Periphere Gefäßerweiterung
  - Geringfügige Verlangsamung des Pulsschlags
  - Senkung des arteriellen Blutdrucks
- Respiratorische Veränderungen
  - Verlangsamung der Atemfrequenz
  - Gleichmäßigkeit der einzelnen Atemzyklen
  - Abnahme des Sauerstoffverbrauchs
- Elektrodermale Veränderungen
  - Abnahme der Hautleitfähigkeit
- Zentralnervöse Veränderungen
  - Veränderung der hirnelektrischen Aktivität (EEG)

Je nach Verfahren können auch andere, z. B. gastrointestinale oder endokrine Veränderungen auftreten.

8.2 Progressive Muskelentspannung

Die progressive Muskelentspannung wurde von dem amerikanischen Physiologen Edmund Jacobson entwickelt (Jacobson 1990). Ziel ist die Wahrnehmung von Entspannung als Ergebnis von wechselnder Anspannung und Entspannung der Muskulatur. Jacobsons ursprüngliches Verfahren umfasste aufeinander folgende Entspannungsübungen von 30 verschiedenen Muskelgruppen. Zum Erlernen der Muskelentspannung mussten ca. 40 Therapiestunden angesetzt werden. Die Straffung des Verfahrens durch Bernstein und Borkovec (1975) ergab das Üben von 16 Muskelgruppen und eine Übungsdauer von 12 Therapiestunden. Sind die Patienten in der Lage, die Langform erfolgreich anzuwenden, kann das Verfahren verkürzt werden. Die bisher geübten Muskelgruppen werden zu 7 oder noch später zu 4 großen Muskelgruppen zusammengefasst. Somit wird der Entspannungszustand in erheblich kürzerer Zeit herbeigeführt. Heute findet die progressive Muskelentspannung in vielen Modifikationen ihre Anwendung und ist das in der Verhaltenstherapie am häufigsten genutzte Entspannungsverfahren mit wissenschaftlich belegter Wirksamkeit.

8.2.1 Wirkungsweise

In seinen Untersuchungen fand Jacobson, dass jeder Muskel im Ruhezustand eine bestimmte Grundspannung hat, die bei Anspannung des Muskels steigt. Beim Loslassen des Muskels sinkt die Spannung unter das Niveau der Grundspannung. Das Senken der Muskelspannung unter die Grundspannung entspricht der Entspannung. Auf der Basis dieser Erkenntnis entwickelte Jacobson die progressive Muskelentspannung, die durch Anspannung bestimmter Muskelgruppen und darauf folgende Lockerung der Muskeln das Erleben von Entspannung ermöglicht. Neuere Untersuchungen haben ergeben, dass dieses als „Pendeleffekt" bezeichnete Phänomen nicht hinreichend sein kann, um die durch progressive Muskelentspannung erreichte muskuläre Entspannung zu erklären. Elektromyografische Messungen des Muskeltonus ergaben nämlich, dass die muskuläre Entspannung erst mit einer Verzögerung von bis zu einer Minute auftritt. Es wird angenommen, dass dieser „verspätete Pendeleffekt" auf kognitive Prozesse zurückzuführen ist. Diese Annahme wird durch Untersuchungen gestützt, die zeigen, dass die nach der ersten Sitzung erfragte subjektive Erwartung der Patienten in einem deutlichen Zusammenhang mit dem Therapieergebnis stand.

Senken der Muskelspannung unter die Grundspannung

Ihren Gruppenteilnehmern können Sie die Wirkungsweise wie folgt nahe bringen: *„Gefühle von Angespanntheit, Nervosität und Angst stehen im Zusammenhang mit muskulärer Anspannung. Wann immer Sie die genannten Gefühle wahrnehmen, erhöht sich Ihre muskuläre Anspannung. Schon allein negative Gedanken können diese Gefühle auslösen und so ihre muskuläre Anspannung steigern. Durch die progressive Muskelentspannung können Sie Kontrolle über die muskuläre Anspannung erlernen. Wenn es Ihnen gelingt, Einfluss auf die Muskelanspannung zu nehmen, können Sie auch angstvolle Gefühle reduzieren. Das Problem vieler Menschen ist, dass sie ihre Muskelanspannung nicht wahrnehmen oder nicht in der Lage sind, darauf Einfluss zu nehmen. Die progressive Muskelentspannung lehrt Sie, Muskelanspannungen wahrzunehmen und Ihre Muskulatur bewusst zu lockern."*

Der Sinn der progressiven Muskelentspannung lässt sich vom „**Stressmodell**“ und vom „**Teufelskreis der Angst**“ ableiten. Entsprechend dem Kenntnisstand der Gruppenteilnehmer und dem zeitlichen Rahmen können Sie Bezug nehmen auf:

- die Stressreaktion (▶ Folie 4 und 5, ▶ Abschn. 5.1.2),
- den „Teufelskreis der sozialen Angst“ (▶ Folie 7, ▶ Abschn. 5.1.2).

8.2.2 Vor- und Nachteile des Verfahrens

Ein Hinweis auf die vielen Vor- und wenigen Nachteile des Verfahrens kann die Motivation zum regelmäßigen Üben erhöhen.

Vorteile des Verfahrens sind:

- Es ist kostenfrei.
- Es hat keine Nebenwirkungen.
- Es bedarf keiner speziellen Ausstattung oder Räumlichkeiten.
- Es ist jederzeit durchführbar.
- Es erhöht die Selbstwahrnehmung für Anspannung und Entspannung.
- Regelmäßige Entspannung wirkt sich in vielfältiger Weise positiv auf den Organismus aus.

Nachteile des Verfahrens sind:

- Es bedarf anfangs intensiver Übung.
- Es können vorübergehend Angstzustände, Depersonalisations- bzw. Derealisationsphänomene auftreten.

8.2.3 Durchführung der progressiven Muskelentspannung im SKT

Übungsschritt 1

Genügend Zeit ist notwendig

Übungsvorbereitung Die progressive Muskelentspannung kann bereits in der ersten Gruppensitzung eingeführt werden. Für die Information über das Verfahren, die Durchführung und die Nachbesprechung sind erfahrungsgemäß mindestens 30 Minuten erforderlich. Da Entspannung unter Zeitdruck nicht möglich ist, sollte hinreichend Zeit für diesen Baustein zur Verfügung stehen. Geraten Sie in der ersten Sitzung unter Zeitdruck, kann es sinnvoll sein, die Entspannung erst in der zweiten Sitzung zu beginnen und die dadurch gewonnene Zeit in der ersten Sitzung für den informativen Teil bzw. die Fragen der Patienten zu nutzen. Im Weiteren wird die Vorgehensweise geschildert, als würde mit der Muskelentspannung in der zweiten Sitzung begonnen werden. Es sind also nur 4 Übungseinheiten beschrieben. Beginnen Sie in der ersten Sitzung, so haben Sie entsprechend bei allen 5 Sitzungen Gelegenheit zur Muskelentspannung. Welche der beiden Übungsvarianten Sie nun dreimal bzw.

zweimal anwenden, können Sie vom Übungsfortschritt der Teilnehmer abhängig machen.

Rahmenbedingungen Zunächst sollten die Therapeuten das Setting so gestalten, dass eine angenehme, entspannungsförderliche Atmosphäre entstehen kann. Ein ruhiger, abdunkelbarer Therapieraum wäre ideal. Störungen durch eintretende Personen oder Handys sind zu vermeiden. Die Sitzgelegenheiten sollten bequem sein, sodass möglichst wenig Anstrengung für die Körperhaltung benötigt wird. Vor Übungsbeginn legen die Patienten Brillen, wenn störend auch Kontaktlinsen, Schmuck und Uhren ab, lockern ihre Kleidung und ziehen unbequemes Schuhwerk aus. Die Patienten sollten eine angenehme Körperhaltung einnehmen, d. h. sich weder angespannt gerade hinsetzen noch „hinlümmeln".

Übungsdemonstration Bevor mit dem ersten Übungsdurchgang begonnen wird, ist es sinnvoll, die einzelnen Anspannungsübungen der Reihe nach zu demonstrieren. Dabei können die Dauer der Anspannungsphase (jeweils ca. 5–7 Sekunden) sowie die Dauer der Entspannungsphase (jeweils ca. 30 Sekunden) gezeigt werden. Außerdem sollte erwähnt werden, dass die Anspannung zwar spürbar, jedoch nicht besonders stark sein sollte. An einzelnen Übungsbeispielen kann mit den Patienten erarbeitet werden, welche Muskelgruppen jeweils angespannt wurden. Die Patienten werden auf diesem Weg zum Mitdenken angeregt, können spüren, wie sich die Übungen anfühlen und erhalten einen bildhaften Eindruck aller Übungen.

Beim ersten Übungsdurchgang können die Patienten dann bereits die Augen geschlossen halten, wie es bei der Muskelentspannung allgemein üblich ist.

Hinweise zur Übungsanleitung

- Die Patienten sollten darauf hingewiesen werden, dass sie die Augen jederzeit öffnen können und auch offen lassen können. Dies nimmt den Druck von denen, die bei geschlossenen Augen Angst empfinden.
- Therapeut und Kotherapeut sollten die Muskelentspannung mitmachen. So können diejenigen, die bei einzelnen Übungen unsicher sind, sich leicht durch einen Blick orientieren.
- Vor der ersten Durchführung sollte den Gruppenteilnehmern die Gelegenheit gegeben werden, Fragen zu stellen.

Beispiel für den Einführungstext Beispiel

Wie wir bereits in der vergangenen Sitzung angekündigt haben, wollen wir Ihnen heute die progressive Muskelentspannung vermitteln. Durch den dazugehörigen Text im Ratgeber haben Sie sich vielleicht schon etwas informiert oder tun dies nach der heutigen Sitzung. Heute möchten wir Sie mit dem Verfahren vertraut machen und eine erste Übung durchführen. Ein Übungsdurchgang dauert ca. 15 Minuten.

Um Entspannungsübungen durchzuführen, ist es sinnvoll, sich die Situation möglichst angenehm zu gestalten. Legen Sie daher Brillen und evtl. störenden Schmuck oder Uhren ab, ziehen Sie die Schuhe aus und lockern Sie Ihre Kleidung. Nehmen Sie nun bitte eine aufrechte, aber lockere, für Sie angenehme Sitzhaltung ein.

Therapeut und Kotherapeut folgen ihrer eigenen Instruktion und dienen den Patienten somit als Orientierungshilfe. Sollten Patienten Schwierigkeiten haben oder zögern, sollte der Therapeut sofort klärend und unterstützend auf den Einzelnen eingehen.

Haben sich alle Teilnehmer zurechtgefunden, beginnt der Therapeut die Übungen vorzustellen: *„Ich würde vorschlagen, wir beginnen, indem ich Ihnen zeige, in welcher Weise die einzelnen Muskelgruppen angespannt werden."* Der Therapeut demonstriert die Muskelübungen und spricht die dazu gehörigen Instruktionen.

Beispiel

Beispiel für die Instruktionen der Muskelübungen

„Ballen Sie die Hand zur Faust." (Hinweis auf die dominante Hand: Rechtshänder beginnen rechts, Linkshänder mit der linken Hand.)

Die Patienten werden aufgefordert, die Muskelübungen mitzumachen. Dabei geht der Therapeut auf die Stärke der Anspannung ein.

„Spannen Sie die Hand spürbar zur Faust, jedoch nicht mit voller Kraft, eher mit halber oder noch weniger Kraft… kurze Pause… *und öffnen Sie die Faust wieder."*

In der Reihenfolge der späteren Übung werden nun die anderen Muskelanspannungen gezeigt.

Nachdem Fragen der Patienten geklärt wurden, wird nun erstmals die Übung durchgeführt. Zuvor wird der Raum verdunkelt und ein Schild „Bitte nicht stören" angebracht. Dann beginnt der Therapeut mit seiner Instruktion.

Zeitrahmen der Langform: 15 Minuten

Übungsanleitung Der folgende Text entspricht der innerhalb unseres Gruppentrainings vermittelten Version der progressiven Muskelentspannung. Eine an dieser Version orientierte Muskelentspannung dauert ca. 15 Minuten. Die in den Klammern angegebenen Zeiten sind Orientierungshilfen, die daran erinnern sollen, dass die Anspannungsphase jeweils 5 Sekunden, die Entspannungsphase mindestens 30 Sekunden dauern sollte. Die abschließende Körperreise und Ruhephase erschien in unserem zeitlich begrenzten Gruppensetting sinnvoll. Der Text ist ein Vorschlag, eine Anregung. In der Praxis werden die Anleitungen von geübten Therapeuten individuell variiert, wobei die Einfachheit und Redundanz der Formulierungen bewusst gewählt wurden, um das Verfahren für die Patienten leicht erlernbar zu machen und um die geistige Anforderung in der Entspannung zu minimieren. Die Anleitung zur progressiven Muskelentspannung sollte frei und mit ruhiger Stimme gesprochen werden. Tempo und Ausführlichkeit der Anleitung sollten auf die Situation der Gruppe abgestimmt sein.

Langform (15 Minuten)

- *Setzen Sie sich bequem zurecht, schließen Sie Ihre Augen und richten Sie Ihre Aufmerksamkeit auf sich selbst. Versuchen Sie, Ihre Muskeln so locker wie möglich zu lassen* (15 Sekunden).
- *Ballen Sie nun Ihre rechte Hand zur Faust und spüren Sie die Anspannung in Ihrer Hand und im Unterarm* (5 Sekunden). *Lösen Sie die Faust nun wieder und spüren Sie, wie sich Hand und Unterarm entspannen. Lassen Sie die Finger ganz locker werden und spüren Sie, wie sich der Daumen anfühlt, wie sich der Zeigefinger anfühlt, wie sich Mittel-, Ring- und der kleine Finger anfühlen. Achten Sie auf die Empfindungen in der Hand und versuchen Sie, auch die letzte Spannung noch weichen zu lassen* (30 Sekunden).
- *Jetzt ballen Sie die andere Hand zur Faust und achten Sie auf die Anspannung in Ihrer Hand und im Unterarm* (5 Sekunden). *Lösen Sie die Faust wieder und spüren Sie, wie sich Ihre Hand und Ihr Unterarm entspannen. Lassen Sie auch die Finger ganz locker werden und spüren Sie den Empfindungen in den einzelnen Fingern hinterher* (30 Sekunden).
- *Richten Sie Ihre Aufmerksamkeit nun auf Ihren rechten Arm und spannen Sie ihn an, indem Sie den Ellenbogen anwinkeln und die Oberarmmuskeln anspannen. Spüren Sie die Anspannung in der Oberarmmuskulatur?* (5 Sekunden). *Nun lösen Sie die Spannung, indem Sie Ihren Arm wieder ablegen und alle Muskeln ganz locker lassen. Achten Sie auf Ihre Empfindungen. Spüren Sie, wie sich ein angenehmes Gefühl der Entspannung ausbreitet* (30 Sekunden).
- *Wiederholen Sie die Übung nun mit dem linken Arm. Winkeln Sie den Ellenbogen an und spannen Sie die Oberarmmuskulatur an. Halten Sie die Spannung einen Moment lang* (5 Sekunden). *Jetzt lösen Sie die Spannung wieder. Spüren Sie den Veränderungen hinterher und genießen Sie die sich ausbreitende Entspannung* (30 Sekunden).
- *Spannen Sie nun die Schultern an, indem Sie sie nach vorne ziehen. Achten Sie darauf, weiter zu atmen und spüren Sie die Spannung in Schultern und Brust* (5 Sekunden). *Lösen Sie nun die Spannung. Versuchen Sie die Schultern einfach hängen zu lassen, sodass die Schultermuskulatur ganz locker werden kann. Atmen Sie ruhig und gleichmäßig und spüren Sie den Veränderungen hinterher* (30 Sekunden).
- *Spannen Sie die Schultern erneut an, indem Sie sie nach hinten ziehen. Spüren Sie die Spannung in Schultern und Rücken* (5 Sekunden). *Lösen Sie die Spannung nun wieder. Lassen Sie die Schultern hängen und den Rücken ganz locker werden und genießen Sie die sich immer weiter ausbreitende Entspannung* (30 Sekunden).
- *Spannen Sie die Schultern ein letztes Mal an, indem Sie sie nach oben ziehen. Achten Sie dabei darauf, weiterzuatmen* (5 Sekunden). *Jetzt lösen Sie die Spannung wieder. Spüren Sie, wie sich Ihre Schultern entspannen, wenn Sie sie einfach hängen lassen. Spüren Sie, wie Ihr Schulterbereich sich immer mehr entspannt* (30 Sekunden).

- *Richten Sie Ihre Aufmerksamkeit nun auf Ihr Gesicht. Spannen Sie das Gesicht an, indem Sie die Stirn in Falten legen, die Nase rümpfen und den Mund zu einem Kussmund spitzen* (5 Sekunden), *und lösen Sie die Spannung wieder. Lassen Sie die Stirn ganz glatt werden und auch um Nase und Mund alle Spannung weichen* (30 Sekunden).
- *Spannen Sie nun die Kieferpartie an, indem Sie die Backenzähne fest aufeinander beißen und die Lippen zu einem „Froschmaul" auseinander ziehen. Spüren Sie die Spannung einen Augenblick* (5 Sekunden) *und lassen Sie den Kiefer und die Lippen wieder ganz locker werden. Spüren Sie den Veränderungen hinterher und genießen Sie, wie sich die Entspannung im Gesicht immer weiter ausbreitet* (30 Sekunden).
- *Wandern Sie nun in Gedanken zum Nacken und spannen Sie ihn an, als wollten Sie Ihren Kopf zur Brust ziehen, aber gleichzeitig verhindern, dass Ihr Kinn die Brust berührt* (5 Sekunden). *Nun lösen Sie die Spannung wieder. Achten Sie darauf, wie die Spannung weicht und sich ein angenehmes Gefühl der Entspannung ausbreitet* (30 Sekunden).
- *Kommen wir nun zum Bauch. Spannen Sie die Bauchmuskeln an, indem Sie im eigenen Rhythmus den Atem für einige Sekunden anhalten und dabei die Bauchmuskeln anspannen. Zählen Sie in Gedanken bis 3 und lösen Sie die Anspannung wieder im eigenen Rhythmus. Lassen Sie die Bauchmuskulatur ganz locker werden. Achten Sie auf die Veränderungen. Atmen Sie ruhig und gleichmäßig und genießen Sie die sich immer weiter ausbreitende Entspannung* (30 Sekunden).
- *Wandern Sie nun mit Ihrer Aufmerksamkeit zum Gesäß und spannen Sie es an, indem Sie die Pobacken zusammenkneifen. Halten Sie die Spannung einen Augenblick* (5 Sekunden) *und lassen Sie die Muskeln wieder ganz locker werden. Spüren Sie den Veränderungen hinterher und genießen Sie die immer tiefer werdende Entspannung* (30 Sekunden).
- *Spannen Sie nun Ihr rechtes Bein an, indem Sie den rechten Fuß fest gegen den Boden pressen. Spüren Sie die Spannung, besonders im Oberschenkel* (5 Sekunden), *und lösen Sie die Spannung wieder, lassen Sie das Bein ganz locker werden und spüren Sie, wie sich Ober-, Unterschenkel und Fuß entspannen* (30 Sekunden).
- *Wiederholen Sie die Übung mit dem linken Bein. Pressen Sie den linken Fuß fest gegen den Boden und achten Sie auf die Spannung im Bein* (5 Sekunden). *Lösen Sie die Spannung wieder. Lassen Sie das Bein ganz locker werden und genießen Sie die sich ausbreitende Entspannung* (30 Sekunden).
- *Spannen Sie nun die Fuß- und Schienbeinmuskulatur des rechten Beines an, indem Sie den rechten Fuß leicht anheben und die Zehenspitzen in Richtung Ihres Gesichtes zeigen lassen* (5 Sekunden). *Nun lösen Sie die Spannung wieder. Spüren Sie den Veränderungen*

hinterher und genießen Sie das Gefühl der Entspannung (30 Sekunden).

- *Wiederholen Sie die Übung mit dem linken Bein, heben Sie den linken Fuß und lassen Sie Ihre Zehenspitzen in Richtung Ihres Gesichtes zeigen* (5 Sekunden). *Nun lösen Sie die Spannung wieder und lassen die Entspannung Raum greifen. Lassen Sie beide Beine immer entspannter werden und achten Sie auf das Gefühl der Ruhe, das sich im ganzen Körper ausbreitet* (30 Sekunden).
- *Wandern Sie nun in Gedanken noch einmal durch Ihren Körper und spüren Sie dabei, wie die Entspannung sich ausbreitet. Wenn Sie merken, dass Körperzonen noch nicht entspannt sind, so lassen Sie die Muskeln dort noch einmal bewusst locker. Beginnen Sie Ihre Reise bei den Füßen, die Beine hinauf, alles ist locker und entspannt. Weiter ins Gesäß, dann zum Bauch, zur Brust. Achten Sie noch einmal bewusst auf Ihre Atmung, nehmen Sie das Ein- und Ausströmen des Atems bewusst wahr und genießen Sie Ihre innere Ruhe und Entspannung. Wandern Sie über den Rücken in den Nacken, von dort ins Gesicht. Ist Ihre Stirn auch ganz glatt? Und sind alle Muskeln locker? Genießen Sie den Zustand der Entspannung. Wandern Sie zu den Schultern – hängen sie ganz locker? – die Arme herab bis in die Hände und Fingerspitzen. Genießen Sie noch einen Moment die angenehme Entspannung und bleiben Sie einfach ganz ruhig sitzen* (3 Minuten).
- *Wir beenden nun langsam die Entspannung, indem ich von 3 rückwärts zähle. Bei 1 öffnen Sie bitte die Augen… 3… 2… 1… und recken und strecken sich.*

Tipp

Besonders das Recken und Strecken sollte vom Therapeuten ausgiebig gezeigt werden, um die Patienten anzuregen, es ihm nachzutun. Häufig zögern Patienten, sich in dieser ungewohnten „öffentlichen" Situation zu räkeln, und brauchen daher „vorbildhafte Legitimation".

Übungsnachbereitung Nach Beendigung der Übung sollte eine Nachbesprechung stattfinden, in der jeder einzelne Patient danach gefragt wird, wie er die Übung empfunden hat. Dabei kann zunächst allgemein erfragt werden, ob die Übung als angenehm entspannend oder als eher unangenehm empfunden wurde. Interessant ist, ob und welche Veränderungen wahrgenommen wurden. Meistens berichten die Patienten von verschiedenen Empfindungen, manche fühlten den Körper schwerer, andere leichter oder wärmer werden. Andere haben keine Veränderungen wahrnehmen können. Den Patienten ist rückzumelden, dass die Empfindungen bei Entspannung sehr unterschiedlich sein können, dass alles, was kein Unwohlsein ist, auf Entspannung hindeutet. Positive Erfahrungen sollten durch Lob oder bestätigendes Verhalten anerkannt und somit positiv verstärkt werden.

Auf Patienten, die Schwierigkeiten hatten, sich zu entspannen, oder unangenehme Empfindungen benannt haben, sollte im Einzelnen eingegangen werden. Mehr dazu findet sich in ► Abschn. 8.2.4.

Hausaufgaben Die Patienten werden gebeten, die Übung nun zweimal täglich zu wiederholen. Empfohlen wird, noch am gleichen Tag zu üben, da es dann einfacher ist, sich an die Übung zu erinnern. Weisen Sie darauf hin, dass zweimal tägliches Üben sehr wichtig ist, da die Muskulatur erst durch regelmäßige Übung ihre Entspannungsfähigkeit verbessern kann. Erst wenn diese Langform der Muskelentspannung geübt ist, kann die weniger zeitaufwendige Kurzform erlernt werden. Der Protokollbogen zur Muskelentspannung auf ► Arbeitsblatt 18 (◘ Abb. 8.1) sollte kurz erläutert werden. Die Patienten werden gebeten, den Protokollbogen vor und nach jeder Übung auszufüllen und zur nächsten Sitzung mitzubringen.

Kurzform erst nach Üben der Langform einführen

Übungsschritt 2

Zunächst wird darauf eingegangen, wie die häuslichen Muskelentspannungen verliefen. Wichtig ist dabei, die Patienten für durchgeführte Übungen und Übungserfolge zu verstärken und bei ausgelassenen Übungen zu thematisieren, woran es lag, dass nicht geübt wurde. Schwierigkeiten bei der Übungsdurchführung sollten ebenfalls besprochen werden.

Sind alle Fragen geklärt, kann die progressive Muskelentspannung wie in der Vorwoche in der langen Version wiederholt werden. Im Anschluss erfolgt eine Nachbesprechung im Stile der Vorwoche. Auch die Aufgabe, bis zur nächsten Woche zweimal täglich zu üben und die Übungen zu protokollieren, bleibt gleich.

Übungsschritt 3

Wie in der letzten Sitzung werden zunächst die häuslichen Übungen zur Muskelentspannung besprochen und evtl. auftretende Fragen geklärt. Dann kann die verkürzte Form der progressiven Muskelentspannung vermittelt werden.

Übungsanleitung Dazu ist es sinnvoll, dass der Therapeut die aufgrund der Zusammenfassung der Muskelgruppen leicht modifizierten Übungen zunächst vorstellt. Der Therapeut erklärt auch das Ruhebild: *„Am Ende der Muskelentspannung werde ich Sie bitten, sich in Ihr Ruhebild zu vertiefen. Ein Ruhebild ist die Vorstellung eines Bildes in der Fantasie. Es dient der Vertiefung der Entspannung. Nach längerer Übung kann sie aber auch für sich genutzt werden, da dann bereits die Vorstellung des Ruhebildes ausreicht, um Entspannung herbeizuführen. Wie die progressive Muskelentspannung kann auch das Ruhebild im Alltag, in kleinen Pausen angewendet werden.“*

Soziales Kompetenztraining

Arbeitsblatt 18 **Entspannungsübung – Protokollbogen** **Seite 1**

Anleitung

Überlegen Sie sich vor der Entspannungsübung kurz, an welchem Punkt der unten dargestellten Skala von 0 bis 100 Sie sich jetzt einschätzen würden. Tragen Sie diesen Wert in die Spalte „Vorher" ihres Protokollbogens ein.

Am Ende der Entspannungsübung überlegen Sie sich, an welchem Punkt der Skala Sie sich jetzt einschätzen würden. Tragen Sie diesen Wert in die Spalte „Nachher" ein.

Wenn Sie Schwierigkeiten bei den Übungen oder besondere Bemerkungen haben, dann tragen Sie diese unter „Bemerkungen" ein. Dies kann für Sie selbst ein Hinweis sein, z. B. besonders die Muskelpartien in die Übungen mit einzubeziehen, mit denen Sie Schwierigkeiten haben.

In die Spalte „Körperliche Merkmale" tragen Sie diejenigen körperlichen Veränderungen ein, die Sie während und durch die Entspannungsübung erleben (beispielsweise wie unten aufgeführt).

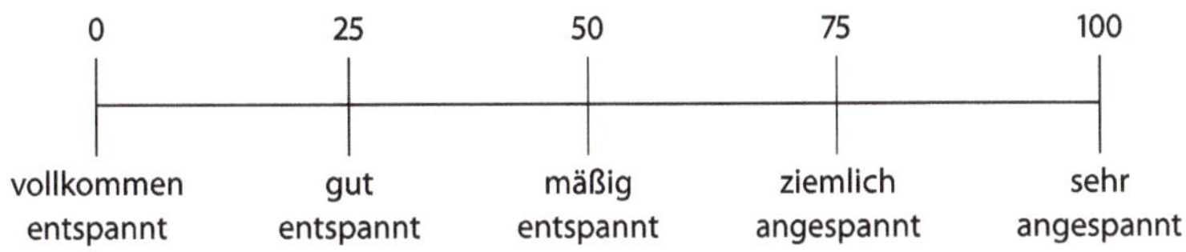

Woran merken Sie, ob Sie eher entspannt oder eher angespannt sind?

Die nachfolgenden Listen können Sie darin unterstützen, Ihren Entspannungszustand einzuschätzen

Während der Entspannung kann es zu verschiedenen körperlichen Veränderungen kommen:

- Die Muskeln können sich schlaff und/oder schwer anfühlen, da ihre Anspannung sinkt.
- Wärmegefühl und/oder Kribbeln in Händen und/oder Füßen können auftreten. Sie sind Zeichen einer besseren Durchblutung der Extremitäten.
- Herzschlag und Puls werden langsamer.
- Die Atmung wird langsamer und tiefer.
- Magen und Darmgeräusche können als Folge der erhöhten Magen-Darm-Aktivität auftreten.
- Es können kurzfristig starke Angstgefühle auftreten.

Anmerkung: Bei Entspannung können die genannten Symptome auftreten, bei Nichtauftreten können Sie dennoch entspannt sein.

Sind Sie angespannt, dann können Sie möglicherweise Folgendes an sich beobachten:

- Die Muskeln bleiben hart oder verkrampft, sind also angespannt.
- Hände und Füße fühlen sich kalt an, die Extremitäten sind „schlechter durchblutet".
- Herz und Puls schlagen schneller.
- Die Atmung ist flach und schnell.

Abb. 8.1 Arbeitsblatt 18: Entspannungsübung – Protokollbogen

Soziales Kompetenztraining

Arbeitsblatt 18 **Entspannungsübung – Protokollbogen** **Seite 2**

Protokoll

Datum: ______________

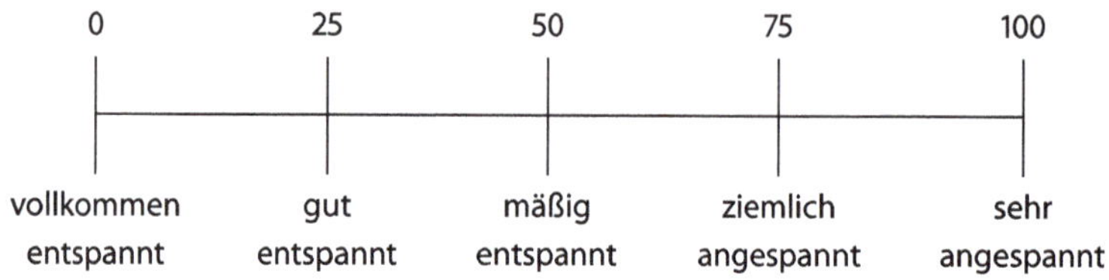

Datum	Vorher	Nachher	Körperliche Symptome	Bemerkungen

Abb. 8.1 (Fortsetzung)

Beispiel: Wie soll das Ruhebild aussehen?

Beispiel

Jeder Mensch kann sein eigenes Ruhebild entwickeln. Versuchen Sie sich an eine angenehme, atmosphärisch ruhige Situation zu erinnern. Empfehlenswert sind Momente in der Natur, in denen Sie sich sehr wohl gefühlt haben. Ideal können ein Blick in den Garten oder eine Urlaubslandschaft (Strand, Wiese, Wald, Berge) sein. Das Ruhebild sollte keine Handlungen enthalten und auch keine anderen Menschen, da Sie sonst leicht von der Entspannung abgelenkt werden können. Beschränken Sie sich auf wenige Details, damit Sie sich nicht auf die Erinnerung von vielen Einzelheiten konzentrieren müssen. So können Sie das Gesamtbild besser genießen. Beliebt sind auch Ruhebilder, in denen Vogelstimmen zu hören sind oder schlafende oder weidende Tiere auftreten. Sie müssen sich nicht gleich auf ein Ruhebild festlegen. Probieren Sie gerne einige aus, bevor Sie sich entscheiden, welches Bild Sie beibehalten wollen. Überlegen Sie nun, welches Bild Sie für die heutige Übung wählen wollen… kurze Pause… *Haben Sie alle eines, gut, später kommen wir darauf zurück.*

Kurzform mit Ruhebild (7 Minuten + 3 Minuten)

Zeitrahmen der Kurzform: 10 Minuten

- *Setzen Sie sich bequem zurecht, schließen Sie Ihre Augen und richten Sie Ihre Aufmerksamkeit auf sich selbst. Versuchen Sie Ihre Muskeln so locker wie möglich zu lassen* (15 Sekunden).
- *Ballen Sie beide Hände zu Fäusten und spüren Sie die Anspannung in Ihren Händen und Unterarmen* (5 Sekunden). *Jetzt lösen Sie die Fäuste wieder und spüren Sie, wie sich Ihre Hände und Unterarme entspannen. Spüren Sie in die Finger hinein und lassen Sie jeden einzelnen ganz locker werden* (30 Sekunden).
- *Richten Sie Ihre Aufmerksamkeit nun auf Ihre Arme und spannen Sie sie an, indem Sie beide Ellenbogen anwinkeln und die Oberarmmuskeln anspannen. Spüren Sie die Anspannung in der Oberarmmuskulatur?* (5 Sekunden) *Nun lösen Sie die Spannung, indem Sie Ihre Arme wieder ablegen und alle Muskeln ganz locker lassen. Spüren Sie, wie sich ein angenehmes Gefühl der Entspannung ausbreitet* (30 Sekunden).
- *Spannen Sie nun den Oberkörper an, indem Sie die Schultern nach vorne ziehen, den Atem im eigenen Rhythmus kurz anhalten und die Bauchdecke anspannen. Halten Sie die Anspannung einen Augenblick und spüren Sie die Spannung in Schultern, Brust und Bauch* (5 Sekunden). *Lösen Sie nun die Spannung wieder, versuchen Sie, die Schultern ganz locker zu lassen, ruhig und gleichmäßig zu atmen und genießen Sie die sich ausbreitende Entspannung* (30 Sekunden).
- *Richten Sie Ihre Aufmerksamkeit nun auf Ihr Gesicht. Spannen Sie das Gesicht an, indem Sie die Stirn in Falten legen, die Nase rümpfen und den Mund zu einem Kussmund spitzen* (5 Sekunden). *Lösen Sie die Spannung wieder. Lassen Sie die Stirn ganz glatt werden und auch um Nase und Mund alle Spannung aus dem Gesicht weichen* (30 Sekunden).
- *Spannen Sie nun die Kieferpartie an, indem Sie die Backenzähne fest aufeinander beißen und die Lippen zu einem „Froschmaul" ausein-*

ander ziehen. Spüren Sie die Spannung einen Augenblick (5 Sekunden) *und lassen Sie den Kiefer und die Lippen wieder ganz locker werden. Spüren Sie den Veränderungen hinterher und genießen Sie die sich im Gesicht immer weiter ausbreitende Entspannung* (30 Sekunden).

- *Wandern Sie nun in Gedanken zu Nacken, Schultern und Rücken. Spannen Sie den Nacken an, als wollten Sie Ihren Kopf zur Brust ziehen, aber gleichzeitig verhindern, dass Ihr Kinn die Brust berührt, ziehen Sie die Schultern nach hinten und bilden Sie ein leichtes Hohlkreuz, indem Sie den Bauch nach vorne wölben und den Rücken gegen die obere Kante der Rückenlehne drücken* (5 Sekunden). *Nun lösen Sie die Spannung wieder, lassen Sie die Schultern, den Nacken und den Rücken ganz locker werden. Achten Sie darauf, wie die Spannung weicht und sich ein angenehmes Gefühl der Entspannung ausbreitet* (30 Sekunden).
- *Nun zu Gesäß und Beinen. Spannen Sie sie an, indem Sie die Pobacken zusammenkneifen und gleichzeitig beide Füße fest gegen den Boden pressen. Halten Sie die Spannung einen Augenblick* (5 Sekunden). *Jetzt lassen Sie die Muskeln wieder ganz locker werden. Spüren Sie den Veränderungen hinterher und genießen Sie die immer tiefer werdende Entspannung* (30 Sekunden).
- *Spannen Sie nun die Fuß- und Schienbeinmuskulatur beider Beine an, indem Sie die Füße leicht anheben und die Zehenspitzen in Richtung Ihres Gesichtes zeigen lassen* (5 Sekunden) *und lösen Sie die Spannung wieder. Lassen Sie die Entspannung Raum greifen. Lassen Sie beide Beine ganz locker werden und achten Sie auf das Gefühl der Ruhe, das sich im ganzen Körper ausbreitet* (30 Sekunden).
- *Jetzt versetzen Sie sich bitte in Ihr Ruhebild* (15 Sekunden). *Versuchen Sie, sich Ihr Ruhebild vorzustellen. Versuchen Sie, die Umgebung mit ihren Farben und Formen zu sehen* (30 Sekunden), *die Geräusche zu hören* (15 Sekunden), *Gerüche wahrzunehmen* (15 Sekunden) *und Empfindungen auf der Haut zu spüren* (15 Sekunden). *Genießen Sie Ihr Ruhebild und Ihre Entspannung* (1,5 Minuten).
- *Lösen Sie sich nun langsam von Ihrem Ruhebild und kehren Sie in den Raum zurück. Wir beenden die Entspannung, indem ich langsam von 3 rückwärts zähle. Bei 1 öffnen Sie bitte die Augen… 3… 2… 1… und recken und strecken sich.*

Übungsnachbereitung Nach Beendigung der Übung sollte wieder eine Nachbesprechung stattfinden, in der wie in den vorangegangenen Sitzungen auf die Patienten eingegangen wird. Dann sollte erfragt werden, ob die Patienten sich Ruhebilder vorstellen konnten und wie sie diesen Teil der Übung empfanden. Übungserfolge sollten auch hier durch Lob oder bestätigendes Verhalten anerkannt und somit positiv verstärkt werden. Auf Patienten, die Probleme hatten, sollte individuell eingegangen werden. Mehr dazu findet sich in ► Abschn. 8.2.4.

Die Patienten werden gebeten, die Übung einschließlich Ruhebild weiterhin zweimal täglich zu wiederholen, den Protokollbogen zur Muskelentspannung vor und nach jeder Übung auszufüllen und zur nächsten Sitzung mitzubringen.

Übungsschritt 4

Vor Beginn der Übung werden zunächst die häuslichen Übungen zur Muskelentspannung besprochen, wobei insbesondere auf das Ruhebild eingegangen werden kann. Wie in den anderen Sitzungen sollten auch diesmal auftretende Fragen geklärt werden. Dann kann die Übung, wie in der vorangegangenen Sitzung, in der Kurzform mit Ruhebild durchgeführt werden.

Nach Beendigung der Übung erfolgt wieder eine Nachbesprechung, dabei ist eine Zwischenbilanz zum bisherigen Erleben des Verfahrens sinnvoll. Abschließend sollte eine Übungsempfehlung gegeben werden. Ideal wäre sicherlich, wenn das Verfahren in den nächsten Wochen weiterhin zweimal täglich trainiert würde. Im nächsten Abschnitt des Kapitels wird auf die Frage, wie lange das Verfahren trainiert werden sollte, genauer eingegangen.

8.2.4 Häufige Fragen und Probleme bei der progressiven Muskelentspannung

Muss ich die Augen bei der progressiven Muskelentspannung schließen?

Üblicherweise werden die Augen bei der progressiven Muskelentspannung geschlossen, da so die äußere Ablenkung reduziert und die Konzentration auf innere Vorgänge erleichtert wird. Nicht selten empfinden Menschen es jedoch als unangenehm oder ängstigend, die Augen in der Übungssituation zu schließen. Es hat sich als therapeutisch sinnvoll erwiesen, eine abwartende Haltung einzunehmen, da das Schließen der Augen im Laufe der Übungszeit meist von selbst aufgenommen wird. Manche Patienten sind durch die ungewohnte Gruppensituation befangen und befürchten, von den anderen Gruppenteilnehmern beobachtet zu werden. Die betroffene Person kann angeregt werden, während der Übung gelegentlich die Augen zu öffnen und sich umzuschauen. Die unangemessene Befürchtung verliert infolge der realen Erfahrung schnell an Bedeutsamkeit. Es ist wichtig, die Teilnehmer nicht unter Druck zu setzen. Manchen Teilnehmern hilft es, die Übung mit geöffneten Augen zu beginnen und die Augen zu schließen, sobald sie sich mit der Situation wohl fühlen. Andere üben in der Gruppe mit geöffneten Augen und versuchen zu Hause, wenn sie allein üben, die Augen zu schließen. Sollte mit geöffneten Augen geübt werden, ist es, um Ablenkungen zu minimieren, anzustreben, den Blick auf einem Punkt ruhen zu lassen.

Keinen Druck ausüben

Die Ursachen für die Schwierigkeit, die Augen zu schließen, können vielfältig sein. Möglicherweise ist der Patient nur durch die noch ungewohnte Gruppensituation befangen, schlimmstenfalls spielen aber auch traumatische Erfahrungen eine Rolle. Der Gesamteindruck eines Patienten, z. B. wenn heftige Angst gezeigt wird oder aber auch im weiteren Verlauf der Übungssitzungen die Augen geöffnet bleiben, wird die Therapeuten dazu veranlassen, dem Patienten außerhalb der Sitzung ein Gesprächsangebot zur weiteren Exploration zu unterbreiten. Besteht Unsicherheit über die weitere Vorgehensweise, ist Supervision einzuholen.

Woran merke ich, dass ich entspannt bin?

Es gibt verschiedene Empfindungen bei Entspannung: Schwere der Glieder, Leichtigkeit der Glieder, Wärme, Volumen (damit ist das Empfinden gemeint, dicke, überdimensional große Hände bzw. Füße zu haben), Kribbeln in Händen und Füßen oder auch Magen- und Darmgeräusche.

Ich habe keine Veränderungen gespürt

Die zuvor genannten Empfindungen bei Entspannung werden nicht immer und von allen Menschen empfunden. Dies ist kein Grund zur Beunruhigung. Die Intensität der Empfindungen kann sehr variieren. Manche Menschen nehmen sie sehr stark wahr, andere kaum oder gar nicht. Auch wenn keine Entspannungsempfindungen wahrgenommen werden, kann die Übung entspannend wirken. Das Training kann ohne Weiteres fortgesetzt werden. Manche Menschen nehmen im Laufe des Trainings Entspannungszeichen wahr, andere weiterhin nicht. Solange keine Missempfindungen auftreten, spricht nichts gegen die progressive Muskelentspannung.

Ich bekam während der Entspannungsübung einen Angstanfall

Für das Auftreten von Ängsten oder anderen unangenehmen Empfindungen während der Entspannungsübungen gibt es verschiedene Ursachen:

- Während der Entspannungsübung zentriert sich die Wahrnehmung auf das körperliche Erleben. So können Körperempfindungen, die im Alltag kaum wahrgenommen werden, sehr intensiv erlebt werden. Werden diese Körperempfindungen dysfunktional interpretiert, kann dies den „Teufelskreis der Angst" auslösen.
- Nicht selten schweifen Gedanken während einer Entspannungsübung ab. Richten sich die Gedanken auf angstbesetzte Themen, kann durch Katastrophisieren der Teufelskreis in Gang gesetzt werden.
- Auch bei subjektivem Wohlerleben kann im Übergang zur Entspannung eine plötzliche Panikattacke auftreten. Körperliche Entspannungsphänomene können bisweilen unangenehm oder als Kontrollverlust empfunden werden und bei entsprechender

dysfunktionaler Bewertung blitzschnell den „Teufelskreis der Angst" auslösen.

Abhängig vom Befinden des Patienten sollte zunächst stabilisierend auf ihn eingegangen werden. Im Anschluss sollte die Situation exploriert und neubewertet werden.

Exploration und Neubewertung

Der Teilnehmer sollte auf die Normalität dieser Phänomene und auf die für ihn wichtigen Angstbewältigungsstrategien hingewiesen werden.

Ich bekam während oder nach der Übung Schmerzen

Durch die verstärkte Körperwahrnehmung kann es vorkommen, dass Verspannungen, die bereits vor der Entspannungsübung bestanden, schmerzhaft wahrgenommen werden. Eventuell geht auch das Lösen von Verkrampfungen mit Schmerzen einher. Wurden die Schmerzen auf diesem Wege verursacht, spricht dies dafür, das Verfahren weiterhin anzuwenden. Mit Verbesserung der Entspannungsfähigkeit sollten sich auch die Schmerzen reduzieren und schwinden. Möglicherweise resultieren die Schmerzen, insbesondere Rückenschmerzen, auch aus einer ungünstigen oder ungewohnten (weil freien) Sitzhaltung. Dann wären eine Variierung der Sitzhaltung oder Rückenübungen angebracht.

Beispiel

Beispiel für eine Rückenübung

Richten Sie sich im Sitzen auf, atmen Sie ein und strecken Sie den Rücken durch. Halten Sie die Spannung einige Sekunden. Lösen Sie die Spannung wieder und sinken Sie in sich zusammen, bis Sie eine angenehme Oberkörperhaltung erreicht haben.

Diese Übung kann bei Bedarf jederzeit wiederholt werden. Mit der Zeit gewöhnt sich der Rücken an die (freie) Haltung. Die Haltung wird als weniger anstrengend empfunden, und die Schmerzen lassen nach. Sollten die Schmerzen nicht schwinden, ist gegebenenfalls auch im Liegen zu üben.

Sollten die Schmerzen aus einer akuten oder chronischen Erkrankung herrühren, ist Vorsicht geboten. Betroffene Patienten sollten keinesfalls zu Übungen gedrängt werden, die Schmerzen verstärken oder auslösen könnten. Sie sollten angehalten werden, die Anspannung von Muskelgruppen, die schmerzauslösend oder schmerzverstärkend sein könnten, auszulassen. Aufgrund des zeitlich sehr engen Rahmens wird es kaum möglich sein, auf die betroffenen Patienten so individuell einzugehen, dass sie die progressive Muskelentspannung optimal, d. h. auch zur Schmerzreduktion nutzen können. Dennoch ist die Fortsetzung der Übungen zur Reduktion innerer Anspannung sinnvoll.

Wichtige Methode bei chronischen Schmerzen

Gerade bei der Therapie chronischer Schmerzen gehört die progressive Muskelentspannung zu einer der wichtigsten und wirksamsten Methoden. Sie muss jedoch auf die spezifischen Bedürfnisse der Schmerzpatienten abgestimmt sein und sollte daher von schmerztherapeutisch qualifizierten Psychotherapeuten durchgeführt werden bzw. unter Supervision erfolgen.

Ich konnte mich nicht konzentrieren und war leicht abgelenkt

So geht es vielen, die Entspannungsverfahren erlernen wollen. Es ist nicht einfach, sich 15 Minuten lang auf sich selbst zu konzentrieren. Außengeräusche, Körperempfindungen oder abschweifende Gedanken können leicht von der Entspannungsübung ablenken. Setzen Sie sich nicht unter Druck und haben Sie Geduld mit sich. Ärgern Sie sich nicht über sich selbst, sondern setzen Sie die Übung dort fort, wo Sie abgeschweift sind. Sollten Sie vergessen haben, wo Sie waren, grübeln Sie nicht lange, machen Sie dort weiter, wo Sie glauben aufgehört zu haben. Es schadet nicht, wenn Sie eine Übung doppelt machen oder versehentlich eine auslassen. Wichtig ist, dass Sie die Übung weiterführen und eine Entspannung wahrnehmen.

Ich kann mir den Übungsablauf nicht merken

Manchen hilft es, sich die Anweisungen für die Muskelentspannung durch innerliches Sprechen oder flüsternd selbst vorzusprechen (Übungsanleitung, s. oben). Manche hätten gerne eine Aufnahme der Entspannungsübung, um sie sich zu Hause beim Üben vorspielen zu können. Eine oft empfohlene Möglichkeit ist, sich den Text selbst aufzunehmen. Im Handel oder auch von manchen Krankenkassen werden CDs mit Anleitung zur progressiven Muskelentspannung angeboten. Bei den Aufnahmen variieren die Anleitungen allerdings oft erheblich gegenüber der in unserer Gruppe vermittelten Variante.

Tipp

Wir empfehlen hier, auf Aufnahmen möglichst zu verzichten und sich die Systematik der Übungen einzuprägen. So ist man unabhängig von der Verfügbarkeit der Aufnahme und kann die Entspannung von Anfang an überall ausführen.

Ich hatte keine Zeit zum Üben

Dies ist ein häufig genanntes Problem. In der Tat fällt es vielen Menschen schwer, sich die Zeit zum Üben zu nehmen. Erfragen Sie, woran es gelegen hat, und versuchen Sie, gerne auch unter Mithilfe der anderen Gruppenteilnehmer, Lösungsmöglichkeiten zu finden. Ist der Zeitmangel ein motivationales Problem, können dahinter Skepsis dem Verfahren gegenüber oder Bequemlichkeit oder auch andere Gründe stecken. Idealerweise gelingt es dem Therapeuten, dieses geschickt zu explorieren und zu intervenieren. Bisweilen müssen hier aber auch die Grenzen eines Kurzzeit-Gruppenangebots akzeptiert werden, die allein schon wegen des zeitlichen Rahmens und der noch jungen therapeutischen Beziehung eng gesteckt sind.

Warum soll mit der dominanten Hand begonnen werden?

Es wird davon ausgegangen, dass die dominante Hand und auch das Bein empfindungssensibler sind als die nichtdominante Seite.

Kann ich nicht gleich die Kurzform üben?

Leider nicht. Da es leichter fällt, sich auf einen kleinen Bereich des Körpers zu konzentrieren, trainiert man anfangs mit möglichst kleinen Muskelgruppen. Erst wenn die Wahrnehmung von Anspannung und Entspannung sich verbessert und die Entspannungsfähigkeit zugenommen hat, ist es sinnvoll, verkürzte Varianten anzuwenden.

Wie kann ich das Verfahren in der Öffentlichkeit anwenden?

Es fällt im Alltag sicher kaum auf, sollten Sie die Hände zu Fäusten ballen. Probieren Sie einmal, die Oberarmmuskeln anzuspannen, ohne den Körper dabei merklich zu bewegen. Sie werden spüren – es geht. Leicht bewegte Schultern, Nacken, Rücken und kurzfristig angehaltener Atem fallen auch nicht störend auf. Die Gesichtsübungen lassen sich dagegen kaum unauffällig gestalten. Vielleicht verzichten Sie in der öffentlichen Situation auf das Anspannen und versuchen die Gesichtsmuskeln nur bewusst zu entspannen. Die Rücken-, Gesäß- und Beinübungen lassen sich wieder kaum sichtbar ausführen.

Ich schlafe beim Üben ein

Das ist nicht schlimm, aber auch nicht Sinn der Sache. Wenn Ihnen die Übungen gut gelingen, fühlen Sie sich im Anschluss ausgeruht und erfrischt. Versuchen Sie, bei der Übung wach zu bleiben, evtl. indem Sie sich die Situation weniger gemütlich gestalten oder aber nicht gerade kurz vor dem Schlafengehen üben. Die progressive Muskelentspannung wird auch bei Schlafstörungen angewendet, muss dafür jedoch in einer leicht veränderten Form geübt werden.

Wie lange muss die progressive Muskelentspannung geübt werden?

Die progressive Muskelentspannung sollten Sie üben, bis Sie in der Lage sind, Anspannungen bewusst wahrzunehmen und zu lockern. Wenn Sie überall und jederzeit in der Lage sind, sich zu entspannen, dann haben Sie das Ziel dieses Entspannungsverfahrens erreicht. Mit der Muskelentspannung ist es dann wie mit dem Radfahren oder Schwimmen. Sie werden es nicht mehr verlernen. Genau wie beim Radfahren und Schwimmen kann es Ihnen aber gut tun, ein wenig in der Übung zu bleiben, sich also gelegentlich die Zeit zum Entspannen zu nehmen. Ob Sie dann auf die Langform zurückgreifen oder eine Kurzform wählen, bleibt Ihrem Bedürfnis überlassen. Sollten Sie sich wieder einmal angespannt, gestresst oder abgespannt fühlen, sollten Sie auf die Muskelentspannung zurückgreifen und sie erneut regelmäßig anwenden.

Ich kann mir kein Ruhebild vorstellen

Selten fällt es Menschen schwer, sich in eine Imagination zu vertiefen. Kann die Person sich grundsätzlich ein angenehmes Bild vorstellen, können Sie Hilfe anbieten, indem Sie die Reise durch das Ruhebild mit Ihrer Anleitung begleiten. Erfragen Sie, in welchem Umfeld sich das Bild befindet. Wird z. B. eine Berglandschaft genannt, so könnten Sie es so versuchen:

Beispiel

Beispiel für ein Ruhebild (Berglandschaft)

Versuchen Sie, sich Ihr Ruhebild vorzustellen... Was können Sie sehen?... Was sehen Sie, wenn Ihr Blick in die Ferne schweift?... Liegt auf den Berggipfeln Schnee?... Sind Wolken am Himmel oder scheint die Sonne?... Was sehen Sie in Ihrer Nähe?... Welche Farben können Sie sehen?... Gibt es in Ihrem Bild auch Geräusche?... Vogelgezwitscher?... Wind?... Laub im Wind?... Oder ist es ganz still?... Gibt es Gerüche?... Riecht es nach gemähtem Gras oder Heu, nach Frühling oder Herbst?... Wie fühlt sich Ihr Bild auf der Haut an?... Scheint Ihnen die Sonne warm ins Gesicht?... Streicht ein Wind angenehm erfrischend über Sie?... Liegen Sie im Gras?... Oder sitzen Sie auf einem erwärmten Felsen?... Genießen Sie den Blick ins Tal und zu den Bergen?... Und lassen Sie alle Muskeln ganz locker werden. Lassen Sie alle Anspannung von sich abfallen und genießen Sie den Moment der Ruhe.

Das Ruhebild macht mir Angst – Ich kann kein friedvolles Ruhebild finden

Menschen, die traumatische Erfahrungen gemacht haben, leiden oft darunter, dass sich die Bilder dieser Geschehnisse immer wieder aufdrängen. Besonders wenn die Betroffenen zur Ruhe kommen, z. B. beim Einschlafen oder aber auch bei Entspannungsübungen, kommen diese Angst auslösenden Bilder wieder. Sollte ein Gruppenteilnehmer dieses Problem nennen, was selten der Fall ist, so ist eine Klärung im Einzelgespräch ratsam und gegebenenfalls Supervision einzuholen.

8.2.5 Durchführung der progressiven Muskelentspannung in der Einzeltherapie

Grundsätzlich ist die Vorgehensweise wie für die Gruppe beschrieben. Der Therapeut wird sich leicht schräg zum Patienten setzen und kann die Übungen gemeinsam mit dem Patienten durchführen. In den Nachbesprechungen kann ausführlicher auf Empfindungen oder mögliche Probleme eingegangen werden und somit die weitere Vorgehensweise besser auf individuelle Bedürfnisse ausgerichtet werden.

Selbsthilfeangebote für Menschen mit sozialen Ängsten

Heike Alsleben

H. Alsleben und I. Hand (Hrsg.), Soziales Kompetenztraining,
DOI 10.1007/978-3-7091-1080-5_9,

Die Förderung des Selbsthilfepotenzials hat einen wichtigen Stellenwert bezogen auf die Bewältigung von sozialen Ängsten und Defiziten und die Stabilisierung von psychotherapeutischen Behandlungserfolgen. Allgemein lassen sich vier Formen von Selbsthilfeangeboten unterscheiden:

Vier Arten von Selbsthilfeangeboten

- Selbsthilfeorganisationen und -vereinigungen,
- Selbsthilfegruppen,
- Selbsthilfeangebote im Internet,
- Bibliotherapie.

Diese Angebote werden in den nachfolgenden Abschnitten näher erläutert.

9.1 Selbsthilfeorganisationen und -vereinigungen

Überregionale Institutionen

Selbsthilfeorganisationen und -vereinigungen sind neben Selbsthilfegruppen ein fester Bestandteil des Gesundheitswesens in Deutschland. Sie beziehen sich in der Regel auf ein bestimmtes Thema oder auf einzelne Krankheitsbilder. Ihre Arbeit ist großenteils überregional organisiert. Selbsthilfeorganisationen bestehen oft in institutionalisierter Form und verstehen sich als Informationsstelle und Interessenvertretung für Betroffene. Ihren Mitgliedern bieten sie Dienstleistungen an, wie z. B. persönliche Beratungen und schriftliches Informationsmaterial. Öffentlichkeitsarbeit stellt einen weiteren Aufgabenschwerpunkt ihrer Arbeit dar.

9.2 Selbsthilfegruppen

Regionaler und individueller Aufbau

Die thematische und strukturelle Vielfalt von Selbsthilfegruppen ist groß. In zumeist regional begrenzten Selbsthilfegruppen treffen sich Menschen mit ähnlichen Problemen, Anliegen und Zielen. Diese tauschen sich untereinander aus und unterstützen sich gegenseitig. Der

Ablauf der Treffen wird individuell gestaltet, denn jede Gruppe ist anders und verfolgt unterschiedliche Ziele. Gemeinsam ist allen Selbsthilfegruppen, dass sich ihre Teilnehmer in regelmäßigen Abständen zu festen Zeiten treffen. Sie versuchen, sich gegenseitig bei der Bewältigung ihrer Probleme zu unterstützen (▶ Übersicht). Das Aufsuchen von Selbsthilfegruppen kann begleitend zu psychotherapeutischen Behandlungsangeboten erfolgen. Es kann diese jedoch nicht ersetzen, sollte eine Indikation für eine Psychotherapie bestehen. Die Gruppenteilnahme setzt eine Bereitschaft zur aktiven Mitarbeit voraus. **Wichtige Merkmale** von Selbsthilfegruppen sind: Gleichberechtigung, Selbstbetroffenheit, Selbstindikation, Handeln in eigener Sache, Schweigepflicht in Bezug auf die anderen Teilnehmer und kostenlose Teilnahme. In der Regel haben Selbsthilfegruppen keine formelle oder professionelle Leitung. Ein Teil der Gruppen nutzt die Zusammenarbeit mit Ärzten oder Psychologen oder lässt sich bei Bedarf von diesen beraten. Welche Ziele Selbsthilfegruppen im Allgemeinen verfolgen und welche Potenziale sie beinhalten, wird aus der nachfolgenden Übersicht ersichtlich.

Allgemeine Ziele von Selbsthilfegruppen

- Regelmäßiger Kontakt zu anderen Menschen mit ähnlichen Problemen
- Austausch über eigene Ängste und Unsicherheiten
- Sich gegenseitig Mut machen und unterstützen
- Von anderen lernen, sich die Bewältigung von eigenen Ängsten zuzutrauen
- Sich gegenseitig Vorbild sein und zu konkreten Veränderungen motivieren
- Orientierung durch Weitergabe von Informationen, z. B. über die verschiedenen professionellen Therapieangebote
- Verbesserung der Lebensqualität, z. B. durch Verminderung von Einsamkeit
- Lernen, neue Fertigkeiten und Selbstvertrauen zu entwickeln, um den Alltag besser zu bewältigen, beispielsweise über persönliche Themen zu reden oder konstruktive Kritik zu üben
- Lernen, selbstverantwortlich und aktiv zu handeln

Manche Selbsthilfegruppen verstärken sich ungewollt gegenseitig negativ in ihrem Krankheitsverhalten. In diesem Fall sind sie eher kontraproduktiv statt hilfreich. Beispiele hierfür sind das In-den-Vordergrund-Stellen von Vermeidungsstrategien bezogen auf das Problemverhalten oder das sich gegenseitige Verstärken im eigenen Ausweglosigkeitserleben.

In eine Selbsthilfegruppe hinein führen verschiedene Wege. Einerseits besteht die Möglichkeit, selber eine Gruppe zu gründen, anderseits ist es möglich, sich einer bestehenden Selbsthilfegruppe anzuschließen. Informationen dazu, welche Gruppenangebote in der eigenen Region vertreten sind, finden sich im Internet oder in behördlichen Wegweiser-Broschüren (▶ Arbeitsblatt 19, Abb. 9.1). In vielen Bundesländern und Landkreisen vertretene Kontaktstellen für Selbsthilfegruppen bieten persönliche Beratung bei der Gründung oder der Suche nach einer bestehenden Selbsthilfegruppe an. Ferner beraten sie Gruppen bei der Klärung von Fragen und Problemen rund um das Thema Gruppenarbeit und bieten Fortbildungen an.

Wegweiser in Selbsthilfegruppen

9.2.1 Selbsthilfegruppen speziell für Menschen mit sozialen Ängsten

Verschiedene Zielsetzungen einzelner Gruppen

Betrachtet man Selbsthilfegruppen für Menschen mit einer sozialen Phobie bzw. sozialen Ängsten, so finden sich innerhalb der einzelnen Gruppen unterschiedliche Zielsetzungen:

- In einigen Gruppen steht der Austausch der Betroffenen untereinander im Vordergrund.
- Andere Gruppen arbeiten sehr strukturiert und sind darauf ausgerichtet, ihre Angstprobleme aktiv zu bewältigen. Sie stellen gemeinsame Übungen und Rollenspiele zur sozialen Kompetenzerhöhung und Angstbewältigung in den Vordergrund ihrer Aktivitäten. In diesen übungsorientierten Selbsthilfegruppen befinden sich zumeist auch psychotherapieerfahrene Teilnehmer.
- Einige übungsorientierte Gruppen, wählen einen Schwerpunkt, wie z. B. das freie Sprechen. In ihrer Gruppenarbeit steht das Erlernen von Redekompetenzen und Angstbewältigung in Mittelpunktsituationen im Vordergrund. Diese Ziele werden angestrebt durch individuell abgestufte Redeübungen verbunden mit einem anschließenden Feedback durch die anderen Gruppenteilnehmer.
- Von diesen Gruppenangeboten unterscheiden sich speziell ausgerichtete Freizeitgruppen. Schwerpunkt dieser Gruppen bilden gemeinsame Aktivitäten, etwa zusammen essen gehen oder Ausflüge unternehmen und das Knüpfen neuer Kontakte. In Freizeitgruppen treffen sich allerdings nicht ausschließlich Menschen, die unter sozialen Ängsten leiden, sondern auch solche, die diese Form des Kontaktknüpfens schätzen.

9.2.2 Nutzen von Selbsthilfegruppen als Ergänzung zu einer Psychotherapie

Als Ergänzung zu einer Psychotherapie im Einzelsetting bietet eine Selbsthilfegruppe Betroffenen mit einer sozialen Phobie die Möglichkeit, in einen übersichtlichen Rahmen Übungen durchzuführen und neue Erfahrungen zu sammeln. Teilnehmern eines ambulanten sozia-

Soziales Kompetenztraining

Arbeitsblatt 19 **Informationen über Selbsthilfegruppen** **Seite 1**

Selbsthilfegruppen: Adressen

Informationen zu Selbsthilfegruppen in der Nähe Ihres Wohnorts (Deutschland, Österreich und Schweiz) sowie Broschüren erhalten Sie unter den nachfolgenden Adressen:

Deutschland

NAKOS
Nationale Kontakt- und Informationsstelle
zur Anregung und Unterstützung von Selbsthilfegruppen
Wilmersdorfer Straße 39, D-10627 Berlin
Tel: 030-31018960
Internetadresse: www.nakos.de
E-Mail: selbsthilfe@nakos.de

SELBSTHILFEinter@ktiv
www.selbsthilfe-interaktiv.de
Eine bundesweite Kommunikationsplattform für Selbsthilfegruppen und daran Interessierte

In den verschieden Bundesländern und teilweise auch in den einzelnen Landkreisen gibt es regionale **Selbsthilfe-Kontaktstellen**, eine Liste erhalten Sie über die NAKOS. Zum Beispiel:

KISS
Kontakt- und Informationsstellen für gesundheitsbezogene Selbsthilfegruppen in Hamburg
Eine spezielle Information zu regionalen Selbsthilfegruppen bei Angststörungen bietet die Kontaktstelle in Hamburg-Altona:

Gaußstraße 21, D-22765 Hamburg
Tel: 040-49292201 (Dienstag: 15:00–17:00 Uhr)
Internetadresse: www.kiss-hh.de
E-Mail: kissaltona@paritaet-hamburg.de

Weitere Adressen, auch von Beratungsstellen in der Nähe Ihres Wohnorts, können Sie den regionalen Gelben Seiten entnehmen.

Österreich

SIGIS
Fonds Gesundes Österreich
Internetadresse: www.fgoe.org/aktivitaeten/selbsthilfe
E-Mail: sigis@fgoe.org

Selbsthilfe Österreich
www.selbsthilfe.at

Abb. 9.1 Arbeitsblatt 19: Informationen über Selbsthilfegruppen

Soziales Kompetenztraining

Arbeitsblatt 19 **Informationen über Selbsthilfegruppen** **Seite 2**

Schweiz

SELBSTHILFE SCHWEIZ (ehemals KOSCH)
Selbsthilfe Schweiz
Laufenstrasse 12, CH-4053 Basel
Tel.: +41-61-3338601
Zentraler Auskunftsdienst: 0848-810814
Internetadresse: www.selbsthilfeschweiz.ch
E-Mail: info@selbsthilfeschweiz.ch

Die Arbeitsweisen der einzelnen Selbsthilfegruppen unterscheiden sich erfahrungsgemäß erheblich voneinander. Bitte haben Sie Verständnis dafür, dass der vermittelnden Stelle nicht immer bekannt ist, in welchem Umfang die einzelnen Selbsthilfegruppen „aktuelle Prinzipien" der Angstbehandlung in ihre Arbeit einbeziehen.

Ergänzende Internetadressen
Beispielhaft finden Sie hier weitere informative Internetadressen

Informationen bezogen auf soziale Phobie

- www.sozphobie.de (Selbsthilfe Soziale Phobie und Schüchternheit)
- www.vssps.de (deutschlandweiter Selbsthilfeverband für soziale Phobie)

Informationen bezogen auf Angst und Panik, allgemein

- www.panik-attacken.de (DASH – Deutsche Angst-SelbstHilfe e. V.)
- www.angst-und-panik.de (Onlineforum bezogen auf Angst und Panik)
- www.angst-auskunft.de (Allgemeine Angst-Auskunft)
- www.angstportal.de (Selbsthilfeportal für Betroffene)
- www.aphs.ch (Angst- und Panikhilfe Schweiz)

Abb. 9.1 (Fortsetzung)

len Kompetenztrainings sollte nahegelegt werden, sich über die Dauer der Behandlung hinaus als Selbsthilfegruppe weiterzutreffen. Ihnen ermöglicht eine Selbsthilfegruppe, im Rahmen der Gruppentherapie erreichte Therapieerfolge zu vertiefen und zu stabilisieren.

9.2.3 Leitfaden einer Selbsthilfegruppensitzung für Menschen mit sozialen Ängsten

Eine feste Struktur innerhalb der Gruppensitzungen ist aus unserer Sicht empfehlenswert. Ohne diese besteht die Gefahr, dass sich die Gruppen aufgrund ihrer „Unverbindlichkeit“ nach einiger Zeit wieder auflösen oder kaum an konkreten Veränderungen arbeiten. Letzteres ist gerade in Bezug auf Gruppen für Menschen mit sozialen Ängsten und Defiziten bedauernswert, da durch kontinuierliches, wiederholtes Üben eine dauerhafte Angstreduktion erreicht werden kann. Die im ▶ Arbeitsblatt 19 (Abb. 9.2) dargestellte Grundstruktur einer problemlöseorientierten Selbsthilfegruppensitzung hat sich unserer Erfahrung nach bewährt. Eine solche Struktur hilft dabei, gemeinsam an Veränderungen zu arbeiten. Sie hat sich besonders dann bewährt, wenn ein Teil der Teilnehmer bereits über verhaltenstherapeutische Vorerfahrungen verfügt. Der Leitfaden kann an die Teilnehmer des sozialen Kompetenztrainings weitergeben werden. Neben der Orientierung an dieser Grundstruktur hat es sich als sinnvoll erwiesen, dass Selbsthilfegruppen allgemeine Gruppenregeln beachten, wie in ▶ Kap. 4 dargestellt.

Struktur für Gruppe mit verhaltenstherapeutischen Vorerfahrungen

9.3 Selbsthilfeangebote im Internet

Information und Kommunikation

Viele Betroffene informieren sich bereits vor dem Beginn einer Psychotherapie im Internet über die Diagnostik und die Behandlungsmöglichkeiten der sozialen Phobie. Auf den verschiedenen Webseiten findet sich ein breites Informationsangebot, zur Verfügung gestellt von Experten, Kliniken, Fachgesellschaften, der Pharmaindustrie und von Betroffenen selbst. Das Internet stellt ferner eine gute Möglichkeit dar, um Selbsthilfeangebote in Erfahrung zu bringen. Dazu zählt neben regionalen Treffen von Selbsthilfegruppen auch der Kontakt mit anderen Betroffenen direkt über das Internet. Dabei wird im Allgemeinen unterschieden zwischen:

- **Selbsthilfe-Mailinglisten**: Diskussionsforen, in denen nur nach vorheriger Registrierung Informationen weitergegeben werden;
- **Selbsthilfe-Newsgroups**: öffentliche Diskussionsforen, in denen auch eigene Beiträge veröffentlicht werden können;
- **Selbsthilfe-Chats**: Foren zur direkten Kommunikation mit anderen Betroffenen.

Soziales Kompetenztraining

Arbeitsblatt 20 **Selbsthilfegruppensitzung – Leitfaden** **Seite 1**

Leitfaden: Struktur einer problemlöseorientierten Selbsthilfegruppensitzung

1. Festlegung des Gesprächsleiters
In jeder Sitzung übernimmt abwechselnd einer der Teilnehmer die Rolle des Gesprächsleiters. Diese beinhaltet die nachfolgenden Aufgaben:
- Moderieren des kurzen Erfahrungsaustauschs (siehe Punkt 3)
- Sammeln von Themen und Anliegen der einzelnen Teilnehmer
- Festlegung der Zeiteinteilung gemeinsam mit der Gruppe (siehe Punkt 4)
- Bewahren des „roten Fadens", das heißt auf die Einhaltung von Zeiten und Themen achten

2. Einstiegsrunde mit Blitzlicht
Das Blitzlicht umfasst eine knapp **gefasste Einstiegsrunde zur aktuellen Befindlichkeit** der Gruppenmitglieder. Die Redezeit der einzelnen Personen sollte eher kurz gehalten werden (je nach Gruppengröße maximal 1–2 Minuten).

3. Erfahrungsaustausch über durchgeführte Übungen und neue Erfahrungen
Nachbesprechungsrunde der seit der letzten Gruppensitzung durchgeführten Übungen:
- Welche Ziele wurden erreicht?
- Was klappte gut?
- Worin bestanden ggf. Schwierigkeiten?
- Welche neuen Erfahrungen wurden gesammelt?
- Wie gelang die Anwendung der „Zehn goldenen Regeln" der Angstbewältigung?
- Welche anderen (sozialen) Aktivitäten wurden durchgeführt?

Der Gesprächsleiter achtet darauf, dass alle Teilnehmer zu Wort kommen und dass die Zeit eingehalten wird (z. B. maximal 5 Minuten für jedes Gruppenmitglied).

4. Anliegen und Themen für das aktuelle Treffen sammeln
Der **Gesprächsleiter sammelt die Anliegen**, die die einzelnen Teilnehmer während der Sitzung besprechen oder bearbeiten möchten.

Beispiele für Themen:
- Nicht gelungene Übungen
- Neu aufgetauchte Schwierigkeiten bei der Angstbewältigung und in sozialen Situationen
- Bevorstehende Situationen, die angstbesetzt sind
- Unsicherheiten oder Unwissenheit im Umgang mit den sozialen Ängsten

Anschließend **legt die Gruppe gemeinsam fest, welche der Anliegen bearbeitet werden** sollen und wie viel Zeit im Einzelnen dafür einzuplanen ist.
Außerdem kann die Möglichkeit eingeräumt werden, sich in der Sitzung über andere Lebensprobleme auszutauschen. Dies kann dann z. B. am Schluss des Treffens im Rahmen einer offenen Gesprächsrunde erfolgen.

Abb. 9.2 Arbeitsblatt 20: Selbsthilfegruppensitzung – Leitfaden

Soziales Kompetenztraining

Arbeitsblatt 20 **Selbsthilfegruppensitzung – Leitfaden** **Seite 2**

5. Schritte der Anliegenarbeit

- Der Teilnehmer, der sein Anliegen einbringt, schildert als ersten Schritt den anderen Gruppenmitgliedern, **worum es genau geht** (Ort, Zeit, Handlung, beteiligte Personen, eigentliches Ziel, eigenes Verhalten, Verhalten der anderen Personen, Stärke des Angsterlebens, körperliche Symptome, Befürchtungen, Vermeidungstendenzen, Nachwirkungen der Situation).
- Die anderen Gruppenmitglieder sind anschließend aufgefordert, **Fragen zu stellen**, wenn sie die geschilderte Problematik nicht genau nachvollziehen können.
- Danach erfolgt die **Festlegung eines angestrebten Veränderungsziels**.
- Daran schließt sich das **Sammeln konstruktiver Umsetzungsvorschläge** an, aus denen der Betroffene die für ihn beste Lösungsmöglichkeit auswählt.
- Als letzter Schritt werden die konkreten Veränderungsschritte bis zum nächsten Treffen festgelegt. Wenn erforderlich, wird geklärt, welche ungünstigen (Übungs-)Bedingungen verändert werden sollen. Dazu kann bei Bedarf ein Rollenspiel durchgeführt werden.

6. Konstruktive Rückmeldung an den Gesprächsleiter

Am Ende der Sitzung erhält der Gesprächsleiter von den anderen Gruppenmitgliedern auf Wunsch eine Rückmeldung über seine Gesprächs- und Gruppenleitung. Die Rückmeldung sollte hervorheben, was den anderen Teilnehmern positiv aufgefallen ist. Anschließend können Vorschläge, wie etwas an der Leitung in Zukunft verändert werden könnte, konstruktiv, in nicht bewertender Weise besprochen werden.

7. Abschlussrunde mit Blitzlicht

Kurzer Austausch darüber, wie sich die einzelnen Gruppenmitglieder am Ende der Sitzung fühlen und was sie sich bis zum nächsten Mal vornehmen wollen.

Abb. 9.2 (Fortsetzung)

Diese Kommunikationsangebote können Menschen mit sozialen Ängsten im positiven Sinne darin unterstützen, ihre soziale Isolation zu vermindern. Dieses geschieht beispielsweise durch das Erleben neuer, ermutigender Beziehungserfahrungen im Schutz des Internetforums und deren Übertragung in die eigenen Alltagsbezüge. Im negativen Sinne kann dieses Medium das Vermeidungsverhalten innerhalb des eigenen sozialen Umfelds verstärken (Eichenberg 2003).

Eine Auswahl empfehlenswerter Webseiten und -foren enthält das ▶ Arbeitsblatt 19 (◻ Abb. 9.1). Die so verfügbaren Informationen unterstützen die Patienten darin, sich über die Gruppenbehandlung hinaus über das Krankheitsbild der sozialen Phobie zu informieren oder eine bereits bestehende Selbsthilfegruppe in der Nähe ihres Wohnorts zu finden.

Unter der Internetadresse www.nakos.de/site/data/NAKOS_Internetnutzung_alles.pdf finden sich Hinweise dazu, wie Informationsseiten zum Themenbereich „Selbsthilfe" im Internet hinsichtlich ihrer Qualität und Seriosität beurteilt werden können. Außerdem kann über die Nakos-Homepage Informationsmaterial zum Thema „Selbsthilfe" bestellen werden.

9.4 Bibliotherapie

Unter Bibliotherapie versteht man das Lesen und Lernen von medizinischen und psychologischen Ratgebern und Selbsthilfemanualen, die für Betroffene und ihre Angehörigen verfasst wurden. Das Ziel besteht darin, betroffene Menschen über ihre Erkrankungen zu informieren und sie in ihren Selbsthilfemöglichkeiten zu unterstützen. Fallbeispiele helfen den Betroffenen dabei, sich persönlich in den Informationen wiederzuerkennen. Dadurch werden Selbsterkenntnis und Modelllernen unterstützt. Durch die vermittelten Inhalte erlebt der betroffene Leser, dass er mit seiner Erkrankung nicht alleine dasteht. Die Informationen unterstützen die Akzeptanz für die eigene Problematik. Durch das Aufzeigen von Möglichkeiten der Problembewältigung kann der Betroffene mehr Selbstverantwortung für einen positiven Umgang mit seiner Erkrankung entwickeln.

Diese Literatur bietet auch denjenigen Betroffenen Unterstützung, deren Möglichkeiten begrenzt sind, psychotherapeutische Unterstützung in Wohnortnähe aufzusuchen. Neben der Anwendung in reiner Selbsthilfe kann Bibliotherapie auch als therapeutische Intervention im Rahmen von Psychotherapien eingesetzt werden oder eine Wartezeit auf eine solche sinnvoll überbrücken. Ein solches niederschwelliges Hilfsangebot alleine ist jedoch in akuten Krankheitsphasen nicht empfehlenswert, da diese vor allem der professionellen Unterstützung bedürfen. In der Folge einer psychotherapeutischen Behandlung kann eine bibliotherapeutische Lektüre der weiteren Stabilisierung und Rückfallprophylaxe dienen. Die folgende Übersicht zeigt, in welchen Abstufungen Bibliotherapie Anwendung findet.

Selbsthilfeliteratur als therapeutische Intervention

Buchempfehlungen zum Thema „Soziale Phobie" und damit verbundenen Themenbereichen finden sich auf dem ▶ Arbeitsblatt 21 (▣ Abb. 9.3).

Anwendungsmöglichkeiten der Bibliotherapie (mod. nach Grahlmann und Linden 2005)

- In Selbsthilfe, ohne zusätzliche Psychotherapie
- Als Empfehlung des Therapeuten zur Überbrückung von Wartezeit
- Mit minimaler Therapeutenbegleitung (wenige, eher beratende Sitzungen)
- Als therapeutenangeleitete Hausaufgabe im Rahmen einer laufenden Psychotherapie
- Als Stabilisierung und Rückfallprophylaxe nach einer Psychotherapie

Voraussetzung dafür, dass Betroffene von einer bibliotherapeutischen Lektüre profitieren, ist – neben ihrer Motivation, zu lesen und das Gelesene zu reflektieren – auch ihre Bereitschaft zum aktiven Umsetzen der vermittelten Inhalte. Vertiefende Informationen zu diesem Thema sowie Kriterien zur Beurteilung von Selbsthilfeliteratur finden sich in Angenendt (2009). Dieser weist darauf hin, dass der Einsatz der Bibliotherapie auch genaue Kenntnis der eingesetzten Literatur beim Therapeuten erfordert.

Soziales Kompetenztraining

Arbeitsblatt 21 Literaturempfehlungen Seite 1

Im Buchhandel finden Sie eine Fülle von Literatur zu den Themen soziale Ängste, Selbstwertproblematik und damit möglicherweise verbundenen, psychischen Problembereichen. Deshalb möchten wir Ihnen eine Auswahl von Selbsthilfeliteratur vorstellen. Die Angaben zum Erscheinungsjahr beziehen sich auf die aktuelle Auflage der einzelnen Bücher.

Angstbewältigung allgemein

- Rufer, M., Alsleben, H. und Weiss, A. (2011). **Stärker als die Angst**. Basel: Hans Huber.

Soziale Phobie/soziale Kompetenz

- Consbruch, K. und Stangier, U. (2010). **Ratgeber Soziale Phobie**. Göttingen: Hogrefe.
- Fehm, L. und Wittchen, H.-U. (2009). **Wenn Schüchternheit krank macht**. Göttingen: Hogrefe.
- Fensterheim, H. und Bear, J. (2005). **Sage nicht ja, wenn Du nein sagen willst**. München: Goldmann.
- Potreck-Rose, F. (2011). **Von der Freude, den Selbstwert zu stärken**. Stuttgart: Klett-Cotta.
- Schulz von Thun, F. (2010). **Miteinander reden 1**. Störungen und Klärungen. Reinbek: Rowohlt.
- Wolf, D. (2008). **Keine Angst vor dem Erröten**. Mannheim: PAL.
- Wolf, D. (2010). **Einsamkeit überwinden**. Mannheim: PAL.
- Schuster, M. (2004). **Schüchternheit kreativ bewältigen**. Göttingen: Hogrefe.

(Soziale) Ängste und Achtsamkeit

- Brantley, J. (2009). **Der Angst den Schrecken nehmen**. Freiburg: Arbor.
- Flowers, S. (2011). **Der achtsame Weg durch die Schüchternheit**. Freiburg: Arbor.
- Germer, C. (2010). **Der achtsame Weg zur Selbstliebe**. Freiburg: Arbor.

Kommunikation in der Partnerschaft

- Merkle, R. (2011). **Eifersucht**. Mannheim: PAL.

Literatur zum Themenbereich „Veränderungen herbeiführen und Motivation erhöhen"

- Münchhausen, M. (2004). **Wo die Seele auftankt**. Frankfurt: Campus.
- Münchhausen, M. (2005). **So zähmen Sie Ihren inneren Schweinehund**. München: Piper.
- Reddemann, L. (2009). **Eine Reise von 1000 Meilen beginnt mit dem ersten Schritt**. Freiburg: Herder.
- Ressel, H. (2003). **Was ich wirklich will**. Frankfurt: Fischer.
- Wolf, D. und Garner, A. (2010). **Nur Mut zum ersten Schritt**. Mannheim: PAL.

Agoraphobie

- Mathews, A., Gelder, M. und Johnston D., Deutsche Bearbeitung von Hand, I. und Fisser-Wilke, C. (2004). **Platzangst: Ein Übungsprogramm für Betroffene und Angehörige**. Basel: Karger.

Spezifische Phobien

- Wolf, D. und Merkle, R. (2009). **So überwinden Sie Prüfungsängste**. Mannheim: PAL.

Depression

- Görlitz, G. (2010). **Selbsthilfe bei Depressionen**. Stuttgart: Klett-Cotta.
- Stavemann, H. (2010). **Im Gefühlsdschungel**. Weinheim: Beltz.
- Williams, M. und Penman, D. (2011). **Meditation im Alltag**. Gelassenheit finden in einer hektischen Welt. München: Arkana.
- Wittchen, H.-U. et al. (1995). **Hexal-Ratgeber Depression**. Basel: Karger.

Progressive Muskelentspannung nach Jacobson

- Löhmer, C. und Standhardt, R. (2006). **Die Kunst, im Alltag zu entspannen**. Einübung in die Progressive Muskelentspannung. Stuttgart: Klett-Cotta.
- Ohm, D. (2011). **Stressfrei durch Progressive Relaxation**. Stuttgart: Trias.
- Wiesemann, C. (2006). **Muskel-Entspannung**. Einführung und Training der Progressiven Muskelentspannung nach E. Jacobson. München: ARPS.

Abb. 9.3 Arbeitsblatt 21: Literaturempfehlungen

Klinischer und wissenschaftlicher Hintergrund

Michael Rufer und Aba Delsignore

H. Alsleben und I. Hand (Hrsg.), Soziales Kompetenztraining,
DOI 10.1007/978-3-7091-1080-5_10,

Psychotherapiestudien der letzten 30 Jahre haben vor allem die Wirksamkeit von sozialen Kompetenztrainings, Expositionstherapien und kognitiven Therapien zur Behandlung sozialer Phobien untersucht. Eine geringe Zahl von Evaluationsstudien wurde zur Wirkung unterschiedlicher Settings durchgeführt. Insgesamt konnte gezeigt werden, dass die Wirksamkeit der Behandlung der sozialen Phobie im Einzel- und im Gruppensetting vergleichbar ist (Acarturk et al. 2009; McEvoy 2007). Aus klinischer Sicht gilt die Möglichkeit einer stärker individualisierten Vorgehensweise als wichtigster Vorteil der Einzeltherapie. Vorteile der Behandlung von sozialen Ängsten und Defiziten im Gruppensetting sind die andauernde Exposition durch die Gruppensituation, die Verminderung von Isolationsgefühlen bezüglich der Erkrankung *(„Auch andere Menschen leiden unter diesen Ängsten")*, die Möglichkeit der Modellfunktion anderer Gruppenmitglieder und Therapeuten und mehr Möglichkeiten für Feedback und Rollenspiele (Koban u. Neumann 2001). Auch ökonomische Gesichtspunkte sprechen für ein Gruppensetting (Harb u. Heimberg 2002). In der klinischen Praxis gilt eine Kombination von kognitiver Therapie, Reizkonfrontation und sozialem Kompetenztraining im Gruppensetting als Therapiemethode der Wahl (Koban u. Neumann 2001).

Im Folgenden werden häufig angewandte Konzepte zur Behandlung sozialer Ängste und Defizite beschrieben, die im ambulanten und auch im stationären Rahmen sowohl in der Einzel- als auch in der Gruppentherapie eingesetzt werden können.

10.1 Training sozialer Fertigkeiten

Die Anwendung dieser Konzepte (beispielsweise das Gruppentraining sozialer Kompetenzen von Hinsch und Pfingsten 2002) bei Sozialphobikern beruht auf der Annahme, dass zumindest bei einem Teil der Patienten Fertigkeitsdefizite in der verbalen und nonverbalen Kommunikation vorliegen und diese hinsichtlich der soziophobischen Problematik von primärer Bedeutung sind. Können diese Defizite reduziert werden, verringern sich auch das Angstniveau und

Kommunikationsdefizite im Vordergrund

das Ausmaß der Vermeidung. In der Regel umfassen Konzepte zum sozialen Kompetenztraining Modellvorgabe, Rollenspiel, korrigierendes Feedback, Verstärkung und Hausaufgaben. Die Wirksamkeit von einem alleinigen Training sozialer Kompetenzen in der Behandlung sozialer Phobien konnte nicht überzeugend nachgewiesen werden (Ponniah u. Hollon 2008). Ein Grund dafür könnte darin liegen, dass nicht alle Patienten mit sozialer Phobie soziale Defizite haben und dass die Anwendung solcher Trainings besser als Bestandteil einer multimodalen Therapie erfolgen sollte. Neuere Ansätze (Peitz et al. 2000) zielen stärker auf die Verbesserung von Bewältigungskompetenzen in sozialen Beziehungen ab, weniger auf das Einüben von selbstsicheren Verhaltensaspekten.

10.2 Konfrontationsverfahren

Angstreduktion durch Gewöhnung

Die Anwendung dieser Methoden basiert auf der Idee, dass die gestufte Konfrontation mit (in der Regel vermiedenen) sozialphobischen Situationen zu einer Gewöhnung führt und demzufolge mit einer Reduktion der Angstsymptomatik einhergeht. Typischerweise erarbeiten Patient und Therapeut eine individuelle Hierarchie Angst auslösender sozialer Situationen, denen sich der Patient stufenweise stellt. Bei den Konfrontationsübungen wird ein mittleres Angstniveau angestrebt. Die kurz- und langfristige Wirksamkeit in Bezug auf die Hauptsymptomatik durch In-vivo-Exposition bei der Behandlung von Patienten mit sozialer Phobie wurde in mehreren Studien eindeutig belegt (Acarturk et al. 2009; Ponniah u. Hollon 2008). Die Identifizierung und der Abbau von Sicherheitsverhalten (z. B. die perfekte Vorbereitung einer kurzen Rede oder das Tragen eines Rollkragenpullovers, um die mögliche Errötung der Halspartie zu verstecken) und die entsprechende Instruktion, auch bei Expositionen darauf zu verzichten, hat sich als wichtiges Element erwiesen (Wells et al. 1995).

In einer Studie konnte gezeigt werden, dass Konfrontationsverfahren nicht nur die soziale Angst reduzieren, sondern auch die kognitive Wahrnehmung von sozialen Situationen positiv beeinflussen (Hofmann 2004). Dies findet jedoch nicht bei allen Patienten automatisch statt. Die Art, wie Expositionen angeleitet und ausgewertet werden, kann hierbei eine entscheidende Rolle spielen, weshalb die Wichtigkeit betont wird, Expositionen durch gezielte kognitive Vorbereitungen und entsprechenden Auswertungen zu ergänzen (Huppert et al. 2003).

10.3 Kognitive Therapieansätze

Die übertriebene Angst, sich in sozialen Situationen unangemessen zu verhalten, die Überschätzung möglicher Konsequenzen unsicheren Verhaltens sowie die übertriebene Selbstfokussierung auf der Suche nach möglichen Unsicherheitszeichen sind zentrale Symptome der sozialen Phobie. Dementsprechend versuchen kognitive Ansätze, einseitige Wahrnehmungen oder Überzeugungen anzugehen, die zu Vermeidung (bzw. zu Sicherheitsverhalten) führen könnten. Es fehlt jedoch bislang der eindeutige Nachweis, ob eine Kombination aus kognitiven Techniken und Exposition effektiver ist als Exposition alleine (Acarturk et al. 2009). Wie erwähnt, hängt dies möglicherweise damit zusammen, dass durch das Wegfallen negativer Konsequenzen bei gelungenen Konfrontationen mindestens implizit eine kognitive Umstrukturierung stattfindet. Die kognitive Ebene scheint somit sowohl in Studien wie auch in der Praxis nicht wirklich trennbar von der Verhaltensebene.

Veränderung von Überzeugungen und Wahrnehmung

Insgesamt ist die Wirksamkeit kognitiver und kombiniert kognitiv-behavioraler Behandlungsverfahren eindeutig belegt (vgl. Taylor 1996; Acarturk et al 2009; Heimberg 2001). Allerdings schlossen in einigen Studien Patienten, die zu Beginn der Behandlung schwerer beeinträchtigt waren, sowie solche, bei denen eine zusätzliche affektive Störung vorlag, trotz vergleichbaren Ausmaßes der Verbesserung der Hauptsymptomatik die Behandlung mit einer stärkeren Gesamtbeeinträchtigung ab. Um den Behandlungserfolg auch dieser Patienten zu verbessern, schlagen Stangier und Fydrich (2002) vor, das gängige Vorgehen der kognitiv-behavioralen Therapie zu erweitern und z. B. auf der Grundlage des kognitiven Modells von Clark und Wells (1995) Veränderungen von Sicherheitsverhaltensweisen stärker einzubeziehen, Videofeedback einzusetzen und/oder die Behandlungsdauer zu verlängern.

10.4 Multimodale Verhaltenstherapiekonzepte

In der klinischen Praxis haben sich multimodale Verhaltenstherapiekonzepte bewährt (Hope u. Heimberg 1993). Auch das in diesem Buch vorgestellte soziale Kompetenztraining nach dem Hamburger Modell ist ein multimodales Therapiekonzept zur Behandlung der sozialen Phobie. Das in Zürich entwickelte Konzept „Soziale Angst verstehen und bewältigen" (Carraro u. Delsignore 2006; Delsignore 2009) ist ein weiteres Beispiel für eine multimodale Gruppentherapie der sozialen Angst.

10.4.1 Bestandteile

Verhaltens-, Motivations-, Funktions- und Bedingungsanalyse

Bei entsprechender Indikation erfolgt vor Beginn der Therapie eine ausführliche Verhaltensanalyse, welche neben einer Mikroanalyse des aktuellen Symptomverhaltens (unter Einbeziehung aller Verhaltensdimensionen: Kognition, Emotion, Physiologie, Motorik) auch eine Motivations-, Funktions- und Bedingungsanalyse beinhaltet. Es werden Informationen u. a. zur biographischen Anamnese, zur Sozialisation, zum Krankheitsverlauf und zur aktuellen Lebenssituation erhoben. Auf der Grundlage dieser Informationen werden im Anschluss an die Verhaltensanalyse Hypothesen zu den auslösenden und aufrechterhaltenden Bedingungen der Symptomatik mit den Patienten diskutiert und konkrete, individuelle Veränderungsziele formuliert, die dann im Rahmen der anschließenden Gruppenbehandlung bearbeitet werden können.

Die oben genannten multimodalen Konzepte für die Behandlung von sozialer Angst beinhalten folgende Module:

1. **Psychoedukation:** Wie entwickelt und zeigt sich die soziale Angst in konkreten Situationen? Vermeidung und Sicherheitsverhalten als aufrechterhaltende Faktoren.
2. **Wahrnehmungsebene:** Förderung einer differenzierten (Selbst-) Beobachtung (z. B. lernen, Emotionen und Reaktionen differenziert wahrzunehmen, statt diese als „Angst oder keine Angst", „sicheres oder unsicheres Verhalten" zu beschreiben; die subjektive Schwierigkeit einer Situation einschätzen und schriftlich festhalten).
3. **Verhaltensebene:** Übung von sozialen Kompetenzen in Rollenspielen (zu Beginn vorgegeben, im weiteren Verlauf aufgrund konkreter Alltagssituationen der Teilnehmer), Verhaltensexperimente, Konfrontationsübungen (z. B. in der Stadt, Einladung einer Autorität, Kurzvorträge), Videoaufnahmen zur Sensibilisierung von Unterschieden zwischen Selbst- und Fremdwahrnehmung.
4. **Kognitive Ebene:** Erkennen einseitiger Interpretationen, die wenig mit der aktuellen Situation zu tun haben. Aufgrund der in der Gruppe gesammelten neuen Bewältigungserfahrungen wird eine graduelle Anpassung wichtiger Überzeugungen über sich selber und über andere Menschen unterstützt. In gewissen Situationen kann eine Akzeptanz unveränderbarer Gegebenheiten (z. B. Angehöriger mit schwieriger Persönlichkeit) ebenfalls eine sinnvolle Strategie sein. Dieser Baustein ist eine Fortsetzung der differenzierten Wahrnehmung und erfolgt parallel zu den Übungen auf der Verhaltensebene.
5. **Kompetenzerfahrungen:** Das Erleben der eigenen Kompetenz sowohl in schon gut funktionierenden Bereichen (Ressourcen) wie auch bei der Bewältigung Angst auslösender Situationen wird von den Therapeuten durch konkrete Übungen und bei der kognitiven Umstrukturierung aktiv unterstützt.
6. **Transfer in den Alltag:** Die Anpassung und Konsolidierung geübter Strategien im konkreten Alltag des Patienten und die Arbeit an den individuellen Zielen auch zwischen den Sitzungen sind ein wesentlicher Bestandteil der Gruppentherapie, der möglichst schon nach den ersten Sitzungen beginnen sollte.
7. **Umgang mit Rückfällen, Wiederholung persönlicher Bewältigungsstrategien:** Follow-up-Sitzung 3 Monate nach Therapieabschluss.

10.4.2 Wirksamkeit

Gute Wirksamkeit multimodaler Therapiekonzepte

Eine empirische Überprüfung der zwei erwähnten Modelle zeigte gute unmittelbare Behandlungseffekte und eine gute Durchführbarkeit im Gruppensetting auch bei schwer soziophobischen Patienten. Es zeigte sich auch ein Rückgang komorbider depressiver Symptome (Ziertmann 2003; Delsignore et al. 2008). Eine Katamneseuntersuchung 2–11 Jahre nach Ende der Gruppentherapie ergab, dass die Kurzzeit-Therapieeffekte im Mittel bis zum Follow-up stabil blieben und bei der Mehrzahl der Patienten im Follow-up-Intervall keine weiteren Behandlungen wegen sozialer Ängste stattfanden (Buluku 2005).

Außerdem fand sich, dass die Bereitschaft der Patienten zu einer aktiven Beteiligung am therapeutischen Prozess (innerhalb wie auch außerhalb der Gruppentherapie) einen zentralen Wirkfaktor für die Aufrechterhaltung der erlernten Strategien nach Abschluss der Therapie darstellt (Delsignore et al. 2008). Die gezielte Förderung von Selbstinitiative und Verantwortung für therapeutische Veränderungen (z. B. durch das Angebot von Möglichkeiten, Therapieinhalte mitzugestalten, oder durch das aktive Nachfragen nach Erfolgen und Schwierigkeiten bei der Anwendung geübter Strategien im Alltag) scheint diesen Prozess zu unterstützen.

Welche Intervention für welche Patienten?

Eine interessante Aufgabe für wissenschaftliche Untersuchungen ist die Klärung der Frage, welche Patienten mit sozialer Phobie von welchen verhaltenstherapeutischen Interventionen am meisten profitieren. Zum Beispiel beeinflussen vorherige Therapieerfahrungen den Erfolg von Gruppentherapien für soziale Angst (Delsignore 2008), wobei Patienten, die noch nie in Therapie waren, im Verlauf der Gruppentherapie den größeren Erfolg erreichten. Bei Patienten mit negativer Therapieerfahrung scheint das Ausmaß an Verbesserung davon abzuhängen, wie gut es ihnen gelingt, sich aktiv in den Therapieprozess einzubringen. Dieses Ergebnis könnte darauf hinweisen, dass diese Untergruppe spezifische Unterstützung braucht, um sich auf eine neue Therapie einzulassen. In einer aktuellen Untersuchung konnte gezeigt werden, dass gruppentherapeutische Interventionen eine positive Wirkung auf die Lebenszufriedenheit von Menschen mit sozialer Phobie haben, dass aber alleinstehende Patienten weniger stark davon profitieren als solche, die in einer Partnerschaft leben (Delsignore et al. 2012). Durch die Identifizierung solcher Subgruppen von Patienten mit differenzieller Indikation für spezifische Behandlungsansätze wäre ein wichtiger Schritt getan, um zukünftig individualisiertere Interventionen anzubieten und mehr Patienten als zurzeit eine möglichst individuell zugeschnittene Therapie anzubieten.

10.4.3 Anwendung im Einzelsetting

Multimodale Gruppentherapiekonzepte eignen sich gut, um ganz oder teilweise auch im Einzelsetting durchgeführt zu werden. Gerade bei Patienten, die gegenüber einer Behandlung im Gruppenformat negativ eingestellt sind, oder auch bei vorhandenen komorbiden Störungen (z. B. Depression, Panikattacken), sind hohe Drop-out-Raten zu erwarten. In diesen Fällen können die Behandlung der sozialen Phobie im Einzelsetting und die Integration spezifischer Elemente (wie z. B. ein Aufbau von Aktivtäten oder Strategien zur Panikbewältigung) besonders sinnvoll sein. Foa und Kollegen (2006) beschreiben die Anwendung folgender Module als besonders wirksam im Einzelsetting: Erarbeitung eines individualisierten Erklärungsmodells, Experimente bezüglich der Anwendung von Sicherheitsverhalten, Video-Feedback und individualisierte Expositionen in vivo und in sensu (Huppert et al. 2003). Bei Vorhandensein sozialer Defizite wird zusätzlich ein Training sozialer Kompetenzen und bei einer depressiven Störung ein Modul zum Aufbau von Aktivitäten empfohlen.

Diagnostik und Evaluation

Sabine Kolbeck

H. Alsleben und I. Hand (Hrsg.), Soziales Kompetenztraining,
DOI 10.1007/978-3-7091-1080-5_11,

Die klinisch-psychologische Diagnostik soll präzise Indikationsentscheidungen im Praxisalltag und im Kontext wissenschaftlicher Fragestellungen ermöglichen, wie z. B.: Welche therapeutische Maßnahme ist für diesen bestimmten Patienten passend? Welche Personen mit welchen individuellen Voraussetzungen können von einer bestimmten Behandlungsform besonders profitieren? Gründliche diagnostische Eingangsuntersuchungen sind also eine unverzichtbare Voraussetzung für darauf basierende Entscheidungen. Neben der Erhebung von Informationen zur aktuellen Symptomatik und zu psychischen Vorerkrankungen werden auch etwaige gegenwärtige Medikationen sowie soziodemografische Variablen erfragt. Im Rahmen von Forschungsstudien ist zudem eine gesonderte Einverständniserklärung des Patienten zur Teilnahme hinsichtlich der Diagnostik und Behandlung erforderlich. Zusätzlich zu der in ▶ Kap. 3 beschriebenen Vorgehensweise bei der Indikationsstellung zur Teilnahme am sozialen Kompetenztraining (Situationsfragebogen, Basisfragen, Indikationsgespräch/Verhaltensanalyse) kann es notwendig sein, störungsbezogene oder störungsübergreifende Testdiagnostik einzusetzen und erforderlichenfalls Differenzialdiagnosen oder komorbide Störungen abzuklären. Das vorliegende Kapitel beschreibt ausgewählte testdiagnostische Instrumente zur Erfassung spezifischer Symptome der sozialen Phobie bei Erwachsenen. Ergänzend wird ein Instrument zur Einschätzung depressiver Symptome dargestellt, da Depressionen häufig zusammen mit Sozialphobien auftreten. Darüber hinaus werden störungsübergreifende Instrumente zur Beurteilung des Allgemeinbefindens sowie Verfahren zur operationalen Diagnosestellung aufgeführt.

11.1 Diagnostik der sozialen Phobie

Bei der Diagnostik der sozialen Phobie sollten verschiedene Aspekte berücksichtigt werden. Die soziale Phobie bzw. soziale Angststörung ist bekannt als heterogenes Störungsbild. Die Angst auslösenden Situationen sind vielfältig. Soziale Ängste können hinsichtlich ihrer Intensität und Häufigkeit sowie nach Art und Anzahl der angstbesetzten sozialen Situationen interindividuell sehr stark variieren. Des Weiteren können Stärke und Ausmaß von begleitenden physiologischen Reaktionen und ebenso das Vermeidungsverhalten sehr unterschiedlich ausgeprägt sein. Kritisiert wird das Störungskonzept der sozialen Phobie (ICD-10) dahingehend, dass es für unzureichend gehalten wird, weil sich „soziale Ängste oft auch auf ganz andere Arten von Alltagssituationen beziehen, als das in dem relativ eng angelegten Konzept der sozialen Phobie angenommen wird" (Hinsch u. Pfingsten 1998, S. 13).

11.1.1 Diagnostik sozialer Defizite

Besondere diagnostische Beachtung verdient die Frage, ob das Störungsgeschehen durch behandlungsbedürftige soziale Defizite entscheidend mitgeprägt ist. Dies ist bei klinisch relevanten sozialen Ängsten nicht zwangsläufig der Fall. Es ist möglich, dass im Grunde vorhandene soziale Fähigkeiten und Fertigkeiten durch Angst lediglich gehemmt oder blockiert werden. Liegt hingegen ein tatsächlicher – und womöglich unerkannter – Mangel an sozialen Fähigkeiten und Fertigkeiten vor (unterentwickelt, nicht gelernt, verlernt, verkümmert), könnte dies den Verlauf und die Behandlung der sozialen Phobie ungünstig beeinflussen. Soziale Defizite gelten nicht als notwendiges Störungskriterium der sozialen Phobie, sie können daher selbst unter diagnostischen Bedingungen leicht unterschätzt oder übersehen werden. Da sowohl soziale Ängste als auch soziale Defizite jeweils stark oder gering ausgeprägt sein können und sich daraus ganz unterschiedliche Voraussetzungen für die Therapieplanung ergeben, empfiehlt es sich, beide Störungskomponenten eingangsdiagnostisch zu erfassen.

Zwei Störungskomponenten: soziale Ängste und soziale Defizite

▣ Abbildung 11.1 illustriert exemplarisch unterschiedliche Konstellationen, in denen soziale Ängste und soziale Defizite als zwei Komponenten der sozialen Phobie bzw. sozialen Angststörung auftreten können. Die hier aufgeführten individuellen Patientenprofile wurden aus den Daten einer Studie (Kolbeck 2008) abgeleitet, die sich mit der psychometrischen Differenzierbarkeit von sozialen Ängsten und sozialen Defiziten mit Bezug zum Störungsbild der sozialen Phobie bzw. sozialen Angststörung befasste. Die Abbildung zeigt deutlich, dass die Berücksichtigung klinisch relevanter sozialer Ängste und Defizite nicht hoch genug eingeschätzt werden kann.

11.1.2 Differenzialdiagnosen und Komorbiditäten

Angesichts der Bandbreite und Komplexität von sozialen Alltagssituationen (im Gegensatz zu experimentellen Laboraufgaben) versteht sich von selbst, dass kein Instrument zur Erfassung der sozialphobischen bzw. sozialängstlichen Symptome die Vielzahl und Verschiedenartigkeit von Ängsten und Defiziten, Angst auslösenden

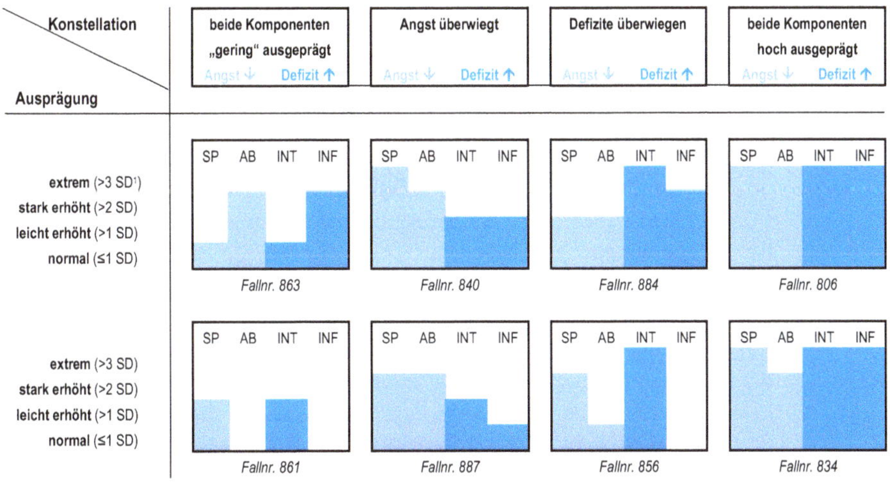

Abb. 11.1 Angst-Defizit-Profile: Acht Beispiele für Konstellationen und Ausprägungen von sozialen Ängsten und sozialen Defiziten bei Patienten mit sozialer Phobie (ICD-10-Diagnose). Faktorenanalytisch ermittelte Angst- und Defizitaspekte in der Studie von Kolbeck 2008: *SD* Standardabweichung vom Mittelwert gesunder Probanden aus der Normalbevölkerung, *SP* Angstaspekt „Sprech- und Mittelpunktsangst", *AB* Angstaspekt „Angst vor Ablehnung", *INT* Defizitaspekt „Interaktionsdefizite", *INF* Defizitaspekt „Informationsverarbeitungsdefizite"

Interaktionen und Handlungen auch nur annähernd widerspiegeln kann, sondern jeweils nur einige Aspekte der Störung fokussiert.

Einsamkeit und soziale Isolation

Bei der sozialen Phobie (mit oder ohne depressive Symptome) sollte sich der diagnostische Blick auch auf etwa vorhandene Einsamkeit richten. Aus klinischen Beobachtungen und Studien ist bekannt, dass schwere soziale Angst nicht nur mit sozialen Defiziten, sondern auch mit ausgeprägter Zurückgezogenheit bis hin zur sozialen Isolation verbunden sein kann (z. B. Dally et al. 2005; Erwin et al. 2004). Typisch für die soziale Phobie ist dabei, dass soziale Kontakte trotz hoch ausgeprägter Ängste, Defizite und Zurückgezogenheit von den Betroffenen gewünscht werden.

Häufigste Komorbidität: Depressionen und Angststörungen

Aufgrund der weitgehenden Symptomüberlappung kann es schwierig sein, die soziale Phobie/soziale Angststörung gegenüber der ängstlichen (vermeidenden) Persönlichkeitsstörung klar abzugrenzen, weshalb häufig Doppeldiagnosen vergeben werden (Reich 2001). Große diagnostische Herausforderungen bestehen außerdem darin, dass Sozialphobien häufig mit zusätzlichen psychischen Erkrankungen und Beeinträchtigungen einhergehen. Als komorbide Störungen sozialer Phobien wurden insbesondere Depressionen sowie andere Angststörungen, aber auch Essstörungen beobachtet (Lieb u. Müller 2002). Neuesten epidemiologischen Schätzungen zufolge (Wittchen et al. 2011; europaweite Studie für das Jahr 2010) gehören Angststörungen und Depressionen zu den am häufigsten vorkommenden psychischen Störungen (12-Monats-Prävalenzen: Angststörungen insgesamt 14 %, davon spezifische Phobien 6,4 %, Sozialphobie 2,3 %;

affektive Störungen insgesamt 7,8 %, davon Major Depression 6,9 %), wobei Depressionen in der zitierten Studie als die bei Weitem am meisten beeinträchtigende Störung eingeschätzt wird: „... depression has already become by far the most burdensome disorder of all diseases in the EU" (Wittchen et al. 2011, S. 669). Allerdings weisen die Autoren der Studie auch auf fehlende Untersuchungen hin, u. a. insbesondere zur Belastung und Beeinträchtigung durch soziale Phobien.

Für die Diagnostik der sozialen Phobie/sozialen Angststörung bedeutet dies – zumal mit diagnostizierter oder wahrscheinlicher depressiver Störung –, dass das körperliche Wohlbefinden und die allgemeine Funktionsfähigkeit erheblich beeinträchtigt sein können (vgl. auch Stein u. Kean 2000). Es ist daher sinnvoll, zusätzliche psychische und somatische Beschwerden sowie das Allgemeinbefinden genauer zu beurteilen.

11.1.3 Selbst- und Fremdrating

Zur diagnostischen Einschätzung der genannten Aspekte stehen störungsspezifische und störungsübergreifende Selbst- und Fremdratingskalen zur Verfügung. Mit Selbstratingskalen, die nach den Regeln der klassischen Testtheorie entwickelt wurden und hinreichende psychometrische Eigenschaften aufweisen, lassen sich störungsspezifische und störungsübergreifende interessierende Merkmalsausprägungen auf einfache und ökonomische Weise einschätzen. Itemantworten mit hoher Ausprägung können im Anschluss an die Testdiagnostik genauer exploriert werden. Ein allgemein bekanntes Problem von Skalen zur Selbstbeschreibung ist ihre eingeschränkte Aussagekraft durch mögliche Verzerrungen (Antworttendenzen in Richtung sozialer Erwünschtheit, Leugnen von Schwierigkeiten, individuelle Antwortstile). Dennoch sollte nicht auf den Einsatz von Instrumenten zur Selbstbeschreibung verzichtet werden, da die Selbstauskunft eine Informationsquelle darstellt, die durch Fremdbeurteilungen nicht zu ersetzen ist. Um die Durchführungsobjektivität zu gewährleisten, empfiehlt es sich unbedingt, auf optimale Rahmenbedingungen für die Bearbeitung von Selbstratingskalen zu achten (Ruhe, Ungestörtheit), anstatt die Fragebögen mit nach Hause zu geben, wo vielfältige Störungen und Unterbrechungen bei der Bearbeitung möglich sind. Mit dem Einsatz von Fremdratingskalen (Einschätzungen durch Untersucher, Partner, Angehörige) lassen sich die Selbstbeschreibungen von Patienten sinnvoll ergänzen.

Fremdrating als Ergänzung zum Selbstrating

Störungsbezogene und störungsübergreifende Selbst- und Fremdratingskalen erlauben die Erfassung von symptomatischen Auffälligkeiten. Dabei können jene Skalen, die mit engem Bezug zum Störungsbild der sozialen Phobie theoretisch und empirisch entwickelt wurden, deutliche Hinweise auf eine wahrscheinlich vorliegende Sozialphobie geben. Zuverlässige Diagnosen werden mit diesen

Instrumenten jedoch nicht gestellt, da mit ihnen zahlreiche Störungskriterien nicht erhoben werden, die zur Diagnosestellung notwendig sind, und der klinische Eindruck des Diagnostikers unberücksichtigt bleibt.

11.1.4 Operationale Diagnosestellung

Zur operationalen Diagnosestellung durch den Untersucher bedarf es eines strukturierten oder standardisierten klinischen Interviews, das sich direkt auf die Diagnosekriterien nach ICD-10 bzw. DSM-IV bezieht (und bei Bedarf durch standardisierte Skalen ergänzt werden kann). Die Anwendung solcher Interviewverfahren setzt, wie deren Autoren eindringlich betonen (z. B. Schneider u. Margraf 2006; Hiller et al. 1995) ein systematisches und intensives Training und umfängliche klinische Erfahrung mit den Störungsbildern voraus, um die objektive, reliable und valide Diagnosestellung zu gewährleisten.

In ◘ Tab. 11.1 finden sich Angaben über den Einsatz der im Folgenden vorgestellten Instrumente zu unterschiedlichen diagnostischen Messzeitpunkten, einschließlich zur Evaluation von Behandlungserfolgen und der Stabilität von Therapie- und Trainingseffekten.

11.2 Störungsspezifische Selbstratingskalen

11.2.1 SASKO – Fragebogen zu sozialer Angst und sozialen Kompetenzdefiziten

Die zugrunde liegende Vorfom dieses Patientenfragebogens wurde jüngst an deutschen Stichproben entwickelt und evaluiert (Kolbeck 2008) und anschließend für die diagnostische Anwendung in der klinischen Praxis und Forschung leicht gekürzt, jedoch ohne nennenswerte Einbußen hinsichtlich der psychometrischen Güte des Instruments. Mit dem SASKO (Kolbeck u. Maß 2009) können klinisch relevante soziale Ängste und soziale Defizite, wie sie für die soziale Phobie bzw. soziale Angststörung charakteristisch sind, objektiv, reliabel und valide erfasst werden. Der Vorteil des Verfahrens besteht darin, dass Ängste und Defizite hinsichtlich ihrer Ausprägungen getrennt eingeschätzt werden, so dass besser beurteilt werden kann, ob ein soziales Kompetenztraining indiziert ist.

Differenzierung zwischen sozialen Ängsten und sozialen Defiziten

Insgesamt 40 störungsspezifische Items sind 4 Skalen zugeordnet: 2 Angstskalen („Sprech- und Mittelpunktsangst" und „Angst vor Ablehnung") und 2 Defizitskalen („Interaktionsdefizite" und „Informationsverarbeitungsdefizite"). In der Auswertung wird anhand eines Angst-Defizit-Profils ersichtlich, ob es einen vorherrschenden Störungsbereich gibt, sodass aus der individuellen Symptomkonstellation wichtige Hinweise für die Therapieplanung abgeleitet werden können. Die kurze Zusatzskala „Einsamkeit“ (4 weitere Items), die sich nicht hypothesengeleitet, sondern empirisch bei der Entwicklung des SASKO herauskristallisierte, misst einen etwaigen subjektiv empfundenen Mangel an sozialen Kontakten und damit verbundenen Leidensdruck. Das Testverfahren differenziert sehr gut zwischen Sozialphobikern (mit und ohne komorbide Störungen) und gesunden Personen aus der Normalbevölkerung. Sensitivität und Spezifität der Gesamtskala liegen jeweils bei 93 %. Für die 4 störungsspezifischen Skalen, die Gesamtskala und die Zusatzskala liegen Cutoff-Werte vor. Alle 44 Items sind untereinander gemischt, positiv im Sinne des jeweiligen Merkmals gepolt und werden auf einer 4-stufigen Likert-Skala beantwortet (immer/meistens – häufig – manchmal – nie). Der SASKO weist gute psychometrische Eigenschaften auf, sowohl in seiner ursprünglichen Vorform, als auch in der praxisorientierten, leicht gekürzten Version. Der Beurteilungszeitraum umfasst die zurückliegenden 6 Monate, dadurch werden auch bereits chronifizierte soziale Ängste und Defizite abgebildet. Die Bearbeitung des Fragebogens dauert 5–10 Minuten, die Auswertung ca. 5 Minuten. Ein Testmanual liegt vor. Das Verfahren steht auch als praktische und für Patienten leicht zu handhabende computergestützte Version zur Verfügung. Der SASKO wird in der klinischen Praxis und Forschung verwendet und kann sowohl zur Eingangsdiagnostik als auch nach Abschluss der Behandlung zu Evaluationszwecken eingesetzt werden.

11.2.2 SPAI – Soziale Phobie und Angst Inventar

Schwerpunkt: kognitive, physiologische und verhaltensbezogene Angstaspekten

Das SPAI (amerikanisches Original: „Social Phobia and Anxiety Inventory“; Turner et al. 1989; deutsche Bearbeitung von Fydrich 1999, unveröffentlichtes Manuskript, zit. nach Fydrich 2003) fokussiert kognitive, physiologische und verhaltensbezogene Aspekte sozialer Angst. Mit insgesamt 22 Items (deutsche Fassung) werden angstbezogene Gedanken, physiologische Symptome und Verhaltensweisen bzw. Vermeidung in unterschiedlichen sozialen Situationen hinsichtlich der Häufigkeit und Intensität eingeschätzt. Die Konstruktion der Originalversion erfolgte verhaltenstheoretisch begründet, das Instrument wurde empirisch entwickelt. Die 22 Items für die deutschsprachige Version wurden nach item- und faktorenanalytischen Gesichtspunkten aus dem Original-Itempool ausgewählt. Das SPAI weist sehr gute reliable Eigenschaften auf, Inhaltsvalidität wurde für die englische Originalversion nachgewiesen. Das störungsspezifische Verfahren trennt gut zwischen Personen mit und ohne Sozialphobie und zufriedenstellend zwischen sozialphobischen Patienten und solchen mit Agoraphobie und Depressionen (Fydrich 2003). Die Bearbeitungsdauer kann bis zu 30 Minuten betragen. Zur Auswertung sind kleinere Algorithmen zu beachten. Das SPAI eignet sich gut für die störungsspezifische Diagnostik und kann bereits ab dem 15. Lebensjahr eingesetzt werden. Die Übersetzung der Originalversion ins Deutsche erfolgte nach dem Forward-backward-Verfahren.

11.2.3 SPIN – Social Phobia Inventory

Selbsteinschätzung sozialphobischer Symptomatik

Ebenfalls aus dem amerikanischen Raum stammt das SPIN (Connor et al. 2000; deutsche Übersetzung von Stangier und Steffens; Validierung der deutschen Fassung: Sosic et al. 2008), das als Selbstratinginstrument auf der Basis eines Fremdbeurteilungsverfahrens (der „Brief Social Phobia Scale"; Davidson et al. 2007) entwickelt wurde. Mit dem SPIN kann die sozialphobische bzw. sozialängstliche Symptomatik auf einer 5-stufigen Skala (überhaupt nicht – wenig – ziemlich – sehr stark – extrem) anhand von 3 Unterskalen eingeschätzt werden, die insgesamt 17 Items beinhalten. Die Subskalen erfassen Furcht (vor Autoritätspersonen, Partys, sozialen Ereignissen, Kritik, Verlegenheit, Sprechen mit Fremden, Handeln unter Beobachtung), Vermeidung (von Gesprächen mit anderen Menschen, Sprechen mit Autoritätspersonen, Mittelpunktsituationen, Partybesuchen) und physiologische Reaktionen (Schwitzen, Erröten, Zittern, Herzklopfen, Taumeln). Die Autoren sehen somit das gesamte Spektrum von Symptomen abgedeckt, das die Sozialphobie charakterisiere (Connor et al. 2000, S. 379). Sowohl für die englischsprachige als auch die deutsche Version des Instruments sind sehr gute psychometrische Eigenschaften belegt, jedoch weist die Validität der Subskala Physiologie Schwächen auf (Antony et al. 2006). Cutoff-Werte liegen vor, Sensitivität und Spezifität des Instruments sind sehr gut. Für die Originalversion konnte Therapiesensitivität im Rahmen von kognitiver Verhaltenstherapie nachgewiesen werden. Die Bearbeitungszeit des SPIN nimmt einige Minuten in Anspruch. Connor et al. (2001) haben des Weiteren eine aus nur 3 Items bestehende Kurzform des Instruments vorgelegt, das Mini-SPIN, das ebenfalls sehr gute psychometrische Eigenschaften besitzt (vgl. auch Weeks et al. 2007; Seeley-Wait et al. 2009). Auch für die deutsche Version des Mini-SPIN wurden sehr gute psychometrische Kennwerte festgestellt (Sosic et al. 2008). Informationen zur Therapieplanung liefert diese kurze Skala jedoch nicht.

11.2.4 SIAS – Soziale Interaktionsangst-Skala und SPS – Soziale Phobie-Skala

Diese beiden Skalen zur Erfassung sozialer Angst wurden von 1998 von Mattick und Clarke entwickelt (englische Originalskalen: „Social Interaction Anxiety Scale" (SIAS) und „Social Phobia Scale" (SPS); deutsche Übersetzung: Stangier et al. 1999). Dabei wurde von der Annahme ausgegangen, dass soziale Ängste bei der sozialen Phobie sich in zwei unterschiedlichen Bereichen manifestieren. So bezieht

Soziale Interaktionen mit und ohne Rückmeldung

sich die SIAS auf Ängste in Interaktionssituationen, in denen direkte Rückmeldungen zum eigenen Verhalten möglich sind (z. B. in Gesprächen; beim Hinzutreten zu einer Gruppe). Die SPS hingegen fokussiert Handlungssituationen, die keine Rückmeldung zum eigenen Verhalten beinhalten, in denen die Betroffenen jedoch der bewertenden Beobachtung anderer Menschen ausgesetzt sind (z. B. beim Halten einer Rede, beim öffentlichen Essen oder Schreiben). Außerdem erfasst die SPS Befürchtungen vor körperlichen Angstreaktionen (z. B. Erröten, Übelkeit). Stangier et al. (1999) weisen darauf hin, dass der englische Begriff „*performance* situations", der sich auf die genannten Handlungssituationen ohne Rückmeldung bezieht, fälschlicherweise oft mit „*Leistungs*situationen" übersetzt wird (S. 28).

Beim Einsatz der englischen Originalskalen wurden zufriedenstellende psychometrische Eigenschaften beobachtet (Heimberg et al. 1992), ebenso werden für die deutschen Skalen gute Kennwerte berichtet (Stangier et al. 1999). SIAS und SPS werden üblicherweise zusammen eingesetzt. Jede Skala umfasst 20 Items, die jeweils auf einer 5-stufigen Likert-Skala beantwortet werden. Einen Beurteilungszeitraum geben die Autoren des Instruments nicht vor. Zur Auswertung der beiden Fragebögen wird für jede Skala die Summe aller 20 Ratings gebildet, wobei bei der SIAS zuvor 3 invertierte Items umgepolt werden müssen. Diese 3 Items halten Eidecker et al. (2010) für fragwürdige Indikatoren sozialer Interaktionsangst. Weitere kritische Befunde liegen vor, die auf eine mangelnde Validität und Diskriminierungsfähigkeit der deutschen Skalen hinweisen (z. B. Heinrichs et al. 2002; Rabung et al. 2006; Brunhoeber u. Maes 2007). Vor diesem Hintergrund ist die Nützlichkeit der Skalen in Frage gestellt.

11.2.5 BDI – Beck Depressions-Inventar

Einschätzung depressiver Symptomatik

Zur Einschätzung etwaiger depressiver Symptome empfiehlt sich der ergänzende der Einsatz des BDI (Beck u. Steer 1987; Beck et al. 1996; Hautzinger et al. 1994) bzw. BDI-II (Hautzinger et al. 2006). Die Skala wird in klinischen und wissenschaftlichen Untersuchungen weltweit eingesetzt, das Verfahren gilt als Standardverfahren zur Evaluation bei depressiven Störungen. Es erlaubt die Beurteilung von klinisch relevanter, depressiver Symptomatik sowie der Symptomschwere. Die Symptome werden mit insgesamt 21 Items auf der emotionalen, kognitiven, somatischen und motivationalen Ebene erfasst. Der erreichte Gesamttestwert (zwischen 0 und 63 Punkten) wird dem Interpretationsschema zugeordnet. Die jeweils 4 Aussagen pro Item entsprechen den unterschiedlichen Ausprägungsgraden der Störung (Symptomatik minimal - leicht - mittelgradig - schwer), bei 0–8 Punkten liegt keine Depression vor. Das Beurteilungszeitfenster ist die zurückliegende Woche. Die Itemaussagen wurden nicht theoriegeleitet entwickelt, sondern anhand von klinischen Beobachtungen gewonnen und in Anlehnung an die in den Diagnosesystemen (DSM-IV, ICD-10) genannten Störungskriterien formuliert. Dennoch ist das BDI kein Diagnoseinstrument und erlaubt nicht die Zuordnung von Patienten zu diagnostischen Kategorien. Konstruiert wurde das Instrument zur Erfassung des Schweregrades von Depressionen, es wird jedoch ebenso eingesetzt, um begleitende depressive Verstimmungen bzw. deren Nichtvorliegen bei Patienten mit anderen klinischen Störungen oder bei Personen ohne klinische Auffälligkeiten zu ermitteln. Die Testbearbeitung dauert etwa 10 Minuten.

11.3 Störungsübergreifende Selbstratingskalen

11.3.1 SCL-90-R – Symptomcheckliste

Multidimensionale Erfassung der Symptome

Die SCL-90-R (Franke 2002; Originalversion: „Symptom Checklist 90-R“ von Derogatis 1986) ist in der Forschung und klinischen Praxis weltweit verbreitet und wird bei unterschiedlichsten psychischen und körperlichen Störungen und Belastungen eingesetzt. Das Instrument erlaubt eine multidimensionale Erfassung des psychischen Symptombildes über 9 Skalen mit insgesamt 83 Items: Somatisierung (12 Items), Zwanghaftigkeit (10), Unsicherheit im Sozialkontakt (9), Depressivität (13), Ängstlichkeit (10), Aggressivität/Feindseligkeit (6), phobische Angst (7), paranoides Denken (8) und Psychotizismus (10). Sieben Zusatzfragen erfassen schlechten Appetit, Einschlafschwierigkeiten, Gedanken an Tod und Sterben, Drang zum Sich-Überessen, frühes Erwachen am Morgen, unruhigen oder gestörten Schlaf und Schuldgefühle. Sämtliche Items werden auf einem 4-stufigen Antwortformat eingeschätzt (0: „trifft nicht zu“ bis 4: „trifft voll und ganz zu“). Zusätzlich zur Auswertung auf Skalenebene lassen sich auf der Basis aller 90 Items 3 globale Kennwerte bilden, die die psychische Belastung auf einem generellen Niveau einschätzen: der GSI (Global Severity Index) misst die grundsätzliche psychische Belastung; der PSDI (Positive Symptom Distress Index) spiegelt die Intensität der Antworten wider; der PST (Positive Symptom Total) zeigt die Anzahl der Symptome an, bei denen eine Belastung vorliegt, unabhängig vom Ausmaß der Belastung. Da sich der Beobachtungszeitraum für alle Skalen bzw. Items auf das Zeitfenster der vergangenen 7 Tage bezieht, eignet sich das Instrument gut zur engmaschigen Verlaufsbeobachtung der psychischen Symptombelastung. Zur SCL-90-R werden gute interne Konsistenzen und gute Kennwerte für die Test-Retest-Reliabilität berichtet, wobei Franke (2002, S. 53) zu bedenken gibt, dass die Interpretation der Retest-Reliabiliät bei „State-Instrumenten“ wegen des kurzen Beobachtungszeitraums generell problematisch sei. Zur Validität liegen zahlreiche Befunde vor, wobei die faktorielle Validität auch als umstritten gilt (Franke 2002, S. 56). Anzumerken ist, dass die Subskala „Unsicherheit im Sozialkontakt“ (9 Items) „leichte soziale Unsicherheit bis hin zum Gefühl völliger persönlicher Unzulänglichkeit“ beschreibt (Franke 2002, S. 9) und in vielen Untersuchungen zur Erfassung sozialer Angst eingesetzt wurde.

11.3.2 SF-36 – Fragebogen zum Gesundheitszustand

Erfassung der gesundheitsbezogenen Lebensqualität

Der SF-36 (Bullinger u. Kirchberger 1998; Bullinger et al. 1995; amerikanisches Original: „Short-Form-36 Health Survey“; Ware u. Sherbourne 1992; Ware et al. 1996) ist international weit verbreitet und liegt in zahlreiche Sprachen adaptiert vor. Das Verfahren wird bei Patienten mit physischen und psychischen Erkrankungen, aber auch bei Gesunden eingesetzt, um die subjektive gesundheitsbezogene Lebensqualität aus der Sicht des Befragten, unabhängig vom tatsächlichen Gesundheitszustand, zu erfassen. Der Fragebogen besteht aus 36 Items, die insgesamt 8 Skalen zugeordnet sind: körperliche Funktionsfähigkeit (10 Items), körperliche Rollenfunktion (4), körperliche Schmerzen (2), allgemeine Gesundheitswahrnehmung (5), Vitalität (4), soziale Funktionsfähigkeit (2), emotionale Rollenfunktion (3), psychisches Wohlbefinden (5). Ein zusätzliches Item fragt nach der Beurteilung des aktuellen Gesundheitszustands im Vergleich zum Vorjahr. Einige Items erfordern einfache Ja/Nein-Antworten, andere werden auf bis zu 6-stufigen Antwortskalen beantwortet. Die Interpretation kann auf der Ebene der einzelnen Skalen erfolgen sowie zusammengefasst nach jeweils psychischem und körperlichem Befinden. Die psychometrische Güte des Tests erwies sich als zufriedenstellend. Bullinger und Kirchberger (1998) räumen jedoch ein, dass die Erfassung der sozialen Funktionsfähigkeit mit nur 2 Items unterrepräsentiert sein könnte und dass die Qualität der Skala „Allgemeine Gesundheitswahrnehmung“ nicht optimal sei. Problematisiert wird ferner, dass die erfassten Einschränkungen der Lebensqualität nicht zugleich auch deren relative Wichtigkeit für den Betroffenen berücksichtigen. Die Beantwortung des Fragebogens dauert ca. 10 Minuten. Neben der Standardversion SF-36 existiert eine Kurzversion (SF-12). Beide Versionen gibt es auch als Fremdrating und als Interview. Sämtliche Versionen liegen für zwei Beurteilungszeiträume vor (1 Woche, 4 Wochen).

11.4 Fremdratingskalen

Der SF-36 (Fragebogen zum Gesundheitszustand; Beschreibung unter ▶ Abschn. 11.3) liegt auch als Fremdratingskala vor.

11.4.1 CGI – Clinical Global Impression

Instrument zur Verlaufsdiagnostik

Der CGI (Guy 1976) ist eine sehr kurze allgemeine Fremdbeurteilungsskala (3 Items) des National Institute of Mental Health. Die Skala wird international häufig eingesetzt, ist einfach anzuwenden und ist für die Verlaufsdiagnostik konzipiert. Beurteilungszeitraum ist die dem Untersuchungszeitpunkt vorausgehende Woche. Vom Therapeuten wird auf dem Hintergrund seiner Erfahrung mit der Störung zunächst eine globale Beurteilung der Schwere der Symptomatik vorgenommen, anschließend werden die Veränderungen des klinischen Zustands über die Zeit beurteilt, außerdem die therapeutische Wirksamkeit und zudem die unerwünschten Wirkungen einer (pharmakologischen) Behandlung eingeschätzt. Die Eignung der CGI-Skala bestätigte sich auch bei Patienten mit sozialer Angststörung nach DSM-IV (Zaider et al. 2003) und bei Patienten mit Depressionen nach DSM-IV (Kadouri et al. 2007).

11.4.2 LSAS – Liebowitz Social Anxiety Scale

Einschätzung von Angst und Vermeidung

Die LSAS (Original: Liebowitz 1987; deutsche Fassung: Stangier u. Heidenreich 2005) ist eine sehr häufig eingesetzte, auf einem halbstrukturierten Interview basierende Fremdratingskala zur Einschätzung von Angst und Vermeidung bei der sozialen Phobie. Dabei sollen zwei Dimensionen erfasst werden: Sozialangst (11 Items) und Angst in Leistungssituationen (13 Items). Die Konstruktion der Skalen erfolgte jedoch nicht auf psychometrischer Basis. Jedes Item wird zweifach eingeschätzt, der Beurteilungszeitraum ist die zurückliegende Woche: Zum einen wird die Intensität der Angst beurteilt (0: „keine“ bis 3: „schwer“), zum anderen das Ausmaß der Vermeidung, dessen Einschätzung eher umständlich und uneinheitlich erscheint: 0: „nie“; 1: „gelegentlich (1 von 10 Situationen)“; 2: „oft (1/3 bis 2/3 der Situationen)“; 3: „gewöhnlich (mindestens 2 von 3 Situationen) “. Somit ergeben sich die 4 Werte: Angst vor Leistungssituationen, Vermeidung von Leistungssituationen, Angst vor Interaktionssituationen, Vermeidung von Interaktionssituationen sowie ein Gesamtscore. Ein Beurteilungszeitraum wird nicht vorgegeben. Während sich einerseits die Originalskala als reliabel und behandlungssensitiv zeigte (Heimberg et al. 1999), bestehen andererseits Zweifel an der postulierten zweidimensionalen Faktorenstruktur (Safren et al. 1999). Für die deutsche Fassung zeigten sich unerwartet hohe Zusammenhänge mit konstruktfernen Skalen, sodass fraglich blieb, ob das Instrument hinreichend zwischen soziophobischer und depressiver Symptomatik unterscheidet (Stangier u. Heidenreich 2000, zit. nach Stangier u. Heidenreich 2003). Die LSAS kann als Screeninginstrument eingesetzt werden, zur Verlaufsbeurteilung und zur Überprüfung von Behandlungserfolgen. Cutoff-Werte liegen vor.

Zur Bearbeitung werden ca. 30 Minuten benötigt. Obwohl die LSAS als Fremdratingverfahren konzipiert wurde, wird das Instrument auch als Selbstbeurteilungsinstrument vorgelegt, wobei weniger Bearbeitungszeit anfällt.

11.5 Verfahren zur operationalen Diagnosestellung

11.5.1 IDCL – Internationale Diagnosen Checklisten für ICD-10 und DSM-IV

Einschätzung nach ICD-10- und DSM-IV-Kriterien

Mit den IDCL (Hiller et al. 1995) werden psychische Störungen systematisch anhand der Kriterien der Klassifikationssysteme ICD-10 und DSM-IV untersucht, wobei der Wortlaut in den Checklisten in der Regel den Kriterien in den Texten der Diagnosesysteme entspricht. Aufgelistet werden Einzelsymptome, Mindestzeit und Dauer der Symptomatik, Art des Onsets, Verlaufsmerkmale, Schweregrad und Ausschlussmerkmale gegenüber ähnlichen Störungsbildern. Im Gegensatz zu strukturierten Interviews sind die Fragen an den Patienten nicht vorgegeben. Die Checklisten können im Rahmen einer frei geführten Exploration als Leitfaden dienen. Einzelne Symptome werden mit „Ja", „Verdacht" oder „Nein" kodiert. Die IDCL enthalten folgende Störungsbereiche: psychotische Störungen, affektive Störungen, Angststörungen, somatoforme Störungen, Störungen durch Einnahme psychotroper Substanzen, Essstörungen sowie Störungen aufgrund eines medizinischen Krankheitsfaktors. Es liegen gute Reliabilitätswerte für die IDCL vor, die mit denen vergleichbar sind, die durch strukturierte Interviews erreicht werden. Die Bearbeitungszeit ist abhängig von der Anzahl der Störungen, die überprüft werden sollen, aber auch von der Explorationsfähigkeit des Patienten. Die Überprüfung einzelner Störungen ist nach Angaben der Autoren der ICDL oftmals bereits innerhalb weniger Minuten möglich, für ein breites Screening der wichtigsten und häufigsten Störungen werden je nach Fall 30–90 Minuten gebraucht.

11.5.2 DIPS – Diagnostisches Interview bei psychischen Störungen

Das DIPS (Schneider u. Margraf 2006) ist ein strukturiertes Interview zur operationalen Diagnosestellung, mit dem auch therapierelevante Informationen erhoben werden können. Das Interview lässt Raum für zusätzliche Fragen des Interviewers. Primäre Diagnose und Zusatzdiagnose(n) werden nach Einschätzung von Schweregrad der Störung und Ausmaß der Beeinträchtigung vergeben. Die Diagnosen werden nach DSM-IV-TR (Sass et al. 2003) gestellt und können mit Hilfe

Diagnosestellung nach DSM-IV-TR

einer Tabelle in ICD-10-Diagnosen (WHO 1992) überführt werden. Das DIPS umfasst folgende DSM-IV-Achse-I-Störungskategorien: Angststörungen, affektive Störungen, somatoforme Störungen, Essstörungen, Schlafstörungen, Störungen im Zusammenhang mit psychotropen Substanzen, Persönlichkeitsstörungen (nur Borderline-Persönlichkeitsstörung). Es enthält außerdem Screenings für körperliche Krankheiten, nichtorganische Psychosen, Tabakkonsum, sexuelle Funktionsstörungen und Medikamentengebrauch. Erhoben werden zudem allgemeine Anamnesedaten. Abschließend erlaubt das Verfahren eine Einschätzung von psychosozialen und umgebungsbedingten Problemen (Achse IV) und die globale Beurteilung des Funktionsniveaus (Achse V). Die Gütekriterien des Interviews wurden anhand einer Forschungsversion des Verfahrens (F-DIPS) ermittelt, können aber nach Angaben der Autoren auf das für die klinische Praxis modifizierte DIPS für DSM-IV-TR übertragen werden. Es werden zufriedenstellende Ergebnisse hinsichtlich der Objektivität, Reliabilität, Validität und Ökonomie berichtet (Schneider u. Margraf 2006; In-Albon et al. 2008). Die Durchführungsdauer beträgt 90–120 Minuten (starke Abweichungen sind möglich).

Mit dem Mini-DIPS (Margraf 1994) benötigt man nur 30 Minuten Durchführungszeit (starke Abweichungen sind möglich). Die Übereinstimmung mit der vollständigen Version wird als befriedigend bis gut bezeichnet. Der Autor weist darauf hin, dass das Mini-DIPS ein Instrument für erfahrene Diagnostiker sei: „Für Anfänger oder besonders eilige Diagnostiker erlaubt das Mini-DIPS Screening-Diagnosen, die aber in der Regel dennoch deutlich genauer als Diagnosen auf der Grundlage einer völlig unstandardisierten Befunderhebung sind und damit eine für Screeningzwecke ausreichende Güte aufweisen" (Margraf 1994, S. 3).

11.5.3 SKID-I und -II – Strukturiertes Klinisches Interview für DSM-IV

Die Durchführung und Interpretation des SKID-I und -II (Wittchen et al. 1997b; Fydrich et al. 1997) setzt gründliche und umfassende klinische Erfahrungen, die Kenntnis des DSM-IV sowie die Teilnahme an einem SKID-Training voraus.

Diagnose von Achse-I-Störungen nach DSM-IV

Das SKID-I dient der Diagnostik von Symptomen und Syndromen psychischer Störungen, die auf Achse I im DSM-IV definiert sind (affektive Störungen, Angststörungen, psychotische Störungen, Störungen durch psychotrope Substanzen, somatoforme Störungen, Essstörungen, Anpassungsstörungen). ICD-10-Kodierungen sind angegeben. Es werden aktuelle und frühere Symptome und Beschwerden erfragt. Das SKID-I besteht aus einem Interview-Leitfaden mit einem kürzeren freien und einem längen strukturierten Teil. Mit Einstiegsfragen wird geprüft, ob die betreffende Störung weiter abklärt werden muss. Neben den diagnostischen Kriterien und vorgegebenen Fragen lässt das Interview Raum für zusätzliche Fragen, Erklärungen oder sprachliche Umformulierungen des Interviewers, sodass auf die individuellen sprachlichen Voraussetzungen des Patienten eingegangen werden kann. Die Antworten werden kodiert (1: nicht erfüllt, 2: unterschwellig vorhanden, 3: vorhanden, ?: keine ausreichenden Informationen vorhanden). Die Durchführung des SKID-I dauert zwischen 60 und 120 Minuten, je nachdem, wie komplex die Störung bzw. Störungen ausgeprägt sind. Darüber hinaus kann mit dem Verfahren eine Beurteilung körperlicher Störungen (Achse III), psychosozialer Beeinträchtigungen (Achse IV) und eine globale Beurteilung der Leistungsfähigkeit (Achse V) vorgenommen werden. Das SKID-II ist ein eigenständiges halbstrukturiertes Zusatzinterview. Es besteht aus einem Fragebogen zum Screening der Persönlichkeitsstörungen nach Achse II des DSM-IV, die Items repräsentieren die Diagnosekriterien. Das darauf gestützte Interview bezieht sich nur auf die mit „Ja" beantworteten Fragen. Die mittels Fragebogen und Interview erhobenen Informationen sollen sich auf die zurückliegenden 5–10 Jahre beziehen. Der Einsatz des SKID-II ist geeignet, wenn Informationen zu Achse-I-Störungen bereits erhoben wurden. Die Interviewdauer für das SKID-II beträgt durchschnittlich 30 Minuten (wenige Minuten für den Fragebogen ohne Interview; bis zu 60 Minuten, wenn ein Interview erforderlich ist). Nach Mitte et al. (2007) fällt die Retest-Reliabilität weniger gut aus, während für die Interrater-Reliabilität gute Werte berichtet werden.

11.5.4 CIDI – Composite International Diagnostic Interview

Offizielles Diagnoseinstrument der WHO

Das CIDI ist das offizielle Instrument der WHO zur Diagnosestellung nach den beiden Klassifikationssystemen ICD und DSM. Es liegt als Papier-Bleistift- sowie als computergestützte Version vor. Mit dem CIDI werden psychische Störungen der unterschiedlichen Störungskategorien, wahlweise anhand der Diagnosekriterien von ICD-10 oder DSM-IV, diagnostiziert. Daneben werden Störungsbeginn und -verlauf, mit der Störung einhergehende Beeinträchtigungen sowie Komorbidität erfasst.

Das Verfahren ist ein voll standardisiertes Interviewverfahren, das keine Abweichungen (z. B. Fragen oder Umformulierungen seitens des Interviewers) erlaubt; Reihenfolge und Formulierung der Fragen sind strikt vorgegeben. Versteht der Patient eine Frage nicht, darf sie wiederholt werden. Auf Patientenseite ist daher ein mindestens durchschnittliches Intelligenzniveau erforderlich. Aufgrund der Standardisierung kann das Verfahren zur Diagnosestellung auch von weniger erfahrenen Fachleuten valide angewandt werden, ein Training ist dennoch erforderlich. Die computergestützte Version kann vom Patienten auch eigenständig bearbeitet werden. Da das CIDI für den Einsatz bei epidemiologischen Untersuchungen entwickelt wurde und keine zusätzlichen Informationen für die Therapieplanung erhebt, ist der Nutzen für die klinische Praxis eher begrenzt.

11.6 Einsatz der Testinstrumente

Durch den wiederholten Einsatz von Testinstrumenten während und nach der Behandlung oder zu bestimmten Follow-up-Terminen können der Therapieverlauf, der Behandlungserfolg sowie kurz- und langfristige Therapie- und Trainingseffekte evaluiert werden. Im Rahmen wissenschaftlicher Untersuchungen zur sozialen Phobie kann weiteren Fragen nachgegangen werden, beispielsweise solchen nach Einflüssen soziodemografischer Variablen oder komorbiden Störungen oder Fragen nach dem Ausmaß individuell erlebter Belastung und Beeinträchtigung bei Menschen mit sozialer Phobie/sozialer Angststörung. Die in diesem Kapitel beschriebenen Instrumente können – in Abhängigkeit von der jeweiligen Konzeption und Messintention – in der klinischen Praxis und Forschung in folgenden Bereichen eingesetzt werden:
- Eingangsdiagnostik/Screening,
- Diagnosestellung,
- Verlaufsmessung,
- Einschätzung des Behandlungserfolgs,
- Überprüfung der Stabilität von langfristigen Therapie- und Trainingseffekten (Follow-up-Messungen).

Nicht jedes Instrument ist für jeden Verwendungszweck geeignet. ◘ Tabelle 11.1 gibt einen Überblick über die Einsatzmöglichkeiten und Messzeitpunkte.

Tab. 11.1 Einsatzmöglichkeiten der Testinstrumente zu verschiedenen Messzeitpunkten

Instrument	Zurückliegender Beurteilungszeitraum	„Prä" Eingangs-diagnostik Screening	Operationale Diagnose-stellung	Verlaufs-messung	„Post" Behandlungs-erfolg	Langfristige Stabilität	
						Follow-up 6 Monate	Follow-up 12 Monate
Einverständniserklärung		•					
Situationsfragebogen, Basisfragen, Indikationsgespräch/Verhaltensanalyse zum SKT		•					
(S) SASKO	6 Monate	•			•	•	•
(S) SPAI	k.A.	•			•	•	•
(S) SPIN	k.A.	•			•	•	•
(S) SIAS/SPS	k.A.	•			•	•	•
(S) BDI	1 Woche	•		•	•	•	•
(S) SCL-90-R	1 Woche	•		•	•	•	•
(S, F, In) SF-36, SF-12	je 1 und 4 Wochen	•		•	•	•	•
(F) CGI	1 Woche	•		•	•	•	•
(F) CGI	1 Woche	•		•	•	•	•
(F) LSAS	1 Woche	•		•	•	•	•
(In) IDCL			•				
(In) DIPS, Mini-DIPS			•				
(In) SKID-I/-II			•				
(In) CIDI			•				

(S) Selbstratinginstrument, (F) Fremdratinginstrument, (In) Interview, k.A. Instrument bzw. hierzu gesichtete Literatur enthält keine Angabe zum Beurteilungszeitraum.

Verzeichnis der Arbeitsmaterialien

Alle hier aufgeführten Materialien stehen unter ▸ extras.springer.com zum Download zur Verfügung.

SKT-Folien

Allgemeine SKT-Folien

- **Folie 1:** Gruppenregeln

SKT-Folien zu Modul A: Grundlagen und Kompetenzen zur Bewältigung sozialer Ängste

- **Folie 2:** Stufenmodell
- **Folie 3:** Funktionen von Angst
- **Folie 4:** Die Stressreaktion
- **Folie 5:** Stress und Angstreaktion im Alltag
- **Folie 6:** Die vier Anteile der Angst
- **Folie 7:** Der Teufelskreis der sozialen Angst
- **Folie 8:** Merkmale einer Angsterkrankung
- **Folie 9:** Merkmale einer sozialen Phobie
- **Folie 10:** Situationen, in denen soziale Ängste auftreten können
- **Folie 11:** Entstehungsmodell für Angst
- **Folie 12:** Wahrnehmungs- und Diskriminationsfähigkeit in sozialen Situationen
- **Folie 13:** Wahrnehmen statt interpretieren I
- **Folie 14:** Wahrnehmen statt interpretieren II
- **Folie 15:** Baum der Emotionen
- **Folie 16:** Die Angstkurve

SKT-Folien zu Modul B: Allgemeine Fertigkeiten der Kommunikation

- **Folie 17:** Modell der Kommunikation
- **Folie 18:** Verbale und nonverbale Kommunikation
- **Folie 19:** Kommunikationsquadrat nach Schulz von Thun
- **Folie 20:** Kommunikationsquadrat – Beispiel
- **Folie 21:** Arten der Fragestellung
- **Folie 22:** Regeln des aktiven Zuhörens
- **Folie 23:** Kontaktaufnahme

SKT-Folien zu Modul C: Spezielle Fertigkeiten der Kommunikation

- **Folie 24:** Sich abgrenzen – Forderungen stellen
- **Folie 25:** Nonverbale Fertigkeiten zur Abgrenzung
- **Folie 26:** Konstruktive Kritik
- **Folie 27:** Ein Lob aussprechen und annehmen

SKT-Arbeitsblätter

- **Arbeitsblatt 1:** Zielliste
- **Arbeitsblatt 2:** Tagebuch sozialer Aktivitäten
- **Arbeitsblatt 3:** Freizeitaktivitäten
- **Arbeitsblatt 4:** Tipps zur Durchführung häuslicher Übungen
- **Arbeitsblatt 5:** Planungshilfe
- **Arbeitsblatt 6:** Übungsprotokoll
- **Arbeitsblatt 7:** Zehn goldene Regeln
- **Arbeitsblatt 8:** Umgang mit Rückschlägen
- **Arbeitsblatt 9:** Selbstbeobachtungsprotokoll
- **Arbeitsblatt 10:** Sammlung häuslicher Übungen
- **Arbeitsblatt 11:** Kommunikationsquadrat – Bedeutung der vier Ebenen
- **Arbeitsblatt 12:** Übung – Offene und geschlossene Fragen
- **Arbeitsblatt 13:** Grundrechte der Kommunikation
- **Arbeitsblatt 14:** Thesen zum Neinsagen
- **Arbeitsblatt 15:** Situationstagebuch
- **Arbeitsblatt 16:** Problemlösung in sieben Schritten
- **Arbeitsblatt 17:** Bilanz
- **Arbeitsblatt 18:** Entspannungsübung – Protokollbogen
- **Arbeitsblatt 19:** Informationen über Selbsthilfegruppen
- **Arbeitsblatt 20:** Selbsthilfegruppensitzung – Leitfaden
- **Arbeitsblatt 21:** Literaturempfehlungen

SKT-Arbeitshilfen

- **Arbeitshilfe 1:** SKT-Leitfaden
- **Arbeitshilfe 2:** Druckvorlage – Kärtchen für die Übung „Nonverbale Gefühlsdarstellung“
- **Arbeitshilfe 3:** Druckvorlage – Kärtchen für die Übung „Forderungen stellen und sich abgrenzen“

Testdiagnostik

- **Testdiagnostik 1:** Situationsfragebogen

Literaturverzeichnis

Acarturk C, Cuijpers P, Van Straten A, De Graaf R (2009) Psychological treatment of social anxiety disorder: A meta-analysis. Psychological Medecine 39(2): 241–254

Alsleben H, Hand I (Hrsg) (2006) Soziales Kompetenztraining. Gruppentherapie bei sozialen Ängsten und Defiziten. Elsevier, Urban & Fischer, München

Alsleben H, Weiss A, Rufer M (2003) Psychoedukation Angst- und Panikstörungen. Manual zur Leitung von Patienten- und Angehörigengruppen. Urban & Fischer, München

American Psychiatric Association (Hrsg) (1996) Diagnostisches und Statistisches Manual psychischer Störungen. DSM-IV. Deutsche Bearbeitung von Saß H, Wittchen H-U, Zaudig M. Hogrefe, Göttingen

Angenendt J (2009) Patientenratgeber und Selbsthilfematerialien. In: J. Margraf (Hrsg) Lehrbuch der Verhaltenstherapie, 3. Aufl., Bd 1. Springer, Berlin

Antony MM, Coons MJ, McCabe RE, Ashbaugh A, Swinson RP (2006) Psychometric properties of the social phobia inventory: Further evaluation. Behaviour Research and Therapy 44: 1177–1185

Beck AT, Steer RA (1987) Manual for the Beck Depression Inventory. The Psychological Corporation, San Antonio, TX

Beck AT, Emery G, Greenberg RL (1985) Cognitive therapy and the emotional disorders. International University Press, New York

Beck AT, Steer RA, Brown CK (1996) Beck Depression Inventory – Second Edition. Manual. The Psychological Corporation, San Antonio, TX

Bernstein DA, Borkovec TD (1990) Entspannungstraining – Handbuch der progressiven Muskelentspannung. Pfeiffer, München

Bowlby J (1969) Attachment. Hogarth, London

Bowlby J (1976) Trennung. Psychische Schäden als Folge der Trennung von Mutter und Kind. Kindler, München

Brunhoeber S, Maes J (2007) Diagnostik der Körperdysmorphen Störung. Entwicklung und Validierung eines Screeningfragebogens. Diagnostica 53: 17–32

Bullinger M, Kirchberger I, Ware Jr JE (1995) Der deutsche SF-36 Health Survey. Übersetzung und psychometrische Testung eines krankheitsübergreifenden Instruments zur Erfassung der gesundheitsbezogenen Lebensqualität. Zeitschrift für Gesundheitswissenschaften 3: 21–36

Bullinger M, Kirchberger I (1998) SF-36 Fragebogen zum Gesundheitszustand. Handanweisung. Hogrefe, Göttingen

Buluku J (2005) Eine Katamnesestudie zur Verhaltenstherapie in Gruppen bei sozialer Phobie. Diplomarbeit, Universität Hamburg, Fachbereich Psychologie

Carraro G, Delsignore A (2006) Zur Behandlung sozialer Phobien. Schweizer Zeitschrift für Psychiatrie und Neurologie 3, 24–29

Clark DM, Wells A (1995) A cognitive model of social phobia. In: RG Heimberg, M Liebowitz, DA Hope, F Schneier (eds) Social phobia: Diagnosis, assessment, and treatment. Guilford, New York, pp 69–93

CIPS Collegium Internationale Psychiatriae Scalarum (Hrsg) (2005) Internationale Skalen für Psychiatrie, 5. vollständig überarb. u. erw. Auflage. Hogrefe, Göttingen

Connor KM, Kobak KA, Churchill LE, Katzelnick D, Davidson JRT (2001) Mini-SPIN: A brief screening assessment for generalized social anxiety disorder. Depression and Anxiety 14(2): 137–140

Connor KM, Davidson JRT, Churchill LE, Sherwood A, Foa E, Wesler RH (2000) Psychometric properties of the Social Phobia Inventory (SPIN): New self-rating scale. British Journal of Psychiatry 176: 379–386

Dally A, Falck O, Ferrari T, Leichsenring F, Rabung S, Streeck U (2005) Soziale Ängste in einer klinischen Population. Psychotherapie – Psychosomatik – Medizinische Psychologie 55: 169–176

Davidson JRT, Miner CM, De Veaugh-Geiss J, Tulper LA, Colket JT, Potts NS (2007) The Brief Social Phobia Scale: A psychometric evaluation. Psychological Medicine 27: 161–166

Delsignore A (2008) Does prior psychotherapy experience affect the course of cognitive-behavioural group therapy for social anxiety disorder? Canadian Journal of Psychiatry 53(8): 39–47

Delsignore A (2009) Kontrollerwartungen und Psychotherapieerfolg: Wissenschaftliche Erkenntnisse und Implikationen für die klinische Praxis. VDM, Saarbrücken

Delsignore A, Carraro G, Mathier F, Znoj H, Schnyder U (2008) Responsibility for change as an outcome predictor in cognitive-behavioural group therapy. British Journal of Clinical Psychology 47: 281–293

Delsignore A, Weidt S, Emmerich J, Rufer M (2012) Life satisfaction in patients with social anxiety disorder: Impact of cognitive-behavioral group therapy and predictors of change. Mind and Brain, Journal of Psychiatry 32: 9–14

Derogatis LR (1986) SCL-90-R. Self Report Symptom Inventory. In: Collegium Internationale Psychiatriae Scalarum (Hrsg), Internationale Skalen der Psychiatrie. Beltz, Weinheim

Dilling H, Mombour W, Schmidt MH (Hrsg) (1993) Weltgesundheitsorganisation: Internationale Klassifikation psychischer Störungen ICD-10 Kapitel V (F). Klinisch diagnostische Leitlinien. Huber, Bern

Eichenberg C (2003) Soziale Ängste: Internetressourcen für Professionelle und Betroffene. Psychotherapie im Dialog, 1: 93–95

Eidecker J, Glöckner-Rist A, Gerlach AL (2010) Dimensional structure of the Social Interaction Anxiety Scale according to the analysis of data obtained with a German version. Journal of Anxiety Disorders 24: 596–605

Erwin BA, Turk CL, Heimberg RG, Fresco DM, Hantula DA (2004) The Internet: home to a severe population of individuals with social anxiety disorder? Anxiety Disorders 18: 629–646

Fliegel S (1996) Rollenspiele. In: J Margraf (Hrsg) Lehrbuch der Verhaltenstherapie, Bd 1. Springer, Berlin

Foa EB (2006) Social anxiety disorder treatments: Psychosocial therapies. Journal of Clinical Psychiatry 67 (Suppl 12): 27–30

Franke GH (2002) SCL-90-R, Symptom-Checkliste von Derogatis LR. Deutsche Version. Manual. 2. Aufl. Beltz, Göttingen

Frankl VE (1975) Paradoxical intention and dereflection. Psychotherapy: Theory, Research and Practice 12: 226–237

Fydrich T (2003) Soziale Phobie und Angst Inventar (SPAI), Testdarstellung. In: Hoyer J, Margraf J (Hrsg) Angstdiagnostik. Grundlagen und Testverfahren. Springer, Berlin, S 307–310

Fydrich T, Renneberg B, Schmitz B, Wittchen HU (1997) SKID-II. Strukturiertes Klinisches Interview für DSM-IV. Achse II: Persönlichkeitsstörungen. Interviewheft. Hogrefe, Göttingen

Gilbert P (1989) Human nature and suffering. Erlbaum, Hillsdale

Grahlmann K, Linden M (2005) Bibliotherapie. Verhaltenstherapie 15: 88–93

Grawe K, Dziewas H, Wedl S (1980) Interaktionelle Problemlösegruppen – ein verhaltenstherapeutisches Gruppenkonzept. In: Grawe K (Hrsg) Verhaltenstherapie in Gruppen. Urban & Schwarzenberg, München

Guy W (1976) Clinical global impressions. In: ECDEU Assessment Manual for Psychopharmacology, Revised DHEW Pub. (ADM). National Institute for Mental Health, Rockville, MD, pp 218–222

Hand I (1991) Aggression und soziale Defizite bei psychiatrischen Erkrankungen. In: W Pöldinger (Hrsg) Aggression und Autoaggression. Springer, Berlin, S 27–46

Hand I (1993) Exposition-Reaktions-Management in der strategisch-systemischen Verhaltenstherapie. Verhaltenstherapie 3: 60–65

Hand I (2002) Multimodale Verhaltenstherapie. In: Ahrens S, Schneider W (Hrsg) Lehrbuch der Psychotherapie und Psychosomatischen Medizin. Schattauer, Stuttgart

Hand I (2005) Exposition und Konfrontation. In: M Linden und M Hauzinger (Hrsg) Psychotherapie-Manual, 5. vollst. überarb. Aufl. Springer, Berlin, S 152–162

Hand I (2008) Strategisch-systemische Aspekte der Verhaltenstherapie. Springer, Wien

Hand I (2011) Exposition und Konfrontation. In: Linden M, Hautzinger M (Hrsg) Verhaltenstherapiemanual, 7. Aufl. Springer, Heidelberg, S 139–148

Hand I (2013) Exposition. In: Senf W, Broda M, Wilms B (Hrsg) Techniken der Psychotherapie. Thieme, Stuttgart

Harb CG, Heimberg RG (2002) Kognitiv-behaviorale Behandlung der sozialen Phobie: Ein Überblick. In: Stangier U, Fydrich T (Hrsg) Soziale Phobie und Soziale Angststörung. Hogrefe, Göttingen, S 311–339

Hautzinger M, Bailer M, Worall H, Keller F (1994) Beck-Depressions-Inventar (BDI). Bearbeitung der deutschen Ausgabe. Testhandbuch. Huber, Bern

Hautzinger M, Keller F, Kühner C (2006) Beck Depressions-Inventar (BDI-II), Revision. Frankfurt/Main, Harcourt Test Services

Heimberg RG (2001) Current status of psychotherapeutic interventions for social phobia. (Review). Journal of Clinical Psychiatry 62 (Suppl 1): 36–42

Heimberg RG, Mueller GP, Holt CS, Hope DA, Liebowitz MR (1992) Assessment of anxiety in social interaction and being observed by others: The Social Interaction Anxiety Scale and the Social Phobia Scale. Behavior Therapy 23: 53–73

Heimberg RG, Jorner KJ, Juster HR, Safren SA, Brown EJ, Schneier FR, Liebowitz MR (1999) Psychometric properties of the Liebowitz Social Anxiety Scale. Psychological Medicine 29: 199–212

Heinrichs N, Hahlweg K, Fiegenbaum W, Frank M, Schröder B, Witzleben I von (2002) Validität und Reliabilität der Social Interaction Anxiety Scale (SIAS) und der Social Phobia Scale (SPS). Verhaltenstherapie 12: 26–35

Hiller W, Zaudig M, Mombour W (1995) IDCL – Internationale Diagnosen Checklisten für ICD-10 und DSM-IV (Manual und 32 Checklisten nach ICD-10 als Bestandteil des Gesamtpakets der ICD-10-Checklisten der WHO). Bern, Huber

Hinsch R, Pfingsten U (1998) Gruppentraining sozialer Kompetenzen. Grundlagen, Durchführung, Materialien, 3. Aufl. Psychologie Verlags-Union, Weinheim

Hinsch R, Pfingsten U (2002) Gruppentraining sozialer Kompetenzen (GSK). Beltz, Weinheim

Hoffmann SO (2002) Die Psychodynamik der Sozialen Phobie. Eine Übersicht mit einem ersten Leitfaden zur psychoanalytisch orientierten Psychotherapie. Forum der Psychoanalyse 18: 51–71

Hofmann SG (2004) Cognitive mediation of treatment change in social phobia. Journal of Consulting and Clinical Psychology 72: 392–399

Hope DA, Heimberg RG (1993) Social phobia and social anxiety. In: Barlow DH (ed) Clinical handbook of psychological disorders. Guilford, New York, pp 99–136

Huppert JD, Roth DA, Foa EB (2003) Cognitive-behavioral treatment of social phobia: New advances. Review. Current Psychiatry Reports 5(4): 289–296

In-Albon T, Suppiger A, Schlup B, Wendler S, Margraf J, Schneider S (2008) Validität des Diagnostischen Interviews bei psychischen Störungen (DIPS für

DSM-IV-TR). Zeitschrift für Klinische Psychologie und Psychotherapie 37: 33–42
Jacobson E (1990) Entspannung als Therapie, Progressive Relaxation in Theorie und Praxis. Pfeiffer, München (am. Original 1957)
Joraschky P (1998) Psychodynamische Therapie der Sozialphobie. In: Katschnig H, Demal U, Windhaber J (Hrsg) Wenn Schüchternheit zur Krankheit wird. Facultas, Wien, S 105–118
Kadouri A, Corruble E, Falissard B (2007) The improved Clinical Global Impression Scale (iCGI): Development and validation in depression. BMC Psychiatry 7:7. http://www.biomedcentral.com/1471-244X/7/7. Zugegriffen: 02. November 2011
Koban C, Neumann B (2001) Gruppentherapie bei sozialen Ängsten und Kompetenzmängeln. Psychotherapie im Dialog 2(1): 63–70
Köhler T (2001) Biopsychologie: Ein Lehrbuch. Kohlhammer, Stuttgart
Köhler T (2005) Biologische Grundlagen psychischer Störungen, 2. überarb. Aufl. Hogrefe, Göttingen
Kolbeck S (2008) Zur psychometrischen Differenzierbarkeit von sozialen Ängsten und sozialen Defiziten. Eine empirische Studie an nichtklinischen und klinischen Stichproben. Dissertation, Fachbereich Psychologie, Universität Hamburg. http://www.sub.uni-hamburg.de/opus/volltexte/2008/3642
Kolbeck S, Maß R (2009) Fragebogen zu sozialer Angst und sozialen Kompetenzdefiziten (SASKO). Testmanual. Hogrefe, Göttingen
LeDoux J (1998) Das Netz der Gefühle. Wie Emotionen verstehen. Hanser, München
Liberman RP, King LW, DeRisi WJ, McCann M (1975) Personal effectiveness. Guiding people to assert themselves and improve their social skills. Research Press, Champaign, IL
Lieb R, Müller N (2002) Epidemiologie und Komorbidität der Sozialen Phobie. In: Stangier U, Fydrich T (Hrsg) Soziale Phobie und Soziale Angststörung. Hogrefe, Göttingen, S 34–65
Liebowitz MR (1987) Liebowitz Social Anxiety Scale. Modern Problems of Pharmacopsychiatry 22: 141–173
Linehan M (1996) Dialektisch-Behaviorale Therapie der Borderline-Persönlichkeitsstörung. CIP-Medien, München
Magee WJ, Eaton WW, Wittchen H-U, McGongale KA, Kessler RC (1996) Agoraphobia, simple phobia, and social phobia in the National Comorbity Survey. Archives of General Psychiatry 53: 159–168
Margraf J (1994) Mini-DIPS. Diagnostisches Kurzinterview bei psychischen Störungen. Springer, Berlin
Marks I, Gelders M (1966) Different ages of onset in varieties of phobias. American Journal of Psychiatry 123: 218–221
Mathews A, Gelder M, Johnston D (2004) Platzangst: Ein Übungsprogramm für Betroffene und Angehörige (deutsche Bearbeitung: Hand I, Fisser-Wilke C). Karger, Basel
Mattick R, Clarke J (1998) Development and validation of measures of social phobia scrutiny fear and social interaction anxiety. Behaviour Research and Therapy 36: 455–470
McEvoy, P (2007) Effectiveness of cognitive behavioural group therapy for social phobia in a community clinic: A benchmarking study. Behaviour Research and Therapy 45: 3030–3040
Mitte K, Heidenreich T, Stangier U (2007) Diagnostik bei Sozialen Phobien. In: Petermann F, Holling H (Hrsg) Kompendien Psychologische Diagnostik, Bd 9. Hogrefe, Göttingen
Morschitzky H (2002) Angststörungen. Diagnostik, Konzepte, Therapie, Selbsthilfe, 2. überarb. u. erw. Aufl. Springer, Wien
Mowrer OH (1960) Learning theory and behavior. Wiley, New York
Peitz M, Stangier U, Heidenreich T (2000) Kognitive Verhaltenstherapie bei Sozialer Phobie: Neuere Ansätze in Forschung und Therapie. Praxis Klinische Verhaltensmedizin und Rehabilitation 49: 26–32
Ponniah K, Hollon SD (2008) Empirically supported psychological interventions for social phobia in adults: A qualitative review of randomized controlled trials. Psychological Medicine 38(1): 3–14
Rabung S, Jaeger U, Streeck U, Leichsenring F (2006) Psychometrische Überprüfung der Social Phobia Scale (SPS) und der Social Interaction Anxiety Scale (SIAS) im stationären Setting. Diagnostica 53: 143–153
Reich J (2001) The relationship of social phobia to avoid personality disorder. In: Hofmann SG, DiBartolo PM (Hrsg), From social anxiety to social phobia. Multiple perspectives. Allyn & Bacon, Needham Heights/MA, S 148–161
Rufer M, Alsleben H, Weiss A (2011) Stärker als die Angst. Ein Ratgeber für Menschen mit Angst- und Panikstörung und deren Angehörigen. Huber, Bern
Safren SA, Heimberg RG, Horner KJ, Juster HR, Schneier FR, Liebowitz MR (1999) Factor structure of social fears: The Liebowitz Social Anxiety Scale. Journal of Anxiety Disorders 13: 253–270
Sass H, Wittchen HU, Zaudig M, Houben I (2003) Diagnotisches und Statistisches Manual Psychischer Störungen, Textrevision (DSM-IV-TR). Deutsche Bearbeitung. Hogrefe, Göttingen
Schulz von Thun F (1981) Miteinander reden 1. Störungen und Klärungen. Rowohlt, Reinbek
Schulz von Thun F (1998) Miteinander reden 3. Das innere Team und situationsgerechte Kommunikation. Rowohlt, Reinbek
Schneider S, Margraf J (2006) DIPS für DSM-IV-TR. Diagnostisches Interview bei psychischen Störungen, 3. Aufl. Springer, Berlin
Seeley-Wait E, Abbott MJ, Rapee RM (2009) Psychometric properties of the Mini-Social Phobia Inventory. The Primary Care Companion to the Journal of Clinical Psychiatry 11: 231–236
Sosic Z, Gieler U, Stangier U (2008) Screening for social phobia in medical in- and outpations with the German version of

the Social Phobia Inventory (SPIN). Journal of Anxiety Disorders 22: 849–859
Stangier U, Fydrich T (2002) Das Störungskonzept der Sozialen Phobie oder der Sozialen Angststörung. In: Stangier U, Fydrich T (Hrsg) Soziale Phobie und Soziale Angststörung. Hogrefe, Göttingen, S 10–33
Stangier U, Heidenreich T (2003) Liebowitz-Soziale-Angst-Skala (LSAS). Testbeschreibung. In: Hoyer J, Margraf J: Angstdiagnostik. Grundlagen und Testverfahren. Springer, Berlin, S 272–275
Stangier U, Heidenreich T (2005) Liebowitz Soziale Angst Skala (LSAS). In: Collegium Internationale Psychiatriae Scalaram (CIPS) (Hrsg) Internationale Skalen für Psychiatrie. Hogrefe, Göttingen, S 299–305
Stangier U, Heidenreich T, Berardi A, Golbs U, Hoyer J (1999) Die Erfassung sozialer Phobie durch die Social Interaction Anxiety Scale (SIAS) und die Social Phobia Scale (SPS). Zeitschrift für klinische Psychologie 28: 28–36
Stangier U, Heidenreich T, Peitz U (2003) Soziale Phobie: Ein kognitiv-verhaltenstherapeutisches Behandlungsmanual. Beltz, Weinheim
Stein MB, Kean YM (2000) Disability and quality of life in social phobia: Epidemiologic findings. American Journal of Psychiatry 157: 1606–1613
Taylor S (1996) Meta-analysis of cognitive-behavioral treatments for social phobia. Journal of Behavior Therapy and Experimental Psychiatry 27: 1–9
Turner SM, Beidel DC, Dancu CV, Stanley MA (1989) An empirically derived inventory to measure social fears and anxieety: The social phobia and anxiety inventory (SPAI). Psychological Assessment 1: 35–40
Turner SM, Beidel DC, Townsley RM (1992) Social phobia. A comparison specific and generalized subtypes and avoidant personality disorder. Journal of Abnormal Psychology 101: 326–331
Ullrich-de-Muynck R, Ullrich R (1976) Das Assertivitäts-Trainings-Programm ATT. Einübung von Selbstvertrauen und sozialer Kompetenz (3 Bde). Pfeiffer, München
Ware Jr JE, Sherbourne CD (1992) The MOS 36-item short-form health survey (SF 36): I. conceptual framework and item selection. Medical Care 30: 473
Ware Jr JE, Kosinski M, Keller SD (1996) A 12-Item Short-Form Health Survey: Construction of scales and preliminary tests of reliability and validity. Medical Care 34: 220–33
Weeks JW, Spokas ME, Heimberg RG (2007) Psychometric evaluation of the mini-social phobia inventory (Mini-SPIN) in a treatment-seeking sample. Depression and Anxiety 24: 382–391
Wells A, Clark DM, Salkovskis P et al. (1995) Social phobia: The role of in-situation safety behaviors in maintaining anxiety and negative beliefs. Behavior Therapy 26: 153–161
Wittchen HU, Zaudig M, Fydrich T (1997a) SKID. Strukturiertes Klinisches Interview für DSM-IV. Achse I und II. Handanweisung. Hogrefe, Göttingen
Wittchen HU, Wunderlich U, Gruschwitz S, Zaudig M (1997b) SKID-I. Strukturiertes Klinisches Interview für DSM-IV. Achse I: Psychische Störungen. Interviewheft. Göttingen, Hogrefe
Wittchen HU et al. (2011) The size and burden of mental disorders and other disorders of the brain in Europe 2010. European Neuropsychopharmacology 21: 655–679
Wlazlo Z (1995) Soziale Phobie. Eine Anleitung zur Durchführung einer Exposition in vivo. Karger, Freiburg
Wlazlo Z, Schröder-Hartwig K, Münchau N, Kaiser G, Hand I (1992) Expositionen in-vivo bei sozialen Ängsten und Defiziten. Verhaltenstherapie 2: 23–39
World Health Organization (WHO) (1992) The ICD-10 classification of mental and behavioral disorders. Clinical descriptions and diagnostic guidelines. Huber, Genf
Zaider TI, Heimberg RG, Fresco DM, Schneier FR, Liebowitz MR (2003) Evaluation of the Clinical Global Impression Scale among individuals with social anxiety disorder. Psychological Medicine 33: 611–622
Ziertmann M (2003) Multimodale Verhaltenstherapie in Gruppen bei sozialer Phobie. Diplomarbeit, Universität Hamburg, Fachbereich Psychologie

Stichwortverzeichnis

www.ingramcontent.com/pod-product-compliance
Ingram Content Group UK Ltd.
Pitfield, Milton Keynes, MK11 3LW, UK
UKHW052001041026
15590UKWH00008B/2079
9783709110799